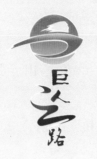

楚璧隋珍
宁静致远

一位瑜伽行者的心灵自传

楚宁  黄小邪  著

中国商业出版社

**图书在版编目（CIP）数据**

楚璧隋珍　宁静致远 / 楚宁，黄小邪著. -- 北京：中国商业出版社，2017.10

ISBN 978-7-5208-0017-4

Ⅰ．①楚… Ⅱ．①楚… ②黄… Ⅲ．①瑜伽—基本知识 Ⅳ．① R793.51

中国版本图书馆 CIP 数据核字（2017）第 220357 号

责任编辑　常　松

中国商业出版社出版发行

010-63180647　www.c-cbook.com

（100053　北京广安门内报国寺 1 号）

新华书店经销

三河市兴达印务有限公司

*

710×1000 毫米　16 开　20 印张　270 千字

2017 年 11 月第 1 版　2017 年 11 月第 1 次印刷

定价：78.00 元

＊　＊　＊　＊

（如有印装质量问题可更换）

## 序一　以健康的身心，做快乐的事

七月初，我与楚宁相识在德国。

说来要感谢未来商习院的"德国文化之行"，使我有幸赏得童话般美丽的城堡景色，亦有幸结缘于热忱真挚的楚宁。我喜欢交快乐的朋友，做快乐的事，闻楚宁与冯晞博相识多年又是好友，能与他一同受邀加入德国之行，本身就很快乐。

在德国期间，楚宁比较辛苦，因为他主动担任团队的健康顾问，白天为团友的健康"保驾护航"，晚上则为肩颈不舒服的伙伴进行瑜伽理疗，我呢，正好腰不舒服，也申请了一天，请楚宁用"楚宁瑜伽"为我治疗，结果当然非常快乐，腰神奇地被"疗"好了。

楚宁瑜伽比较特殊：一、效果立竿见影，身体上的毛病，在被一一"对症"后，马上能得到解决；二、它不光是传统瑜伽课堂上的内容，而是将瑜伽沿袭至生活的方方面面，好像你随时都在做瑜伽，随时在变得健康。

经年经商，我自诩生意场上的一股清流，这些年不论做公益事业也好，调剂个人生活也好，我都以快乐健康为首要选择；相比于成败的角逐，我也更注重快乐与健康的传递。但与楚宁相处数日，我又感觉自己尚需要学习很多，不管是他所固有的真诚、积极、快乐的能量，还是数十年来积累的深厚专业知识，都令我倍加欣赏。曾经以为瑜伽只专属于女士，在渐渐了解的过程中，得知瑜伽练习同样有助于男士生活质量的提高，比如社会关系，比如夫妻情感，比如亲子教育等等，实在了不起。

"健康为一切的根本"，道理人人都明白，可是现代生活中，很多人的做法往往与健康相悖，还有一些人，可能根本不明白如何才是朝着健康走。不要紧，楚宁正是做这一健康事业，他师承最好的老师，他有研发，有创新，有自己的想法，更重要的是他有愿意帮助你的热情。他说："未来我只做这样一件事，让更多人健康，因为我知道还有很多人的健康需要我。"我深以为然。他在这一领域坚持了数十年，活在当下，又有跳出当下的高瞻远瞩，这太难得。"楚璧隋珍 宁静致远"，认识这样的楚宁，谁都会快乐。

　　人这一生可以做许多自己喜欢的事业，可以做许多让自己快乐的事情，但是别忘了这一切基于健康。还说什么呢？来练习瑜伽吧，用健康的身心去做快乐的事。

柏年基金会主席　王柏年

## 序二

心怀善念，一切善缘都将随之而来。

2016 年 12 月，楚宁随恩师魏立民先生到九华山探访"高人"。这是自 2016 年年初的梵修断食排毒养生班与九华山结缘后，第二次受邀前来。

楚宁有缘遇"高人"释广安法师，当请求法师为我题词"心有所驻"时，大师却泼墨挥毫为我写下"步月登云"。法师说："很多时候，不要太拘泥于当下，放开小我，为更多苍生谋福利，希望楚宁你大展鸿图，步月登云。"

我瞬间醍醐灌顶，对未来的道路更加清晰，既然选择这条路，那就无悔地走下去。

3

> 南无非无颂拿摩，禅瑜相印大愿起。
> 日月哈达运天地，步月登云游苍穹。
> 心生万法为一念，自然而然有广安。

四十不惑，楚宁感恩过去的一切经历。

我不避讳藉此书剖析这个有些粗糙的自己，因为我知道你们喜欢更加真实的楚宁。

楚宁 2017 年 7 月写于九华山

# 目　录

楚璧隋珍　宁静致远

卷一 跳脱少年

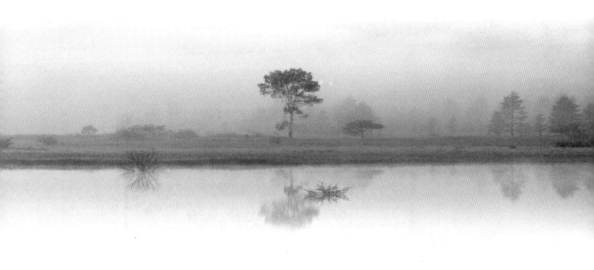

## 1.1 跳脱于父亲的异志

> 我业已形成的内在精神结构或许不再被父亲所了解，可我这一生走路的正确姿势是在父亲陪伴的这段路上定型的。
>
> ——楚宁

距今四十一年前，我出生于上海。

前些天翻出一张彩色照片，相纸有些发黄，照片上五岁的男孩，手拿蓝色气球站在某个公园的花坛旁。背景是公园门廊，三四月的阳光下，

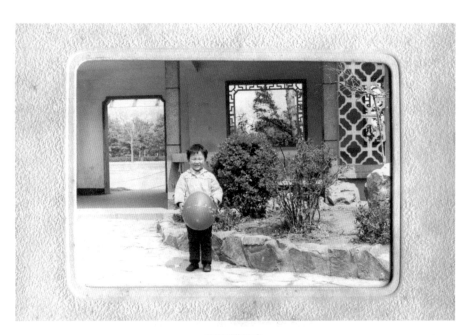

五岁的楚宁

白皙的小男孩憨憨地笑着。儿子嘟嘟两岁时曾经问我那是谁，当他听说那就是小时候的爸爸时，抬头望着我，一脸疑惑的神情。事实上同样的疑惑也在我心中，把这个体弱多病的小男孩和我联系起来的唯一依据是许多年前我父母的告知，这个联系如此地抽象，抽象到楚宁始终无法将它还原成自己的具体生长过程。

照片摄于上海和平公园，此公园前身是一片荒凉的小村落，二次世界大战期间，很多犹太人流亡中国上海的提蓝桥地区（当时和平公园属提蓝桥地区）。抗日战争爆发以后，虹口为日军占领，当时日本侵略军就在现在公园内建造了六个防空洞作为弹药库。解放后，党和政府为了造福于民，把这片曾经饱受战争创伤的土地改造成广大老百姓幸福乐园。这些信息是在我幼年时，父亲告诉我的。

这张照片拍摄于 1981 年，彼时父亲是华山精神病院的心理科医生，据我推算，那大概是父亲一生中最惬意的时光。证据是照片，那时父亲

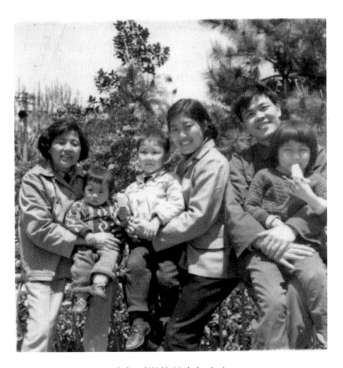

童年时期的楚宁与家人

年轻英俊，常携母亲带着我和姐姐去公园、动物园游玩，并拍下照片留念，记忆中的公园也总是荷香四溢、绿叶擎天的盛况。照片中父母衣着体面，一对幼小的儿女十分可爱，一家人其乐融融，毫无疑问，因为父母用大量时间的陪伴填充了我的年少时光，以至于我总是携带着童年快乐走人生之路，心中亦总藏着永不枯竭的爱之源泉。

有段时间我们的照片显然减少，据说是出于家庭经济压力，父母忙于工作，带我们去公园拍照的频率相对减少。但是家庭变故从不曾改变父母对儿女的宠爱，打记事以来我与姐姐的"光明鲜奶"从不间断，直至我们成年。那个年代，即便在上海，能天天喝上光明鲜奶的家庭也并不多见。

姐姐长我三岁，生活中却处处让着我，虽然现今姐弟鲜有联系，但那些深深浅浅的儿时记忆一直在楚宁脑海当中。因为自小瘠弱多病，童年几乎与药物为伴，经常因为发烧而送急诊，有时半夜被送进医院，我常听急诊室的大人叹息："哎，这孩子可真可怜。"而我一住院，姐姐总会陪着我。人过中年，我越发爱静静打捞儿时记忆，关于姐姐，有件事情始终令我难以释怀。

1988 年，我毫无征兆地罹患甲肝，平时活蹦乱跳的我突然不愿意动了，而且对玩耍毫无兴趣，全身发痒，精神恍惚，后来诊断为急性肝炎，病得特别严重。得益于父母都是医生，在针剂兼施一番后，我得到了很好的治疗，可那一病竟抽去我近大半年的心气。自此即便父母对我多为"放养"教育，但却是格外小心翼翼地养，生怕再有个闪失。1993 年，姐姐在香格里拉旅行途中身体不适，回上海后确诊为慢性肝胆炎发作，那是大范围内的一次大规模的病症，姐姐被送进医院进行了隔离。

我那段时间也休假，遵医嘱咐，父母去医院看姐姐并不能带我去，而我实际上很想去找姐姐，父亲对我说："你还是不要去了，你就在家等消息，姐姐过段时间病好了你就可以见到她了呀。"我明白实际上父母是担心以我的身体去医院，很容易再次被感染。姐姐痊愈后问我："你休假呀，怎么都不去医院看我的？"我怪难为情地回："我也想去啊，可是爸爸妈妈让我不要去医院，怕我被传染啊！"我解释自己没有去医院找她的原因，却没有讲出父母为她生病已焦急烦瘁到极点。姐姐脸上微妙的表情变化令我悲伤至极，那时尚不能理解，很多年后，我明白，不让我去医院探病，只是父母对于一个体弱多病的幼子不得不那样做的事。因为拙于解释，导致姐姐为此心有芥蒂。

实际上在漫长的家庭生活中，我们都能清楚感觉到父母对一双儿女同样宠爱，只不过因为我从小体弱多病，父母在我身上倾注的爱会显得更小心翼翼一些。借着此书，楚宁很想对姐姐说声对不起，并感谢姐姐对于我的爱。

鉴于父亲对医学的热爱与钻研，及后来娶了同样从事医务工作的母亲，加之我对医学知识的天赋天生异于常人，在很长一段时间内，我曾以为自己出生于中医世家。实际并不如此，在写本书之前，我特意与父亲求证此事。按照父亲的叙述，其实我的祖辈多为军人，我爷爷年轻时，曾是军人干部。

父亲之所以成为医生，也许与他的姑父也就是我的姑爷爷有着莫大联系。姑爷爷曾在黄埔军校担任军医，医术医德，均属上品，后因家庭等各种原因回到滨海乡下，成为一名"民间医生"。姑爷疼爱我父亲，一直将他带在身边，而父亲也喜欢跟着他姑父。唐代医学家孙思邈著有《大医精诚》，说："凡大医治病，必当安神定志，无欲无求，先发大慈恻隐之心，誓愿普救含灵之苦……勿避险希、昼夜、寒暑、饥渴、疲劳，一心赴救，无作功夫形迹之心。如此可为苍生大医。"而在父亲心目中，姑爷爷就是大医。即所谓耳濡目染的熏陶吧，父亲说，姑爷爷的高超医术及其独特的人格魅力深深影响着他，学医的信念根植于他幼小的心中。

后来父亲果真学医去，除了 1966 年在青岛流亭机场任职一段时间的发报员，其他时间基本都在做医生。后来娶了同样从医的母亲，相继有了姐姐与我。

楚宁对于儿时的记忆，深刻处总停留于父母在厂里做厂医时。父亲主攻病态心理学，而我像个小跟班一样到哪都跟着父亲，父亲上班我上幼儿园，父亲下班我就跟着回去了，父子几乎都在一起。父亲帮人针灸，帮人拔火罐，给病人中医治疗，我都在旁边看着，我并不了解到底为什么生病的人到父亲那里就好了，但就是对这种神奇的过程特别感兴趣。跟着父亲最开心的一点当然是我会得到很多叔叔阿姨外给予的"冰霜"，那时候得到这个可不容易，都是要凭票供应的。除了"冰霜"，还有麦乳精也是我的最爱，那也是我小时候最喜欢吃的甜食，不用水冲，直接用调羹吃，味道特别棒。麦乳精和冰霜都是我和姐姐童年记忆中最甜蜜的味道。有时我会带回家和姐姐一起分享，有时自己躲在墙角吃。

关于冰霜，有个小故事。有次父亲在会诊，我在屋子外当着小伙伴的面，有点炫耀地吃着冰霜，旁边几个小伙伴就那么看着我吃。平时有东西我也会分享给他们，可是因为这"冰霜"来之不易又太好吃，总有些舍不得。父亲会诊完出来刚好撞见这一幕，生气地问："你怎么只顾着自己吃？"我说："因为这个来得太不容易了，是张叔叔给我的！""你的意思是东西不珍贵就可以分享，太珍贵就不必和人分享了吗？"父亲显得特别不高兴。而我看出父亲不悦，立马拿出剩下的冰霜和大家一起吃。习惯分享零食后，我的小伙伴越来越多，由此我懂得了"分享"的意义。

上小学时父亲和我开玩笑："你长大以后要不要做医生啊？"那时对医生还没什么概念，只觉得那些瓶瓶罐罐很新奇，又有"冰霜"吃，而做医生又似乎格外得到尊敬，就回答："好啊！我长大做医生。"父亲笑笑，拍拍我的小脑袋，像是心满意足地关上药箱子。父亲工作很吃苦，有时病人一多他常常是半夜才能回到家，但从未见过父亲有怨言。我亦很少见他闲在家里，休息日要么携母亲带我们去外地游玩，要么就在家研读医书，有时父亲会"别有用心"地从书架拿出《灵枢·海论》递给我："儿子你看看这本书，不明白的你就来问爹爹。"我欣然接过医书，"翻阅"起来，其实那个年纪根本看不懂这些繁复的医学文字，可父亲就是

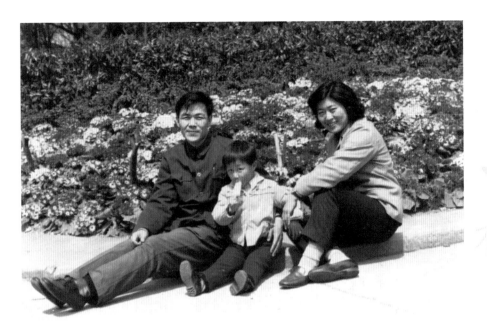

童年时期的楚宁与父母

喜欢让我陪在旁边"看书"的感觉。稍大一些，父亲会让我看一些经络与养生的书籍，教我掌握人体主要经络循行路线。因为父亲的"别有用心"我比同龄人更早读过"夫十二经脉者，内属脏腑，外络于枝节""经脉者，所以行气血而营阴阳，濡筋骨，利关节者也""卫气和则分肉解利，皮肤调柔，腠理致密矣"。

大概小学四年级吧，有段时间我的理想突然变了，那是因为父亲书房的墙壁上挂着一幅"忠厚传家久，诗书继世长"的书法。我曾为这个"长"念 cháng 还是 zhǎng 而纠结。后来我大言不惭地对父亲说："爹爹，我不要当医生哇，我觉得当书法家和作家才酷呢。你看看诗书继世长呢！"童言无忌，换得父亲宽和温柔的眼神，他笑眯眯地对我说："好啊，那你就当作家，当书法家，相当什么当什么。"我真是要说，父亲的眼神对于孩子的成长有着不可低估的影响，打个不确切的比方，即使是小动物，生长在昏暗的灯光抑或明朗的阳光下，也会造成截然不同的品性，甚至有些孩子是在父母的眼神中感受自己的生命强弱，比如我。虽然楚宁现在没有真的成为书法家和作家，但是我感谢父亲让我相信自己可以自己选择做什么，并且他让我知道，忠厚善良应当是真、善、美的核心。

楚宁虽从小体弱，但身体的柔韧度好，天生韧带特别松，有时放学等父亲的间隙，自己在旁边玩，心血来潮就"啪"一脚搭在墙上，就是现在所说的一字马劈叉，很多运动员才能做到的高难度动作，我轻松就能驾驭。父亲见我有体育天赋，特意买了个哑铃回来，他对我说："你体质不好，以后你就练这个吧，刚好你喜欢体育运动。"当时三天一小病，五天一大病，每天只知道玩玩闹闹的我，得到这样一个与众不同的东西，如获至宝一般。每天早早起床拿着我的宝贝去院子里练一会，放学回来第一件事就是练习哑铃，那时候就是觉得好玩，而且比同龄伙伴的玩具略显高级一些，某种程度上可以满足自己的自尊心。可时间一长我发现自己的臂力明显提升，感冒的频率好像减少，最开心的当属参加了学校的运动会并且拿奖了，那是我人生中第一个体育奖项。

楚宁上小学时，父亲才三十开外，很有生活情趣，也十分懂得养生，以致现在年逾古稀仍旧葆有一头乌黑的头发。在我二十岁时，他便带着我去学习中国武术和周易。那时在闸北体育馆有个叫陈炳璋的师傅，清瘦而矍铄，一见到我就问："又做父亲的小跟班啦？"我点点头，也不说话。父亲工作之余跟他学习一指禅，我也跟着学。后来父亲又拜师去学了太极拳，那时我对太极概念模糊，只知道与之相关的那个两条鱼相互环抱的图片，父亲告诉我那两条鱼象征宇宙万物。至于太极拳，在我看来也是很"时髦新奇"的运动，父亲练我就在旁边看着。他时而似鸟在空中飞舞，时而似鱼在水中畅游，时而像斗鸡临战，时而像猛兽觅食。我问："这些都是什么武功？"父亲常常比划着告诉我："这是白鹤亮翅，这是倒撵猴，金鸡独立，野马分鬃。"当时我只觉得这些动作实在有意思，显得很酷很好玩，却不懂父亲的拳中之禅。

父亲内心相当精明，但很少见之于行事，因他秉性笃实而精细，所

楚璧隋珍　宁静致远

巨人艺站

008

以遇事认真尽责，因为有医者仁心的侠气，所以行为端正，却并不拘谨。

有时我与父亲在下班回家路上，常被些看起来身体健硕的人"拦下"，他们手里早已拿好纸和笔，嬉笑着向父亲打听"养生"秘诀，父亲摆摆手说："养生实质在养心，不为琐事干扰，才能病邪不侵，至于懂得修身养性，才能益寿延年。"说罢，有时还会讲出几味养生中药来，或者干脆是几样生活中稀松平常的食物，此时对方赶紧认真记下。我站在父亲旁边，虽然听不懂，但也跟着直点头，当时我对父亲的崇拜简直到了无以复加的地步，感觉当医生太了不起了。我最初的思想和做人，受父亲影响，也就是这么一路，举手之劳帮帮别人挺好的。不过童年的我，心里唯一的遗憾是：要是能在被"拦下"时，多得到一点冰霜就好了。

父亲喜欢研究易学，我也跟着看。当时还有气功热，父亲练习气功没有气感，但是让我尝试几次后发现我很有气感，他咕哝："这很奇怪。"八十年代中下旬，流行一股气功热，很多人将这当做一项锻炼活动，有些人则不然，练功练到走火入魔者很多。我记得那时候父亲接待的病人，就有一些是因为练气功"走火入魔"的，这被他们称作"精神病"。父亲也练气功，可到他这成了一项保健的好手法，他每天精神焕发，与另外一些气功练习者状态截然不同，这让我十分吃惊，也吵着要练习气功。父亲不允，说："你思维活跃，天性跳脱，我建议你学习动功，比如体式类的，在你的思维形态不够坚定完善时，我不建议你接触静功，因为涉及思维形态，这个很容易走偏，意志会被能量带走，也许你现在不太明白，但是我告诉你，你以后就会明白了。"其实这只是他委婉的表达，实际上那时来父亲这看病的，很多都是练气功走火入魔的人，形形色色的症状有时让我挺害怕。后来我自己去查阅资料，才知道所谓"动功"是指练功时，躯体在空间的位置不断发生变化的一类功法。虽然从外形上不断地动，但精神活动却保持相对宁静，即所谓"动中有静"。而"静功"表现的却是躯体在空间位置保持不动的一类功法，虽从外形上看不动，精神也很宁静，但人体的内脏机能在定向性的意念活动影响下，都在不停地调整运动。我现在所从事的"瑜伽"就属于动功较多，而当中的"打坐、冥想、观想"则属于静功，现在回过头来才开始真正理解父亲那些话语的含义。

听父亲的话，我选择练习动功，站桩、太极拳这些我都很感兴趣，并且学得有模有样。一开始也并不算很懂，只是觉得好玩，有时我练功身边的玩伴就会嘲笑我："看起来傻傻的！"我碍于面子，有时想退缩，或者并不光明正大地练习，父亲便劝我："凡事不要太过于在意别人的眼光，你练好了身体对自己以后做事才有大帮助。但是我要告诉你的是，凡事也要问自己的内心，内心喜欢的就坚持，如果不喜欢，就放弃。我不想看到你放弃是因为别人的看法和嘲笑。"我点点头，虽然后面因为种种原因没有将气功练习坚持下去，但是父亲的话却深深烙在我心。

再接触得多，我也毕竟是孩子，而爱玩是孩子的天性，我自然不例外。大概八岁那年的夏天，父亲下班回来给我带了一把绿色的喷水玩具枪。我惊喜不已，接过水枪灌上水，去弄堂里找小伙伴"炫耀"，直到深夜，弄堂里的灯一盏盏暗去，我依旧意犹未尽，却不得不被父亲揪回家睡觉。第二天中午我拿上令我"风头出尽"的水枪又去找小伙伴们玩耍了，可这个时候大家都在午休，我只好败兴而归。就在此时，路过某个弄堂发现有个阿姨正横在道路中间睡午觉，我想："这人怎么这样呢？拦在道路中间睡大觉，这还得了！要小小惩戒一下。"此时男孩特有的恶作剧心理作怪，我试探性地朝阿姨喷去，一声尖叫，阿姨怒吼，可她哪能追上我呀！第二天我又扛着自己心爱的水枪把弄堂里正在做饭的三个煤气炉子浇熄灭了，在被人追赶的过程中还顺便敲碎了几家的玻璃，刺激得不得了。也许邻里对我忍无可忍了，那几日当父亲下班回家，一路上都是告状的居民。父亲当着众人一把夺过我手中的水枪，随手拿起一把大剪刀将水枪剪成两半。当时我和众人都惊呆了，从亲手将这个玩具送到我手中，到摧毁这个玩具，这个变化实在太大了，以至于我根本接受不了。我头一瞥，不理会父亲，父亲向人道过歉后将我领回家，一路上不和我讲一句话。因为心爱的玩具被摧毁，我与父亲冷战起来，我意识到自己错了，但并不打算认错。平时我犯点小错误，父亲最后都会跟我讲道理，这次水枪事件过去几天，父亲根本不理我，上下班也不叫我。我慌了，冷战归冷战，我最怕父亲不理我，就厚着脸皮跑到父亲面前道歉去。临睡前父亲站在我床边声色俱厉地说："我希望你是真的知道自己做错了，小孩子调皮归调皮，你不要去做坏事。你现在做点小坏事，人家可以原谅你，但是你长大了再做坏事就该被警察抓走了。"我点点头，回到被窝想了一夜，觉得自己确实不应该拿水枪喷别人，可是父亲不打我也不骂我，真是让我更难受，暗自发誓再也不要这种感觉了。实际自此再也没有玩过水枪，更没有去侵犯过别人。

"淘气"和"生病"是楚宁童年成长的关键词。三天一小病，五天一大病，一生病父亲就陪在身边给我讲故事。三天一小祸，五天一大祸，闯祸了父亲就挨个去给人家赔礼道歉。每天从早到晚都会有人来告诉我父亲："你儿子今天又闯祸了！"如果没闯祸，那一定是生病了。有时父亲道过歉，默默将我从"闯祸现场"领回去，有时父亲也会对偷偷安慰母亲："孩子不调皮就不叫孩子了！"但事后，父亲多半会讲出利弊关系，引导我往正确的方向走。有一次我闯了点小祸听见母亲悄悄叹气，可父亲安慰她："如果一个孩子足够天真，他做坏事的心情是很单纯的，兴奋点无可救药地聚焦在那件事情上，心情当然紧张并且不会有罪恶感，所以你不要担心。长大了他就懂了。"

有父亲"助威"我往往表现出更大的兴奋，然后还会有其他的"罪行"出现，但我心里清楚我做这些事情的出发点就是好玩，对别人没有什么危害，只要是被称作坏事的事情我都不会去触碰。因为调皮，家里七姑八婆的亲戚其实并不那么喜欢我，那时的上海家庭，楚宁这种调皮的孩子并不那么受亲戚的待见。甚至有一部分人以为，玩玩闹闹的孩子，将来能有多大的出息？所有亲戚中，最疼我的当属外公了，他总认为我异于常人，不做平凡事。可惜，这个在精神上给予我充分自信的人，在

2013年永远地离开了我。

　　不过好在父母非常宠爱我，父亲走亲访友都会带着我。都说父子关系是一个普遍的难题，如果儿子是一个有强烈精神性倾向的人，这个难题尤为突出，卡夫卡的那封著名的信对此作了深刻的揭示。我很庆幸自己的父亲很好地化解了这个难题，即便他进入中年，我进入青春期这个关键的阶段，父亲一直在小心调整彼此关系，使之逐渐转化为一种朋友式的关系，这是很多中国父亲会忽略的问题。我们父子之间从未形成一种其他家庭常见的微妙关系，从未发生过观念上的冲突，几乎从未有过隔阂，即便有一段时间家道中落，生活给他带来的压力也并未影响他努力做一个小心翼翼的、能成为榜样的父亲。

　　父亲了解孩子，对我和姐姐也是很宽放的，从来不要求我们这样或者那样，他很少正颜厉色教育我们，我受父亲影响，并不是受了许多教训，而我宁愿说是来自父亲的暗示。在我整个成长的过程中，至少在父亲那里，我感受不到任何精神上的压迫。他从未以端凝严肃的神气对儿童或者少年。

　　少时所受父亲的教育，多为以下三项：书籍、为人处世、练功。

　　父亲秉性笃实中又有一些活络精细，偶尔的精细活络都是为了这个家，照母亲讲来大概是1985年左右，父亲依旧以精湛的医术服务于人，但并不能获得一家衣食所需，所以家里度过一段相当困苦的时期。怕苦着孩子，父亲开始发挥他的生意头脑，做副业养热带鱼。父亲做事特别努力，这种努力必然换来一些可喜成果，那时上海普通家庭的收入是一个月36元钱，而我们家已经属于万元户，当然这都是父亲的辛苦换来的。由于种种原因，生意在几年后终止。不论如何，我感激父亲总在想方设法让我们过得更好。

　　不大记得高考情形了，只记得填报志愿时，所有人都以为我会填报医科大学，而我选择了计算机专业。几乎所有人都在问："你有医学基础又有医学天赋，为什么不像你父母那样做医生？"我开下玩笑说："不敢做医生啊，小时候我不听话，我姆妈经常拿针扎我。"关于我未选择学医却选择计算机的事情，在家族小范围内被讨论了一阵子，但过后便不了了之。我呢，只得调而侃之，说出一些类似"二等天才得自家里的遗传，一等天才直接得自大自然"之类的话，毕竟在他们看来我只是个调皮捣蛋的男孩，不见得会有什么了不起的成绩，仅此而已。

父亲耳濡目染得到姑爷的熏陶，选择从医，而他又有意将我带在身边一直学习尝试，按理说楚宁学医的条件应该比父亲更成熟，可就在所有人都以为我会填报医科大学时，我毅然填报了计算机，并且内心坚定自己应该可以做得很好。

父亲对于我填报计算机一事非常赞同，言谈间或有些许淡淡的失落，但依旧鼓励我："儿子，学医太累，计算机也许更有前途。你从小就明白自己想要什么，只要想做的，你都去试试。"我泪盈于睫，感激父亲这份理解，也感谢他总像一位深谙我心的老友那样设身处地为我着想。其实那时楚宁并不确定自己想要做什么，填下志愿的那一刻心中十分迷茫，对于是否学医这个问题，也并未深刻去考虑过，只是冥冥中觉得自己应该去做些不一样的事情，但并没有详细的未来规划。只能说恰好在那个时刻，我突然想去尝试一种不一样的人生。

尽管在后来的一些年，我又放弃计算机从事了采购、房地产等事业，直到现在投身瑜伽事业，父亲基本都是无条件支持。去年生日，父亲对我说："你我之间是父子，但我把你当做朋友。你每一份事业的转换都是巨大的突破，你现在越来越懂得孝与爱，谢谢你成长一路从未让我操过心。"其实是我感谢父亲，从童年到成家，父亲与我像知心知己的朋友那般相处，以至于我现在也将自己十岁的儿子嘟嘟当做好朋友。

我要谢谢我父亲，虽然他从未干涉过楚宁的任何选择，我也没有选择继承他的事业，但是他身上藏着今天的我的全部密码。成长之皮一层层蜕下，楚宁业已形成的内在精神结构或许并不再被父亲所了解，可这一生走路的正确姿势是在父亲陪伴的这段路上定型的。

## 1.2 言传身教的三观

> 在父母之爱的照耀下，生命色调明亮，这使我日后能够超越具体的环境与得失，在任何风雨中都能保持感恩之心。
>
> ——楚宁

我们得到珍贵的礼物，心中会对赠与者怀有感激之情。然而，在我们得到的一切礼物中，还有什么比生命更加珍贵的礼物呢？母亲生育我时没少经受挫折，而我逐渐长大的过程也是坎坎坷坷。所以，楚宁要感恩父母，因为凭借他们，我才得到了这一世的生命与爱。中国传统伦理强调、提倡尊亲，其合理内核就是感恩生命来源。所以在这种大感恩的照耀下，在父母之爱的照耀下，楚宁的生命色调明亮，这使我日后能够

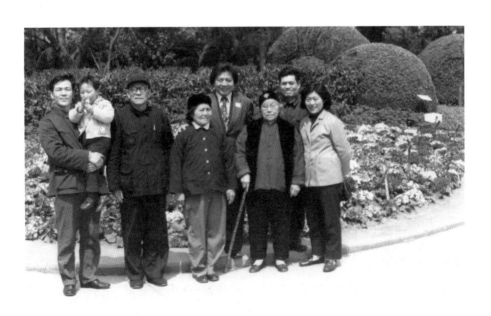

童年时期的楚宁与家人

超越具体的环境与得失，在任何风雨中都能保持感恩之心。

我出生在杨浦区，十岁以前我和家人住的是一间小平房，十岁那年父亲向周边邻居买了宅基地，花了六千元盖了栋三层小楼。直至 1998 年拆迁，我们才迁离这里。

在童年居住过的地方也许发生过许多故事，可年幼的我并未特别在意那些故事，只感觉自己与邻居从未有过任何接触，甚至在漫长的成长时光里，我连与邻居讲过的话一句都记不清晰，也许我从未真正与他们有过任何的交流吧。

讲到楚宁的生长环境，现在也不免感叹一番，并非条件鄙陋，而是环境让人咋舌。事隔经年，记忆不断塌方，使上溯的脚步磕磕绊绊，不过可以肯定的一点是，那时候我常想："赶快离开这个地方！到外面去生活。"

我家对面那栋楼，是一座颇深的二层建筑，狭小的空间住着十多户人家。那时想想孩子的适应天性真是超乎想象，那栋房子楼下住的是外地人，常聚在一起搓麻将赌博，楼上的受不了三更半夜吵嚷，经常向警察告发，因此邻里间充满敌对情绪。民间常用"左青龙、右白虎"形容某处的好风水，而我家呢，左边住的那户人家老公常年吸毒，太太是个妓女，他们手臂上就纹了青龙白虎的纹身。右边住着一对年轻姐妹，姐姐好吃懒做出去卖淫，没过多久把亲妹妹也带出去卖淫了，他们白天不上班，天黑就打扮得格外靓丽出门去。每日清晨有人推着粪车边走边吆喝，家家户户就提着马桶出来了，当这对姐妹提着马桶出来时，其他邻居往往投来鄙夷的目光，那些目光我似懂非懂，觉得十分蹊跷。斜对面住户是个三十多岁的光棍，也许是因为犯了什么事，被抓去做了几年牢，铁窗滋味尝够后，回来莫名其妙就跟我隔壁的另外一个女人好上了，那个女人据说也在 KTV 工作，水性杨花的，倘若某天楼道里哭喊声连天，多半是这个女人又被丈夫打了，其结果往往是老婆被打得满头是血，此后若干天里我们就会看见这个女人头上裹着一块布。后来大概是在某次激烈的争吵中，女人将男人的手指咬断了，男人又被抓进监狱里。有一家湖北人，新搬来时还好，在路边摆点小点心卖，可是没过多久，那家湖北男人也跟赌博那家人混在一起了……现在想起这些，不免毛骨悚然，家人从不让我和邻居们有一丁点接触，但是孟母三迁的故事并没有发生在我家。有时我向父亲抱怨隔壁太吵令我无心做作业，父亲说："因为周围环境吵就无心学习，那搬到别的地方如果再吵呢？你再不学习吗？如果你本身内心安定了，怎么可能会被这些东西干扰？"我想想也是，只能自己克服了，晚上做作业，隔壁吵我就塞上耳朵，久而久之习惯了这种两耳不闻窗外事的感觉。谢天谢地，这竟然养成了我日后专心做事时几乎不会受到外界干扰的特性。

1982 年我入读眉一小学，上学后基本不与本院的孩子同来同往。直到三年级的春节，隔壁的男孩们在放鞭炮，我做完作业被外面的嬉笑声挠得心痒，于是也加入他们的队伍。那些比我年长几岁的野孩子早早就辍学与社会上的青年混在一起，虽然心理上抵触这些人，也不愿意参与他们的游戏，但实在抗拒不了他们那些花花绿绿的烟花和鞭炮，当时想：

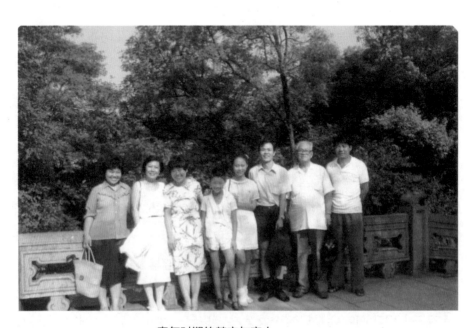

童年时期的楚宁与家人

"反正都是男孩嘛，又不做什么伤天害理的事情，玩一次没什么的。"我的一改常态令他们十分友好，一个黄发男孩额外分了一些烟花鞭炮给我，然后递给我一支香烟，示意我先点燃香烟再引燃炮竹和烟花。我照做了，点燃香烟深深吸了一口，呛得眼泪直流，很得意地点燃烟花，这一幕刚好被从屋内出来的爷爷看见，一把拽住我瘦弱的胳膊，将我拎回家，狠狠地摔在沙发上。我发誓那只是一个男孩对于未知事物的好奇感，而绝没有学坏耍酷的意思，可爷爷怒不可遏，在厅堂来回踱步，叔伯们都劝爷爷息怒。我噙着泪水，委屈地解释："爷爷，我只是觉得好玩，这有什么错呢？"爷爷说："好玩的东西有很多，可是有些东西不能玩。我们家的孩子，这些离经叛道的东西你最好不要学！"当时对这句话的概念十分模糊，总之看爷爷是真生气了也就不再反驳。

后来我开始有意识减少与那些孩子的接触，实际上就算不发生这件事，我也不喜欢那些孩子给我传递的感觉。有几次隔壁那个男孩问我："楚宁，你为什么看起来不喜欢我们？"我也懒得解释，躲进小楼成一统，管他春夏与秋冬。

很遗憾，后来我没能再见着那个分了一支香烟给我的男孩，听说他因为偷窃工地建材被判了刑。不过无论如何，所有人对我都是友好的，这大约和我父母的为人有很大关系。

再长大一点后，课余时间我除了去街上找同学玩，就是呆在家里看书、做作业，这些行为将我和其他的不读书的"野孩子"区分开来。父亲和爷爷是绝对不允许我和"野孩子"们在一起玩的，因为那时杨浦区的"流氓"太多了。可是有阵子我和一个"野孩子"玩上了，不过他并不是我的邻居，他家离我家很远，虽然没有读书，但我觉得他是个有理想、有爱心的人，总之与那些"野孩子"不大一样。这个孩子，一到入夜时分，他就举着一大把商标纸，在街上边撒边跑，招引一群小屁孩跟在他后面抢，我也加入这些小屁孩的队伍，一放学就跟着他玩，他显然也很喜欢我，总说："你比那些小屁孩聪明多了，而且我觉得你心里住着一个大人，有时候比他们成熟多了！"这种夸奖令我每每自豪无比。后来我经常去他家玩，他说："我不喜欢读书，所以出来学徒弟。"我点点头，表示理解。他经常给我讲一些他的"秘密"并送一些厂里的小配件给我玩。父亲发现我们的友谊，以"他是小流氓"为由，终止我和他的来往。我向父亲保证："他是一个好人！""那你将他带到家里来让我看看是不是好人！"父亲较真地说。于是几天后，这个男孩被我带回家，扭捏一番后他还是鼓起勇气跟我一起上楼了。父亲坐在沙发上问了他一些问题，又做了一番劝告，无非是建议他好好读书，不要在街头胡耍。我心里咕哝："管得可真多！"几个星期后我在街上遇见这个男孩时，他背着书包告诉我："我觉得你爹爹说话很有道理，所以回学校读书了。"我为他感到欣慰，同时也深深崇拜父亲。但是后面因为他的父母工作调动，全家搬走了，我再也没有见过他。

1988 年，我入读眉州中学，认识了更多学习和生活上的伙伴。我开始有意识脱离自己居住的环境，放学之后我已不大经常回到那，并在某段时间成为一个沉默寡言的男孩，因为感觉自己与身边的人格格不入，也没有可以说话的伙伴。

也是那个时候我养成了一个思维模式：凡事往外求。内心非常渴望接触一些不一样的人。于是我自己在外面有了一帮好朋友，都是一些品德较好，成绩优秀的孩子。父母一直信奉的交友原则是"君子忌苟合，择交如求师"，这些观念无一不是潜移默化给我。也是在这一年，赶上拆迁，我们举家迁往新江湾城。

楚宁 24 岁那年，曾回到童年生活过的地方，在房产开发的热潮中，上海老城的那些旧街旧屋被全部拆毁，世上不再有当时的杨浦路，也不再有那间藏着我童年记忆的房子了。但我深深感谢生活过的这个地方，从某种意义上讲，它培养了我"做人要往外求"的思维，并养成了我日后能在任何环境下都能保持独善其身的品质。

在我五岁之前，母亲和父亲都在厂里从医，父亲在国棉九厂，母亲在医疗器械厂。在我五岁之后，父母的工资已经不能支撑家庭生活，家里入不敷出。据后来父亲回忆说，1972 年他每月须向同事借 15 元钱才能维持家庭正常开支，后来加了工资每月还是得向人借 12 元钱。在每月初父亲领了工资还钱时，人家都会对我父亲说："你每个月借，下个月再还，这样也太麻烦，干脆不要还了，什么时候需要尽管借。"这个时候父亲往往会说："不行不行，有借有还再借不难。"我很不理解，就对父亲说："爹爹，人家让你不要还你就先不要还嘛。反正我们现在也没有钱还。"父亲说："我们没钱不能当做不还钱的借口，没钱我们要想办法去赚钱，而不是指望别人，你明白吗？"我一想挺有道理，说："那我也赶快长大，以后大家一起赚钱。"父亲被我逗得啼笑皆非。现在想来若非不是为了家庭，我想以父亲骄傲的性格，断然不会去借那 12 元钱。

接下来就隐约听到母亲与父亲商量着换工作。母亲轻声细语地说："不要再去借钱了，我换工作，你安心留在单位搞医学。"虽然仅是一句简单的话语，可我认为母亲最无私，好像为了家庭她就理所应当做出一切的牺牲。所以母亲从一名医生成为一个质检人员。但母亲成为质检后，家庭收入并没有朝期望的方向发展。有一天她下班回来神采飞扬地问爸爸："我去卖衣服怎么样？"父亲先是怔住，然后问："这可是个苦差事，我担心你吃不消的哇！"但是我们都知道母亲决定了的事情，谁也劝不住，很快，在熟人的介绍下母亲开始倒卖服装。一个弱不禁风、从小养尊处优的上海女人，每个星期都有六天是在外面跑，风雨无阻，非常辛苦。可我却很高兴，因为每隔两天就有新衣服穿，幼小年纪的我无忧无虑地享受着母亲的照料，哪能体察她心中的压力。后来长大一些后我问过她："姆妈，您和爹爹都是医生，突然放弃受人尊敬的医生职业变成一个卖衣服的，您心里会难过吗？"她倒是高兴："对姆妈来讲做什么工作都一样，我卖衣服你们的生活条件改善了，你爹爹又可以安心搞医学事业，我开心还来不及哇。"母亲就是这样，只要为了这个家，为了父亲和一对儿女，好像她天生就该付出。所以很容易理解我从来不买衣服这件事，婚前是母亲买，婚后是太太买，这点就是让我生命里最重要的两个女人"惯"的。

母亲似水，质朴安静，总是勤勉而无声地做着家务，完全不像一般的家庭主妇那样唠叨，她所带有的是那种温柔慈祥的幽默气质，他们说这点我随母亲，对生活琐事总不想谈论太多。父亲每个月将工资交给她，一家的生计安排就落到了她头上。母亲很会安排，譬如说，有一段时间我们家过得十分拮据，类似中秋月饼、元宵汤圆这些食物自然是买不起的，这种情况母亲一定会提前自制一些月饼、汤圆之类的食物，香甜可口，完全不亚于商店售卖品。那时候我就想，妈妈真好，跟妈妈在一起，连空气都是有甜味的。

虽然那时生活比较窘迫，父亲与母亲关系仍是十分和睦，我从未见他们吵架。当然他们会为日常开支而烦恼，但从不曾抱怨命运，量入为出，精打细算，母亲将这种辛苦视为天经地义。事实上，在我和姐姐未成家之前，她永远是在为我们的衣食住行忙碌着，没有金科玉律的大道理，却处处都是我们为人的榜样。比如有次我在学校莫名其妙被分得多一天值日，为此我十分沮丧地回到家，母亲见我不高兴自然会问。我抱怨："明明轮流值日的，上周因为放假，莫名其妙我得多劳动一天了。"母亲笑笑："不就是多值日一天嘛，都是同班同学，谁值日都一样，你就当是帮别人的忙，不要计较那么多。"听母亲这样讲我也就不再烦恼了。再比如有一次班里集体劳动，就是那种计分制的，谁劳动多最后就会得到小红花。我劳动最多也最快，可最后却因为记录员同学的疏忽将别的同学排在我前面了。我与大红花失之交臂，为此十分不高兴，回到家，父亲看出我的郁郁不乐，问："是不是又在学校闯祸了？"我将事情原委告诉父亲，他倒哈哈大笑："就这点事啊？我告诉你儿子，你永远不要变成一个害怕吃亏的人，爹爹百分百告诉你老实人是吃不了亏的，这些事情你做了就是做了，心里有数就好啊，别人知不知道又有什么关系啊？"我一听好像又蛮有道理，也没再去找记分员理论。在下一次的劳动中我

楚璧隋珍 宁静致远

依然取得了小红花。当记分员意识到自己上次错误的时候，我这种"默不吭声"的风度在一定程度上获得全班同学的钦佩。自此我常想起父亲这句话："不要怕吃亏，老实人是不会吃亏的。"

父亲对于我们的品行和学业是很重视的，经常检查我们的课后作业，为了刺激我们学习的积极性，他提出我和姐姐谁完成作业快就奖励谁零花钱的制度。一开始父亲支付现金，几个星期后他发现这种方法对他很不利——家里根本没有那么多的零用钱付给我们，于是改成记账。事实上，此后我们只得到了一个用来记账的本子，付款被无限期推迟。那段时间家里生活几乎捉襟见肘，没有太多零花钱给我们买零食，我每次做完作业嘴馋得厉害时，就会跑到附近的小吃街闻着那些小食飘来的香味。直到有一天实在忍不住了，决定想个法子满足自己的味蕾。于是趁着父母不在家，从父亲的书柜上挑了几本包装精美的医书，偷偷跑到附近的书店去，与书店主谈好价钱后我高兴地从他手里接过钱，那些钱支撑我买了几个星期的芝麻糖。可快乐的日子并未持续几天，"灾难"来临了，母亲发现我偷父亲的医书卖钱换糖吃，将我关在房间用针扎着我的脚丫，虽然不痛却让我特别难受，因为母亲哭了，一边哭一边说："你太不听话了，要吃零食可以告诉爹爹姆妈，你不能偷爹爹的书去卖啊，嘴巴再要紧你也不能够卖书啊！"但是母亲没有将此事告诉父亲，而是省吃俭用了一段时间，去那家书店将父亲的医书买回来。虽然这件事情在许多年后由我亲自对父亲坦白，但那时母亲的做法令我触动特别大。

还有一件事情令我记忆深刻，大概是我念小学时吧，某天放学回家，看见邻居围作一团闹哄哄，原来是隔壁男人做生意赚了几千元钱，在四处炫耀他的丰功伟绩。晚饭期间父亲便无意讲了一句话："做人不能太高调，还是韬光养晦比较好，有财不必急于外露啊。"虽说只是无心之言，但我却记得清晰，因为没过多久，那家人就招贼了。这二者虽没有必然联系，但我认为父亲的话十分有道理，我就跑去问父亲："韬光养晦是什么意思啊？"父亲以开玩笑的方式给我讲了一个小故事：

曹操请刘备喝酒聊天。刘备很高兴，曹操请我喝酒，不容易啊；另一方面心里也发毛，为什么请我喝酒？喝酒时最容易漏嘴，得小心点。有些人虽然一度贫困潦倒，但依旧掩盖不了他的大贵之气，刘备就是这样的人。曹操跟刘备聊得很开心，问了刘备一个问题："玄德兄，你说这年头谁是英雄？"刘备心里想："我肯定是英雄，只是现在不得已。"但刘备不敢说，说了，要被曹操宰。刘备想了想，就跟曹操打起了酒官司，顾左右言其它。绕了半天，曹操有些不耐烦，端起一杯酒喝完说："别绕了！这年头真正的英雄人物就是你跟我。"天上"轰隆"一声打了个巨雷。刘备呆呆地看着曹操，筷子掉到了地上，一支筷子在地上弹了一下。曹操正用袖子擦胡子上的酒，听到了筷子落地又弹起的声音，就问刘备："怎么啦？"刘备赶紧把筷子捡了起来，顺口说了句："这么大的雷，吓死我了。"曹操哈哈一笑："大丈夫怎么可以怕雷呢？"刘备赶紧接口："孔子是圣人，他也怕打雷，别说我了。"此时张飞关羽两人怕曹操会杀刘备，闯了进来。见刘备没事，关羽连忙掩饰说自己来舞剑助兴。曹操说："这又不是鸿门宴。"然后斟酒让他们压惊。后来三人一起出来，刘备说："我在曹操的地盘上天天种菜，就是要让他知道我胸无大志，没想到刚才曹操竟说我是英雄，吓得我筷子都掉了。又怕曹操生疑，所以我就说自己怕打雷掩饰过去了。"关羽张飞佩服得不得了。

故事讲完父子俩哈哈大笑，父亲让我明白有一种人生态度叫"韬光养晦"，因为这个故事，我还爱上了看《三国》，那些"桃园三结义""煮酒论英雄""草船借箭"这些故事我读得津津有味。

父亲搞副业养殖热带鱼发迹后，某日从商场买回一条价值不菲的黄金项链，饭后父亲为母亲戴在颈上，母亲脸色绯红，在镜子前照了又照，为此还特意挑选了一件新式的连衣裙与之搭配，母亲高兴得像个孩子问："姆妈好看吗？""好看，好看。"我和姐姐围着母亲嬉笑打闹，也分享着这份我们并不那么明白的喜悦。这令我非常吃惊，在我的印象里，母亲的性格平平淡淡，永远都是家庭主妇的形象，这一幕使我意识到母亲并非生来是围着锅台转的家庭妇女，她也有少女般的"花样年华"。

童年时期的某段拮据家境使我习惯了节俭的生活，在以后的创业生涯中，物质上的艰苦或富有始终不能成为楚宁思考的主要问题，只要活得快乐，我从不觉得节俭是一种痛苦，也从不认为奢华就是幸福，直到现在我常常有机会瞥见别人的奢华生活，但于我而言金钱总在思考维度之外。我很感谢父母给与我的两笔财产，一笔是老实做人，另一笔则是自力更生。他们虽然具有生活的智慧，但性格上都是本分人，他们在邻里之间从不擅长东家长西家短这些事，更不知道如何耍心眼玩手段，只会默默耕耘不讲回报。这大概是我们家族所特有的属性吧，这些属性遗传给子孙后辈，我们所有兄弟姐妹都拙于与人争斗，在不同程度上都略显"老实"，所有人在接触我们家人时都会为我们的做人"老实"而显得感慨万分，相比之下我是比较不"老实"的，但是骨子里还是那种恪守底线的人，很多事情不敢也不会去尝试，觉得那些都在我的道德底线之外。

楚宁本质上也胆小怕事，从来不敢做一件在自己看来有危险的事情，

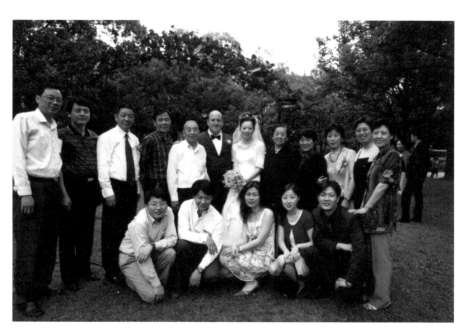

堂妹结婚时拍的全家福

就好比童年我从不参与弄堂里那些年长一些孩子的游戏，抽烟、喝酒、打架；在成年后，依旧不敢突破这种界限，不敢和三观不同的人接触太多，不敢做太多有悖于本心的事情，譬如有可能会侵犯他人一点点利益的事，我也从不敢轻易尝试。这种胆小怕事与其说是一种懦弱，不如说是一种不会突破的底线和原则吧。

至于自力更生，也许用"坚毅属性"来形容更为恰当吧。包括我在内的兄弟姐妹，都继承了这种特质，不啃老，不依赖，看准的事情就去做，做不到的努力去做到。

以我堂妹为例，二十出头嫁到美国去，由当初的一无所有变成中产阶级，用了十几年的时间拼搏出一份属于自己的骄人事业。不仅如此，她的外籍先生也改变了固有的观念和得过且过的态度，与之携手奋斗，勤勤恳恳。在妹妹潜移默化的影响下，他的观念大大改变，现在妹夫虽然是自由职业者，但别人有项目就会发给他，中国理财观念让他觉得生活焕然一新。妹夫是基督教徒，与一般西方家庭不一样，他的家庭观念很重，对妹妹也很好。当妹妹远嫁美国时，妹夫说："中国的家人那么好，我一定要对她更好才行。"

而其他的兄弟姐妹因为携带了这份"坚毅属性"与"正确的三观"都在各自的领域发展得非常不错。

人人都讲我家风水好，楚宁认为这种风水不在地理而在家庭。"风水"学中，有一个基本的概念：阴阳一体，相互依存。听似玄妙，其实很好理解。天为阳，地为阴，这是自古人们对阴阳的认知，在一个家庭里父为天，母为地，阳庇护阴，阴滋养阳，当阴阳互助，天地各尊其位将力量合二为一，家庭自然和谐共振。世界莫不如此。

在这种和谐的大风水里，父母含辛茹苦将我们抚养长大，给予最多的是在成长时光里的默默陪伴；工作二十年来，父母时刻关注我的曲折沉浮，我深知这份恩情厚重，他们从不对我表露期待我达到某种成就，但我明白，父母希望我时时处处都能做个善良的人。

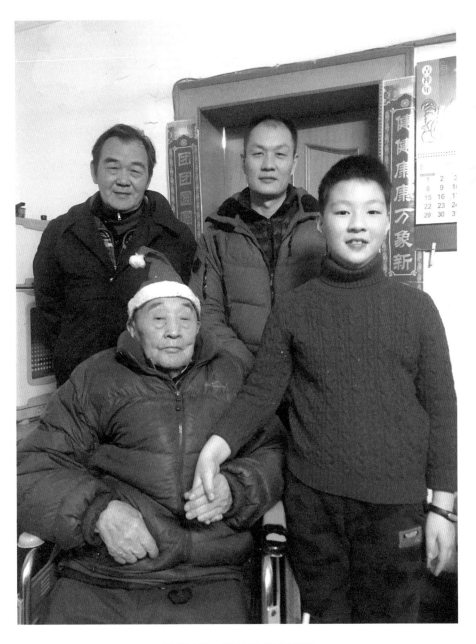

四代同堂，摄于 2017 年春节

# 1.3 瘠弱而率真的少年

那种幸福源于心思的单纯和精神世界的丰富多彩。

——楚宁

某个节日，我去儿子的幼儿园看小孩子们表演。有的节目只有少数孩子上场，演出时，多数孩子都睁大眼睛注视着台上，眼中发出羡慕的光芒，儿子和另一个小男孩情不自禁地在场下做起了节目中的动作。我默默地看着，这一幕勾起了我儿时的回忆，不知觉神思遨游，搜索往日记忆。

我自幼瘠弱多病，气力微弱，不到冬天便手足冰凉。五六岁前经常高烧，打针也是家常便饭；七八岁后，也会跳掷玩耍，但总不如人家活泼稳健；读书后常常看着人家做剧烈游戏，而我却不能轻易尝试。可是呢，十几岁时因为某些方面与众不同，而不像一个少年。不过，亲长们总认为：这个孩子将来应该不会有什么大名堂。

但是我才不在乎呢，因为出乎常人的"坚强"，我有一帮愿意和我搭伙的玩伴。所以整个童年，就是穷玩，弄堂里，操场上，马路边，到处瞎玩。根据住家的地形地貌"因地制宜"地玩，什么都不在乎，什么都会玩，每天不玩到饥肠辘辘口干舌燥不罢休。

至于玩什么，那可多着呢。

满足了我们那个时代多数男孩课余欢乐的，要属玻璃球。我们将彩色的玻璃球放在右手大拇指和食指之间，手心向上拳起，拇指发力一弹，那些发力强、稳、狠的男孩，弹得又远又准。至于怎么玩，方法很多，

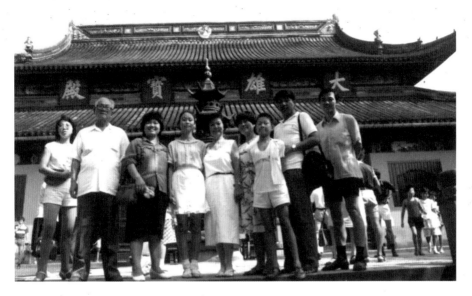

少年时期的楚宁与家人

有时我们会设下赌注，增加玩的积极性，常常是在寒风凛冽中趴在地上，手指冻得又青又紫，不过倘若有人一起玩，手指冻裂也在所不辞。

我最喜欢的要属捉迷藏，捉迷藏应该是古往今来最经久不衰的玩法，无论贫穷富有，它几乎陪伴过每一个人的童年。这是最能体现一个人才华的游戏，我和玩伴们几乎是随时随地都能根据地形地貌展开这项游戏。楚宁喜欢这个游戏的原因是，它使我的冒险天性得到满足，瞬间决定"生死存亡"的惊心动魄，还使得我更深刻地感受到伙伴们亲密无间和相依为命的友情。在那物质并不丰厚的日子里，我们没有数码产品，也没有新奇玩具，就这样空着手，因地制宜，因陋就简，想方设法，妙趣天成，随时随地玩得满头大汗，高高兴兴。

时光荏苒，随着渐渐长大，懵懂的我在十四岁前后开始懂事了，但这种懂事裹挟着的，是某种让人惊诧的率性。虽然对所谓的"以考试成绩论成败"的行为深感鄙夷，但是也不敢不认真学习，因为做功课特别认真，有好几次班主任公开摊开我的作业本表扬我："请大家向楚宁同学学习，楚宁同学和你们一样喜欢玩，但你们看看他的作业从来不拖欠！"作为学习成绩平平的我，记忆中关于学习的只得到过这样一种表扬，对我弥足珍贵啊。记忆中班里的孩子都比我年纪大，我算是小一点的吧，但是每个学期的知识我还是能很好地掌握吸收，所以学习特别轻松，除了别人借我的作业抄，我因忘了借给别人而被一阵评头论足外，从未感受到什么压力。

我本来不爱跟女生玩，即便在学校一起做课间游戏，只要有女孩子参与，我就自己跑到一边玩自己的。在我看来，女生太麻烦了，好像很喜欢哭，好像还时不时去老师那打小报告，而我的"调皮"事迹太多，总不希望有什么把柄在他们手里。但是姐姐和她的同学们跳橡皮筋时，总拉我去做"树桩"用，久而久之，我们班女生跳皮筋也喜欢拉我去做"树桩"，她们说："楚宁，反正你站桩特别稳，不给我们做树桩也是浪费。"我一听，挺有道理，就说："真的吗？好哇好哇！"然后欣然做"树桩"去了。渐渐女生都喜欢和我一起玩，据说是因为她们认为我比较好讲话，我也慢慢觉得："好像女生们也没我想象得那么麻烦。"

细想少年时光，其实我属于心思单纯的那一类人吧，调皮归调皮，但多数人对我的评价是"思维单纯"。小学时，班里有个年纪大的男生叫陈皮，陈皮喜欢玩一个游戏，就是把班上多数的男生组织起来，给每个人封职，他把自己封为军长，其余的人都是职务较低的一些角色，比如连长排长什么的。唯独一个年龄大的男生，个头很高，学习成绩不好，擅长惹事打架，被他封为总司令。我当时不明白他为什么要这样做，因为这个人没有什么特别值得当司令的地方。为此我提出申请，试试让我当当总司令。我的提议遭到拒绝，陈皮说："就你这种瘦不拉几的样子，当什么司令？"我当时挺懊恼的，反正都是玩，为什么不能轮流当司令呢。现在仔细想想我就明白了，其实这是一种心计吧，他先稳住这个男生，就等于稳住了所有人，这个男生只是被他利用镇住所有人而已，这样他自己就可以放心做实际意义上的司令了。这种事情，在当时的我看

楚璧隋珍　宁静致远

来，是怎么也想不通的。

说到思维方式简单，还有具体事例为证，小时候一直被骗，不管是比我年长还是比我年纪小的伙伴，他们不管说什么，我都相信，哪怕被骗一百次，一百零一次的时候我还是选择会相信。父亲养热带鱼那几年，我的零花钱空前丰富，此时很多同学往往编出各种理由，找我借钱，我多数时候不听理由，很愿意慷慨解囊。后来有的人见我好讲话，就会想："这人傻头傻脑的，干脆找他要钱算了，不借了。"于是又有人跑来对我说："我跟你玩，你把零花钱给我一起花吧。"我就傻傻的把钱给人家，还觉得很高兴，久而久之还有人"联袂"来向我要零花钱。有关系好的同学实在看不下去了，就对我说："你傻啊，别人明显是骗你的，你连这个都会相信吗？"我很坦然地告诉他们："别人骗我也没有什么办法啊，我又不是别人，他要骗就骗呗，反正我刚好有，分享一下也没什么不好的。"实际上楚宁心里真的是这么想的，别人找我要钱肯定就是想找我要钱了，这个目的就是很明显了，我还管他们那些理由是不是骗我的做什么？但那个时候我并不知道家里有钱，一来因为父亲的低调，他也从不跟我讲金钱方面的事情，二来因为我本身就对金钱没有什么概念，觉得大家在一起玩，开心就好。

但是对金钱没概念并不代表我会因为钱被人诬陷也不在乎，就像思维简单并不代表我愚笨窝囊，比如那些诬陷我人格的事情我是决不允许发生的。大概是念小学五年级吧，我刚放学回到家就被一个年纪与我相仿的男孩与一个老头截在门口，小孩涨红了脸，老头手里窜着一堆零散的钱，父亲也站在门口，面对他们喋喋不休，面色凝重。我书包还未放下，那个年纪和我差不多的小孩就指着我说："就是他让我偷钱的。"老头鄙夷地忘望了我一眼质问："人家都说你其实是老老实实的好孩子，为什么会指使比你小的孩子拿爷爷的钱？你要是想要可以找爷爷要，但是不要把爷爷的锁都撬了呀！"我原本并不想解释什么，只觉得幼稚可笑，父亲也并不说什么，看着我。我干脆将书包和衣兜翻了个底朝天。问在场的人："如果我指使他拿钱，为什么我自己身上一分钱都没有？难道我全都给他花自己不留一点吧？而且你们完全可以去学校或者附近的街边问问我这两天都买了些什么。这样不就真相大白了？"见我这样说，老头哑口无言，小男孩有点心虚，一直词不达意地狡辩，到后面就急哭了，最后才交代出"主谋"是个"野孩子"。后来这件事情水落石出，我捍卫了自己的自尊，因为鸡鸣狗盗这种事情在我看来是不可能会与我的人生沾边的。

整个小学期间，我资质平平，没有过人体现，在学校也不算格外用功，凡事求个心安理得，只是心理上有一种对自己的要求，不让光阴虚度。

1988 年我就读眉州中学，整个少年时代，身体始终单薄瘦弱，由于体质孱弱，又因"率性简单"（据后来同学回忆说，我这种思维简单显得与众不同），我经常遭到别的男同学的歧视与欺负。比如有次我正在班里玩课间游戏，这时一个男孩突然冲上来狠狠揍了我一拳，我被打的头晕眼花，还没反应过来他就怒气冲冲地说："把你的脸打成猪头，看你还装清高不，这样看看还有谁跟你玩！"不等我的好伙伴追上去，那个男孩已跑得无影无踪。放学他还特意差人来向我宣战，我本质上是不愿意与他纠葛，所以对于他提出的"放学校园外一决高下"的宣战毫不理会。耶稣说："有人打你的右脸，你把左脸送给他打。"我当然不至于无私到这种程度，但是实在觉得此类纠缠太无聊，仅仅是因为我的人际关系好、同学喜欢和我玩在一起，就构成了他人打我的理由，简直可笑之极。没想到放学没有应战换来的不是息事宁人，而是第二天一帮人在路上围截我。说实话，我当时无论如何也想不通他们到底怎么想的，我认为自己态度起码表明我已经在让步了。几个人横在我面前，其中那个揍了我一拳的男生嗓音嘹亮地喊道："你别以为你装得不和我们一般见识我就会放过你！"我反问："我装什么？如果你觉得看我不顺眼你来打就是，只是你打了我事实还是这样，你们太无聊了。"也许是我的不屑一顾激怒了他们，几个人上来就要动手，不过刚好被路过的老师看见，才免于一场"决斗"。

后来不管校园内外，这几个人只要遇见我要么是一副挑衅的样子，要么就出言讥讽，在漫长的求学生涯我一直想不明白这件事情到底因为什么，直到很多年后有人和我开玩笑："也许你当时回揍一拳，一切的事情就没有那么复杂了。"我这才恍然大悟，感叹自己真是太头脑简单了。当然我不否认，其实在曾经的某个时刻自己确实噙着泪暗暗想着："我跟这些男生是不一样的人，将来必定比他们有出息，我要让你们看到有这么一天。"事实上我是憋着一股暗劲，那时候我把这称作志气，它成了激励我发奋学习跳脱于他们的主要动力，才懒得与他们争斗这些。前几年我们又重逢在同学聚会，不过一切都付笑谈中。

一方面觉得自己有时候真的有别于他人，一方面尽量克制自己不让自己表现出来以免招来太多麻烦。所以这种情况导致我不论是在主观上还是在客观上都更加专注于自己的内心，我找到了一种忍受孤独的方式，那就是看书和写随笔。虽然所记的都是一些琐碎的事情，诸如父亲带我到谁家做客，今天又玩了些什么东西。说到玩，我总是玩得很认真，经常召集伙伴们在弄堂召开会议，每一次都有议题，并且写纪要。

我们所以讨论的问题当然也离不开玩，简而言之就是怎样玩得更好、更尽兴。我们在树林里捉各种小虫子卖钱，然后再买回弹珠、象棋之类的玩具，算是集体财产，大家一起分配着玩。我们还喜欢玩一些军官、士兵的游戏，各自扮演喜欢的角色，那时候我老争着扮演老大，但是现在觉得其实自己更适合做二把手。当然也会因为所谓的"魅力"招进一批新的玩伴，友谊的见证就是大家再聚在一起，在路边或者学校玩小小的"赌博"。比如打弹子，就是现在跳棋上用的那种小玻璃球，用拇指和食指贴近地面弹出，如果击中了对方那一颗，便可赢到手。我不擅弹所以一般不爱玩这个游戏，我比较喜欢玩香烟牌子和扑克牌。不知道为什么叫香烟牌子，其实那是一些印着彩色连环画的硬纸片，一张张剪开来，我们便用来玩耍。办法是刮，A 的一张放在地上，B 把自己的一张用力拍向他近旁，依靠风力使它翻一个面，或者贴近地面轻轻滑向它，插入它的下面，这样就算赢了，于是便会多得一张。为了使香烟的牌子变得平整，不易被刮或者插入，我们就用油将它们浸渍，这样香烟牌往往屡战不败，被视作专门作战的香烟牌，在我们眼里这种香烟牌就是战绩和威力的象征，所有人对此种香烟牌都葆有一些敬畏之心。想想那时多无知无畏啊，伙伴们常常为了一张发亮的香烟牌争得面红耳赤，打得头破血流。

我们玩的那种扑克牌则是一种对逻辑思维比较重视的游戏，我因为思维太简单都没有资格上台玩的，而我偏偏又喜欢与比我大的哥哥们玩，哥哥们就让我在旁边观战，学习一些基本的战术，就这样观战了几年。某天大哥哥们交给我一叠扑克牌说道："我觉得你已经看得很熟练了，我也没想到你能坚持那么久，不过恭喜你，你可以自己上桌和我们一起玩了。"那时候心里生出一股莫名的兴奋和感叹，原来玩也有这么深刻的仪式感。

初中时期，还有一件事情记忆犹新。大概是一次期末考试吧，其实在考试之前我已将大部分的知识复习好了，就等大显身手。可是当我考到中间时发现有道题目我背过，但是印象不是特别清晰，就很自然地从抽屉拿出书看了一眼，然后继续答题。这一幕被监考老师发现，立马缴了我的试卷。卷子发下来，我被判了零分。我很不理解跑去问老师："我没有抄袭别人为什么判零分？"老师说："因为你抄书。"后来我就一顿解释："我没有抄书，只是翻出来看看而已。"后来惹得大家哄堂大笑，有人调侃我："你拿书出来，不是抄难道是背诵课文吗？哈哈哈。"我急得像热锅上的蚂蚁，因为自己心里清楚我根本没有抄，真的只是拿出来确定一下这个题目而已，可是却没有人相信我。不过庆幸，后来这次期末考试我还是取得了不错的成绩，因为其他科目我老老实实地考了，而且成绩都不错。

值得一提的是，因为多起"思维简单，特立独行"事件，令我在班上的地位大为改观，明显成了各门功课都优秀的学生，因此赢得了同学们的钦慕。那时候有个同学对我说："楚宁，其实大家都很喜欢你，心里佩服得不得了，就是你平时看起来就和别人不一样，这难免遭到别人的嫉妒，所以你还是不要表现得不一样才好。"他们所说的不一样大概是指我那种超于同龄的成熟以及思维方式的简单吧，我冷静地接受了同学的建议，平时也有意识地表现出和大家是一样的，哪怕有时和同龄人聊天真的会翻涌出莫名其妙的疏离感，但还是故作镇定。在那一年，我当选为少先队队长，这是我平生第一次当"官"，得意得不得了，但是想起父亲说的那句"韬光养晦"，就始终把那个象征职位的标志揣在口袋里，很少佩戴出来。

当选少先队长后，我们学校和临校联合举行誓师大会，发言者一个个长篇大论，滔滔不绝，台下的人都困得不行了。轮到我作为我们班的代表上台时，却发现由于自己的粗心大意把准备好的演讲词弄丢了，于是故作镇定走到麦克风前，临场发挥铿锵有力地说了几句话。大概的意思就是："说太多好话也没什么用，关键还是得老老实实做好自己吧，不用去管别人怎么说。"没想到简短的几句话又让我成了校园的风云人物。

1991年，我就读宏伟中学，生活相对丰富充实了更多。我遇见了更多不同的人和生活方式，但是"思维单纯"的特质依旧没有什么改变。我依旧把多数精力放在三个方面，学习、玩、看书，从小学至高中我已读遍了市面上所有的武侠小说，我偏爱黄易和金庸，"飞雪连天射白鹿，笑书神侠倚碧鸳"，全看了。有时也看古龙，记忆最深的是"就那么一刀"，我还常幻想自己是劫富济贫大江湖侠客，仗剑天涯的剑客，多情的杨过，沉默的乔峰，白衣胜雪的西门吹雪，我崇拜那些饱满而特立独行的人，幻想自己与他们共处灿烂又冷寂的江湖。无法自拔时还曾提笔写过一段时间的武侠小说，将自己心中那份"孤独寂寞"杂糅在笔下的文字中。我那些率真而又奇怪的语言无意识地流露出内心与同龄孩子不一样的沉重，有些人会拿着我写的东西相互传阅。说来奇怪，本来准备嘲弄的同学，突然变成了深深的思索与崇拜。有一天甚至有一个女同学突然跑来告诉我："楚宁，以后我帮你抄作业吧，你每天写这种小说给我们看，你写的小说真的太精彩了。"虽然那时年少，甚至多数时候我们还是少年不识愁滋味，而且我也不太喜欢和女孩子玩耍，但是那个女孩这句高度肯定的话语还是十分感动我，当时我热泪盈眶地告诉她："好，我以后一定多写。"不过很可惜，后来这个女孩子因为种种原因转学了，我也没有再见过她。不过好在，我对于写作的热情没有随之消失。

至于玩，我想重要原因只有一个，因为在当时看来，我的一些爱好和特长，比如看武侠小说，没事背背经络口诀，偶尔还能来一段太极，这在他们看来都是格格不入的。所以我只能通过"一起玩"这个接口，衔接同学之情。不过不可否认的是，读课外书有读课外书的快乐，与同学玩有玩的快乐。

就高中时的情况看来，我的智力性质是明显长于思考和理解而短于观察。因此对于经验性比较强的学科，或者是需要死记硬背、条条框框限定得很死的学科我的成绩会稍微差一些，而当我面对外在世界的时候，不论是和那些"聪明"的同学之间的人际关系，还是女孩子对我的好感倾慕，那时其实我是力不从心的，根本无法理解过来。

我高二参加学校运动会比赛，取得了第一名。然后就一帮朋友们相邀要庆祝，我还没走下领奖台呢，一个穿着白色裙子、身材高挑的女孩冲上来紧紧抱住我，我杵在原地，一时间不知道说什么。女孩先开口了，她说："祝贺你，我真心为你感到高兴。"我能感觉她说完这句话，将我抱得更紧了。我显然没有像书上说的那样"喜欢一个人就是，当一个人抱你的时候你将她抱得更紧"，主要是那时候我根本不知道人家是个什么意思，下意识觉得抱着我难受，就说："这位同学，你干吗呢？勒得我难受死了。"我传达的态度是，你庆祝就庆祝，没事抱着我干吗？我得奖和你没有什么关系啊！然后她就不说话，一嘟嘴转身就走了，从此以后再也没有搭理我了。后来我才听很多人说那个女孩喜欢我，那个拥抱算是表白吧，而我呢，到现在也没反应过来啊！

年纪再大一点的时候，我听说又有个女孩子挺喜欢我的。那时候身边的伙伴们都已经陆续谈恋爱了，有人劝我也试试看。我当时对谈恋爱没什么兴趣，但是听人说这个人学习成绩很好，也喜欢看课外书，我觉得太了不起了。过了几天，我觉得这个女孩学习成绩真的挺好，每次上台领奖都有她；再后来我感觉这个人看起来长得也挺好看的，但是她下课后总喜欢来找我借课外书看，最要命的是，我正在看哪本她就偏偏要借哪本，我很不喜欢这样，因为有时候我自己还没看完根本舍不得借给别人。她还喜欢假装顺路和我一起回家，之所以说假装是因为我发现她家和我根本不在一个方向。后来，每天放学和她一起走回去，觉得感觉还不错吧，因为她很幽默，会讲一些有道理又好玩的话，关键是我不会做的题目她好像全部都会，我还经常让他帮我做数学题目。那时候就感觉有这样的朋友好开心啊，学习好又长得好看！

后来时间久了，她也会表现出一些喜欢我的举动，比如周末约我一起去公园，一起去书店之类的。但是我呢，就是傻傻地以为她真的是想买本书没有带钱而让我借钱给她，或者刚好在我家附近的公园。直到学期末，她突然问我："你今天在不在家？"我说："在家啊。"她又问："那你爸妈在家吗？"我说："他们上班啊！"她再问："那我今天去你家看电影可以吗？"我愣住了，觉得这人很奇怪，当时就是想我家电视里有的节目你家也有，为什么去我家看？但是嘴上说："好吧，你来吧。"后来我父母上班去后，她果真来了，蹑手蹑脚地来到我家，从包里拿出一些碟片，就是当时流行的一些武侠片子。我一看高兴得不得了，深深为如此讲义气的朋友而欣慰。然后我俩就很开心地看起来，记得那天大概看了一天吧，我也没给人家倒一杯水，也没说出去吃点东西，就傻傻地坐在客厅把那些碟片全部看完了。到了傍晚我就对她说："你差不多该回家吃饭了吧？下次再一起看。"她瞪了我一眼，问："我现在不想走，晚上不能在你家吃饭吗？"我想了想，又不明白了，我父母也上班还没回来，而且我也不会做饭，你在我家吃什么饭啊？我就对她说："你还是回家吃吧，下次我有新的碟片也会分给你看的！"就这样我就把她请下楼了，然后目送她消失在弄堂的尽头。其实这件事我一直没当回事，但是自此这个女孩再也没有搭理我了，有时候碰见我也是很生硬地挤出一个"你好啊"。我想，可能是玩不到一块吧，就没有再纠结这些问题。

　　想想那时自己也真是傻，根本不明白人家的心意，以致我现在常想："如果有机会再遇见她，我会说，你还好吗？"遗憾的是后来这些年再没

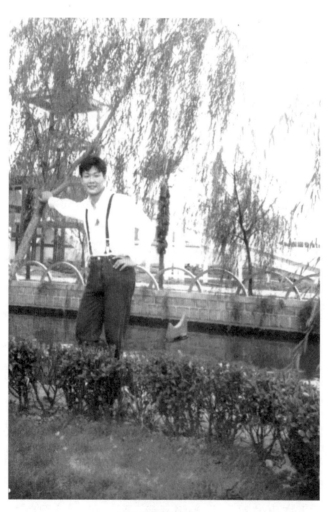

16 岁的楚宁

能遇到她，也没有机会说出这样一句话。

看吧，这就是那个思维简单的我。不过我想大概也因为我过早地沉浸于自己的"内心江湖"，即使思维简单，却觉得很幸福，那种幸福正源于心思的单纯和精神世界的丰富多彩。

"谁道人生无再少，门前流水尚能西"，而今一看见我的儿子嘟嘟，就会想起自己的童年，想起那湛蓝的天空，想起我住过的弄堂，想起小伙伴们的喜怒哀乐，还有那时透明的喜欢和讨厌，煞有介事的爱恨情仇，义无反顾的肝胆侠义。如今身处车水马龙、五光十色的大都市里，我时常仿佛听见小巷深处卖吃食的吆喝声隐隐传来，我时常仿佛看见一对捏面人的老夫妇相携出现在街头，又相伴消失在街尾。

在此回忆这些，并不是要说明什么问题，因为这一切不具有说明意义。我是在分析我的内在少年状态，作为一个身体瘠弱、思维简单的率性男孩，我的发展存在各种不同的可能性。不论是否真的属于人群中的异类，我都庆幸在少年成长中所表现出的"瘠弱单纯"更多时候没有受到打击和屈辱，给我的成长造成阴影，这就好比一个偶尔犯梦游症的人，本来他可以完全自愈，可如果叫醒他就会发生严重后果。

## 1.4 即兴之梦

> 随着岁月流逝，曾有过的消极或者埋怨，业已烟消云散，剩下的只是越来越多的美好回忆以及对那段经历的感激。
>
> ——楚宁

1994 年，父亲将我送至复旦大学校门口，自此开启了我四年的大学生活。

当然有一段时间，楚宁曾为自己的心血来潮选择计算机专业而懊恼。那是在一堆繁复的理论复习摆在我面前，而我又为了应付考试，无法脱身去看其他书籍的时候。这即兴的梦想让我懊恼不已，当时只是听人说学计算机轻松时髦，而且很有挑战性，我又恰好对新奇事物感兴趣，便放弃医科毅然决然选择计算机，却不想首先迎接我的就是一堆枯燥的理论知识。

在一节"微机原理与接口技术"课上，我正埋头看《小李飞刀》，正看到："在人们心目中，它已经不仅是一种可以镇暴的武器，而是一种正义和尊严的象征。这种力量，当然是至大至刚，所向无敌的。"突然听见老师喊我的名字，我条件反射站起来问："何人呼唤？"教室内哄堂大笑，老师问道："你就是那个写字很丑，但是程序写得好的同学吧？"我点点头，又一阵哄堂大笑，直到老师叫了另外一个同学的名字，我才知道，这只是课堂提问。

从此我便又"出名"了。

因为那次出糗，我便不敢公然在课堂胡闹，只得踏踏实实地听课，课余偶尔做点"小动作"，比如盘个腿，拉个韧带，有时被同学拉去教他们练"武"。随意比划几招往往招来同学围观，也许在他们看来我是学校的异类，虽然大一下学期，同宿舍的几个好友都成了我的"关门弟子"，大家时不时关门切磋"武艺"，但骨子里对我的"特立独行"是十分看不惯的。

实际上我只是不喜欢某些要死记硬背的科目，对于那些比较感兴趣的科目，我特别愿意学。因为信奉老子《道德经》中说的"合抱之木生于毫末，九层之台起于累土"，几乎在入学第一天，我坚信自己一定会成为一名优异的电脑工程师，就像我父亲成为一名优秀的医生那样。"虽不指望光耀门楣，但至少不能让父亲为我大失所望吧？"那时我想。所以有时候走在教室的路上，就会刻意有点"两耳不闻窗外事，一心只读圣贤书"的感觉。

朋友寥寥无几，更没几个愿意和我聊"人生"的。丰富的内心情感无处抒发，我变成了一个压抑的人。有一段时期，我试图改变自己，融入"大环境"学一学抽烟喝酒，加入他们的话题，可是似乎都不太成功，我那种看起来大大咧咧实际胆怯懦弱的性格并没有随着大学生活的丰富多彩而相应改变。我寻找友好善良，可当别人发现我的某些不同时，我得到的并不是友好。大一我还落得个外号——"世外高人"。这当然是一种讽刺。由此我认为自己在"自我感觉"这件事情上处理得有点草率，纠纠结结又重新陷入某种忧郁里。

大二上学期，"微机原理与接口技术"课程老师在课后喊住我："楚宁同学，我开了家公司，你愿意到我的公司帮忙吗？"我有些莫名其妙，因为我和这位老师从来没有交集，除了课堂提问，我们甚至没有讲过一句话。我问："老师，我能做点什么呢？"老师又说："你很像我年轻时候的样子！而且你的程序真的写得很好啊！""哦！好吧！"我傻傻应答。见我手中拿了本书《扎拉图斯特拉如是说》，他又问："你也爱看哲学书？"我又傻傻地"嗯"了一声。老师转身离开时，在空气中飘来这么一句话："楚宁啊，不要活在自己的内心世界。"实际上已有不少人看出，我游离于众人，活在自己的世界里。我又对着他的背影"嗯"了一声。

老师开了一家计算机工作室，在他第二次发出邀请后，我加入了老师的工作室。工作室有六个人，分别处理不同事务，我在其中属于年龄最小的，说了句"多多关照"后我就开始了自己的工作。在某种程度上讲，我感谢那次课堂看课外书的出糗，让老师深深记住了我。再后来听说老师听闻我细化研究《易经》而对我又刮目相看，据说是觉得我大有前途而决定将我纳入工作室成员中。

去老师那工作后，主要处理工程文档建设，为了工作室成员之间的交流方便，我建立了一台 FTP 服务器，这样每个同事都有属于自己的空间，大家可以浏览各自空间里面的文档，很快我就从琐碎的事务中解放出来，其他人在这个过程可以得到锻炼。老师知道后大为欢心，他说：

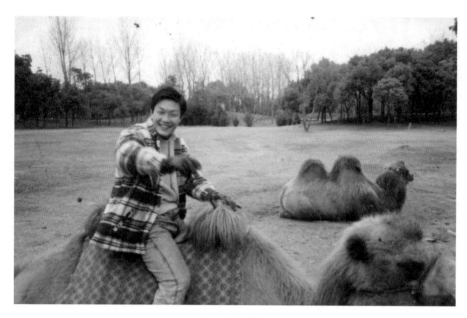

十八岁的楚宁

"楚宁，你真是头脑聪明啊。我看你一点也不笨。"我讲不出什么好理由反驳，便说："老师，知识就是拿来共享的，我这些知识拿来与同事分享，大家都得到了锻炼，我自己也没有减少，岂不很好？"老师也咯咯地笑，不一会，又像洞穿天机那样说道："有时间一起切磋切磋太极啊！"我哑然，又连连点头。

在工作室遇到不会处理的问题，又能及时回到课堂充电，静下心来踏踏实实学习东西的感觉真好。总之，这份工作让我突然之间好像有了方向。那时我常想，我离一位专业工程师的脚步越来越近了，然后有几次想着想着就笑入梦乡了。

1996 年，一个秋高气爽的日子，我正在自家楼上练习一指禅。琪琪跑来找我谈工作的事情。"楚宁，你还真跑去做计算机工程师啦？"未见其人，先闻其声。琪琪是我的"铁哥们儿"，我俩从小打架，却从不曾断交。和我一样，琪琪从小体弱多病，小时候别人老笑他："琪琪，楚宁的爸爸是医生，可以随便生病，你爸爸又不是医生，你跟着生什么病？"这时我俩就红着脸躲到墙角去。再长大一些后我们一起练武健身，同样热爱"武功"。

此时，我瞥了他一眼，实际上大学后，彼此已经很久没见。见我正在站桩，他饶有兴趣地问："你这练的又是什么功？""一指禅，童子拜佛！"我说。那天站桩我记得是站了一个多小时，琪琪从我屋子里搬出凳子，坐在旁边目瞪口呆地看着，看得满头大汗，看完拍手叫好："这个看起来很不错，我们一起练吧！"后来我们就一起练习一指禅了。他在小时候学过一段时间的太极，有一定基础，我俩互通有无，太极和一指禅一起练。琪琪天生对功夫很感兴趣，开始几天他学得挺好，我也因为他的加入而热血沸腾，似乎格外比以前勤快了。两个二十出头的小伙，就这样沉浸在太极亦阴亦阳、亦刚亦柔、亦虚亦实的世界中。

我白天在老师的计算机工作室处理日常的事务，晚上和琪琪约在我家附近的弄堂里练功。练完功我俩煞有介事聊聊时下的职业趋向，有时逛逛老街，吃点路边摊，记忆里好像大学生活也是平平无奇。读书，学习，只不过把玩的时间分到思考更多问题上了。当然，那时的思考范围仅仅在于：我如何处理下一个程序问题，并且如何让自己过得快乐一点。

在琪琪的建议下我俩特意定制了专业的太极服，隔三差五跑到和平公园切磋技艺。捧场的基本就是大爷大妈，有时还会约着下次一起练习交流。生活上衣食无忧，每天在母亲温柔的呼唤声和早餐的香气中醒来，在大学里学到的知识又能很好地运用到工作上，表面上没什么大问题。内在的精神世界呢，没事练练功看看书，生活在现实的嘈杂中，又醉在自己的武侠世界里，偶尔在蒙头大睡后想通一个问题时，感觉酣畅快意并手舞足蹈。

又过了一阵子，琪琪兴奋地跑来告诉我："楚宁楚宁，我们去和平公园那练吧！有人给我介绍了一个专门的太极拳老师。"我说，好啊。于是两个人兴致勃勃去拜师了。老师姓姚，为人随和。拜了专门的老师后，我俩几乎是披星戴月地练习陈氏太极。没过多久姚老师对我们说："我移民去澳大利亚了，今后你们要继续的话再找专门的老师。"我一颗心当时

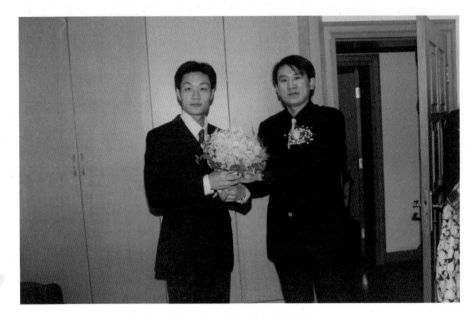

楚宁大婚，琪琪作为伴郎出席

就凉了。后来因为工作的原因，我们没有将更多的时间花在练习太极拳上，但心中的"英雄梦"依旧。

大学毕业之际所有人都在为求职奔忙，而我此时摇身一变成了许多人羡慕的对象。因为此时在老师的工作室已经是资深员工，完全不必再为工作出去奔波。前途尚有，收入还行，重要的是，那些所谓的程序问题，在我处理起来已是轻车熟路。所有人都认为，我应该留在工作室，好好做我的"本职工作"。确实这份工作给我带来了很多快乐和成就感，但是又给我带来无尽的寂寞。

我始终意识到，坐电脑前的时候，我根本不是我自己。没日没夜地伏案做程序，可是很少在和自己、和人对话，我不愿意做一个工作机器，哪怕是一架高效率的机器，消耗大量的知识和技术原料，制造出客观的结果。不，我还必须有灵魂，楚宁要做一个有灵魂的活生生的人。假如真的需要一个不一样的东西，也仅仅是为了更加完整地表达我的人生感受。感受，是我必须要拥有的东西，我必须时时在感受，这样才觉得自己是一个活人，而现在的生活只有技术，没有感受，这怎么行？

但是此时，我还没有找到适合于我的表达方式。怎么办呢？换个有感觉的工作吧，至少能和人打交道。

大学毕业前一天，我也不知道是哪根筋不对，在操场思索一晚上之后回到家，拖着灌了铅一般的两条腿回家。之后与父亲秉烛夜谈一晚、与老师促膝长谈一天。我对他们说了同样的话。我说："对不起，我想换一种方式生活，也就是换工作。"得到的答案出乎意料的一致："好，想好了就换吧！"

1997年，我穿戴整齐，神采奕奕地站在夏普公司的面试大厅，我决定尝试做一名采购。当时面试官有三个，都是夏普公司的高层，我身后的队伍排长龙。说来奇怪呀，我过五关斩六将直接就被采购部录用了。

以前在人际交往中我属于怕羞类型的，每次要去见一个生人甚至并非太生的人的时候，我会在那个人的门外徘徊许久，好不容易鼓起勇气敲门，如果那个人不在家，我反倒松了一口气。这次我想应该是有了一些工作经验，见了一点"世面"，脸皮厚了一些吧？要不就是天天对着计算机憋疯了，渴望一次酣畅淋漓的与人交流，哪怕漫无目的地侃侃而谈。

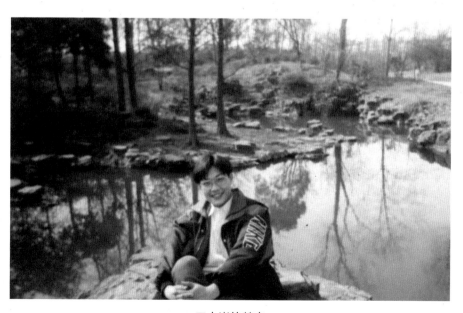

二十岁的楚宁

具体聊了什么，我已记不清了，只知道人家问什么我就说什么，聊了一个多小时，直到后面人声躁动。面试官一拍桌子说："好，我们就需要你这种人，特别需要你这种真诚的笑容。"我特别感谢他们将我所特有的"傻""神经质"，委婉地说为"真诚"。

他们说对了，采购工作相对来讲还是比较人性化的，可以和不同的人打交道。我才工作一周，已经见了不下一千个人，并与之交流。我的工作职责包括：制定并完善采购制度和流程，制定实施采购计划，根据直购中心的发展和需要，预算和控制采购成本，选择并管理供应商，以及一些本部门的建设工作。边做边学，总体来讲，我感觉自己对这份工作的处理还是比较有信心的。

那时我记得办公室挂着一幅字"摒弃逆境的干扰，寻找向上的根源"，谁挂的我没问过，不过这句话从某种程度上来讲给了我一定的动力。

1998 年是我做采购最忙碌的一年。每天忙得焦头烂额，处理不完的申购单，材料市场价格的飙涨，各类标书的竞相竞争等等让人喘不过气来，没办法，只得花大量时间在图书馆与网络上查询资料和相应对策，这样一来时间几乎被蚕食殆尽。那段时间我开始大量脱发，睡眠不好，心力交瘁。不过好在 1999 年一切大为改观，也许得益于自学摸索，也许是因为天佑憨人，总之一个个问题总是能够得以解决。预测不准能很好应对，产销冲突也能破解，计划变革也能顺利推进……总之就是特别幸运吧。这不光是让我获得工作上的认可，我更喜欢这种在精神领地一次次冲破高峰的感觉。虽然疲于奔命，离那些"泪眼朦胧""壮志凌云""义薄云天"的江湖渐行渐远，但有一份稳定的工作也还是不错的。

到 2000 年我的工作基本就很轻松了，因为业务纯熟，有时还能弄些额外收入。我又变成了每天熟练地处理工作业务，剩下的时间在办公室发呆，和同事闲聊，这又使我迷茫犹豫起来。坐在阳光通透的办公室，我恍若又回到那个生活在热闹中，心里却十分孤独的时段。接下来是每天的推杯换盏的应酬，斤斤计较的谈判，闲来无事听人讨论家长里短，唯一感到内心快乐的是，偶尔有同事找我给他们看看风水，给新生婴儿取个名字……这种生活舒适、缓慢，却让我感到恐慌，实际上我发现自己根本融入不了周边的世界，我对自己的工作还没有明确认知，渐渐又沦为一架工作机器。

许多个夜晚，我又翻开那些很久没看过的书。赫拉克利特的"我寻找过自己"，普罗塔哥拉的"人是万物的尺度"，苏格拉底的"未经思索的人生不值得一过"这些透露了哲学真谛的句子早已深深烙印在我心中。

所以 2001 年我用略显煽情的辞职信告别了夏普薪资优厚的采购工作，成为上海某地产营销公司的底层销售员。一方面得益于我姐姐刚好那几年初涉房地产行业，小试牛刀后发现前景不错，有意向带我入行。另一方面也因为我在 2000 年认识了我的太太，她刚成为我的女朋友，我想找个离她家近一点的工作地点，每天能见到她，更想给她一个更优越的生活。

在换这份工作之前，说实话，我开始怀疑自己，我怀疑自己是那种没有毅力的人，前两份工作计算机和采购，都是因我自己的兴趣为出发点选择，后也是因我自己放弃，跟他人毫无关系。所以我很怀疑自己在房地产行业又会在做到一定成绩时抽身离去，我一直在寻找自我价值，可是在取得一些成绩、获得一些所谓价值后，我又不确定这种价值了。这种担忧又让我深深觉得自己是个矛盾的，不具备坚毅属性的人。可后来的事实证明，我在该房地产公司一待就是九年。这九年当中发生太多故事，不过我想还是轻描淡写为好吧。

犹记得在做房地产初期，我一度疯狂迷恋那些励志鸡汤。比如，先处理心情，再处理事情；最困难的时候，就是最接近成功的时候；不为模糊不清的未来担忧，只为清清楚楚的现在努力；宽容他人对你的冒犯；不要无缘无故的妒忌；只为成功找方法，不为失败找借口；不要看失去什么，只看还拥有什么；用最放松的心态对待一切艰难……这些鸡汤当然不是无缘无故得来。传说的职场上扣人心弦的竞争没有让我恐慌，反正精力旺盛，而且我兴趣广泛，业余可以做很多事情调剂自己，所以在起初一段时间我是很期待享受这份工作的。

2001年我被安排在二手房推销部门，每天骑车去发传单。风吹雨淋，大街小巷，被人撂过无数次电话，被来看房的发生争执的夫妇打架误伤过，被高档小区的城管轰赶过。机缘巧合，我在这一年接触了"瑜伽"。当时也是在一个广告单上看到的信息，广告背面还附了一段精美的文字：

在奔波劳碌在社会上，我们扮演着各自的角色疲劳，压抑，无奈，心疾总是时刻伴随着我们。给生命一点时间，做下短暂的停留，去感受一下瑜伽的旅行。这好比是将我们的生命延长，扩展，回到那到处充满斑斓色彩的幼年时代。不论生活怎样忙，在我们的内心深处，总得为自己保留一份超脱的境界。在常伴随瑜伽旅行的日子里，感觉无羁无绊，一片海阔天空。把自己的身与心作为朋友，与和谐同展；虽然困顿劳累，旅行的那一时刻起能令你激昂辽阔，荡气回肠。生活的琐事磨去了我们的光泽。旅行可以让我们摆脱琐碎的限制。当我们面对大自然时，往往感到人力的极大局限。所以，静心回过头来看看，面对琐碎而枯燥之味物质的生活，就算不了什么难捱的事了。日久而之，旅行能使我们就能用平静超然的态度去生活。

我深深被这段文字吸引，按着咨询电话打过去，约好择日去练习体验。这个择日大概拖到了半年后。

房地产是练嘴皮子的工作，可是我天生嘴"笨"，即便有了几年工作经验，真到要三言两语来推销自己的产品，还真是欠火候。因为业绩惨淡，有个同事实在看不下去了，好心提醒我："你要不去高档小区那边发发传单吧，说不定有些人想买在那里等拆迁呢。"我一拍脑袋："对啊，我怎么没想到这点！"于是骑着车风风火火就去了，起初我是蹑手蹑脚，怪不好意思地发给来往的住户。到后面也没什么顾虑了，大胆地发，心想："反正也没人认识我。"

也真是很巧，我刚好有个客户住那边，是我在夏普做采购时的客户。他摇下车窗探头问："樊经理，您怎么在这边发传单啊？"也许是因为虚荣心作祟吧，我当时冒出这么一句话："哦，朋友的地产公司开业，我今天休息来帮个忙。"说完将一叠传单塞进包里。他点点头摇上车窗就走了，我却为自己捏了一把冷汗。

那时也真是因为胆怯吧，如果换做现在，我绝不会再说出那样的话。如果是现在，我想我应该会大大方方地递上一张传单，并且告诉他："有时间去看看，请多多关照。"正在我矗立原地时，保安来轰赶我，一直喊："快滚快滚，发传单去别的地方发！"我被追了几十米远，这几十米的距离让我感受到了一种巨大的落差，那种深深的恐惧和不确定席卷着我。

一阵风吹来，将一地落叶搅得翻飞起来，尘土飞扬。推物及人，同此以理，不免苦笑。我瘫坐在路边，感到一片迷茫。静下来盘算了下自己的"老本"已经所剩不多，何况我还要攒钱娶婷婷。近来已经有不少人开始笑话我是大傻蛋，放着好好的、收入稳定又轻松的工作不干，跑来做房地产发单员。这时想起父亲说过的话，觉得自己唯一能做的只有坚守，想起自己读过的那些书，幻想自己又变成了某个小说中的侠义英雄，潇洒肆意地活在乱世红尘中，恪守孤独，默默坚守。有了这种寄托，我会在短暂的失落和思考后，重新打起精神，洗把脸，跑去找婷婷，她的拥抱可以化解世间的一切不如意。

那年，我 24 岁，正处事业正低谷，却初尝爱情的甜美。

那时候，我是会认真地考虑未来的日子，我做了许多假设，假设自己不成功，假设自己不坚持，很多假设。悲伤难过至极时，还会对前景失去信心。

捉襟见肘的日子，我时常在下班回家的路上毫无头绪地思考着未来，眼泪总不自觉地顺着脸颊流下来，然后在回到家时还要故作被风吹进沙子的样子。那时每天夜里单曲循环着一首叫做"男儿当自强"的歌入睡。

歌词是这样写的：

傲气傲笑万重浪

热血热胜红日光

胆似铁打 骨似精钢

胸襟百千丈 眼光万里长

誓奋发自强 做好汉

做个好汉子 每天要自强

热血男子 热胜红日光

让海天为我聚能量

去开天辟地 为我理想去闯

碧波高涨 又看碧空广阔浩气扬

既是男儿当自强

昂步挺胸大家做栋梁 做好汉

用我百点热耀出千分光

做个好汉子 热血热肠热

热胜红日光 嘿

最早接触这首歌是在小学时，那时候高年级那些抢到香烟牌的伙伴们在从学校一路哼着这首歌回家，这是英雄之歌啊，骁勇的英雄们为了抢到一个香烟牌而扭打一团直到破皮流血。此情此景再听熟悉的歌，又是一番滋味。我环顾房间四周，空荡荡的，孤苦无依的感觉涌上心头，不知道怎么办，也不知道找谁说。估计是"纵有疾风起，天生不言弃"的性格起了作用吧，在苦思冥想一段时间后，希望来了。

我清楚地记得，第一笔单子是一对九十多岁的上海老夫妇协助成交的。鹤发童颜的老先生突然找到我说："小伙子，见你在我们小区楼下发传单很久了，我觉得你人很好。第一眼见你，打心眼喜欢。"我受宠若惊，给他倒了杯水，傻傻地笑着，什么也说不出来。那天下午陪他聊了一下午的家常，我竟忘了提房子的事情。第二天老人带着老伴就直接拿钱过来了，据说是买来养老。他说他和老伴年纪大了，也有一定的积蓄，不想给孩子们太多压力和负担，这才买个环境好点的小户型二手房养老。多少钱我已记不清楚，但至今仍感激那对夫妇予我默默提携的善意。

有时候同事会常揶揄我，他们问："楚宁啊，我看你每天给别人测字算命都挺准的，你怎么不给自己算算呀？""我算了啊，我属于厚积薄发型。"我说。接着，境况就好转了。别的不会，死命坚持是我最擅长的。

手上有点钱之后，才发现身体上出现了各种不适状况。也确实是工作压力太大，我经常犯偏头疼的毛病，心脏会骤然不舒服，随之而来的还有肩颈问题……于是我想起那个瑜伽广告，将信将疑抱着试试看的心态去了。一开始，以为瑜伽也是气功的一种，后来发现我的观念是错误的。

我是瑜伽馆中唯一的一个男会员，还被不少女性"笑话"，她们大概是说："你一个男士来练什么瑜伽呀？隔壁不是就有各种健身项目吗？"事实上我也尝试过去其他的健身项目中体验，练习一圈下来我感觉自己还是更喜欢瑜伽。因为从小拉韧带身体柔韧性很好，一节课下来感觉十分的轻松，而且减压效果不是一般的好，渐渐我也就不那么在意旁人的眼光了。有一节课上，我突然想起，自己小时候在公园练气功的时候，有人做了一些奇奇怪怪的肢体动作来笑话我不会，我当时也觉得他们那些奇怪的动作很搞笑，也根本没有想过自己会接触，这才恍然大悟，原来他们做的动作就是瑜伽体式。因为自己感觉很好，又加上老师的鼓励，我很快成了瑜伽班的佼佼者。卖不出房子的压力，到瑜伽馆来全部被抛到九霄云外，于是我清晰地告诉自己，瑜伽是我需要的。

第一次冥想课程让我记忆深刻。"瑜伽的智慧手印使您充分体验瑜伽的智慧精髓：轻轻把食指尖和大拇指尖合在一起，其它三个手指放松但不要弯曲，把双手放在膝上，掌心向下。做这样的手印有助于使冥想姿势练习更完善，更有力。帮助心灵更内向，稳定。每一个手指都有象征的重要意义。小指，环指和中指代表三重性质——泰默（惰性，懒散，黑暗），拉加（活力，动作，运动，激情等）和萨泰伐（纯洁，智慧，和平等）；食指代表吉伐泰默（个体之心灵）；拇指代表帕拉玛泰默（无处不在的至高之神意）。食指和拇指的位置象征瑜伽的终极目的——个体之心灵和至高之神意间的结合。"这是之后每次冥想时老师都会讲的话，令我深深喜欢。瑜伽教室真的是一个神奇的天地，每当我走进去，都仿若置身另外一个世界，忘记了身外的一切，让自己融化在这静悄悄的环境里，我感到心中一片纯净和温暖。

或许是因为所谓的口碑相传，我的业绩在 2003 年大增，很多人主动找我买房，此时我都不用再出去发传单了。有时同事们甚至还会轻蔑地哼唧一声："楚宁，你这真是厚积薄发啊！"

那一年我接了个棘手的单子，这个单子在某种程度上考验了我的人格。

一位即将移民美国的男士想通过我将房子卖掉，越快越好，对方提出如果房子在一周之内卖掉将会额外支付我双倍的价钱。我当时没问原因，爽快地答应了他。对于这个房子我胸有成竹，眼看一笔大单即将达成，可是节外生枝的是，我突然从同事那打听到，该男士之所以想草草处理房子的原因是，先卖掉房子再向妻子提出离婚，这样将保证自己利益的最大化，但是相应的是，该客户妻子那边会遭受巨大的损失。

我心里特别不舒服，不顾同事劝阻，打电话向该男士求证此事。他也爽快承认："我是经人介绍找到你，我相信你的人品，你给我保密，这样对大家都好。"我当时没有马上回答他，一方面考虑公司利益，一方面考虑他妻子的权益，思来想去，觉得还是不妥。第二天我拿着合同要求毁约。事情的结果当然是单子没有成交，公司和我都丧失了一笔金钱利益，而她的妻子——一个被精神病折磨得不成样子的女人，跪在我面谢。那个时刻，我的心里简直五味杂陈。

从那以后，同事就自动与我"划开距离"，他们认为我是"异类"，因为这件事情我在某一时间段成了众矢之的。我只得笑嘻嘻地承认，自己不擅于处理这些，并答应一定会"痛改前非"。

我感到极度悲凉，一方面感觉自己身处巨大的社会现实，知道不适应现实就没有出路，正是在这种现实感的支配下我做曾经做了一些违背本心的举动。但另一方面，我内心的确认为，有一个驯服于职场规则却违背本心的人生未免太苍白了。

做房产销售确实使我接触到了许许多多不同的人和做人方式，难以说它不丰富充实，但是那些充实又让我感到害怕和生疏，我依旧仔细观察着一切，受益颇深，渐渐地还会花费大量的时间在心理学和哲学上，我热衷于探究那些形形色色的人，探究他们心里真实的情感。

接触瑜伽后，很多人说我变了。我问："哪里变了？"他们说："说不出来，就是感觉。"我笑笑，至少身体又有改善了，又好像某种胆怯不在了，那种迫切寻求认可的心态不那么强烈了，我需要做的是慢慢寻找自己真正想要的，并且自我认可。圈子不同，我就不强融。这个单子做不下来，我就等下一个。客户不信任我，我就等他信任。总之，急什么呢？静下心来，该有的都会有，焦虑什么？我还劝同事："其实生活只是一个过程，过程才应该是最精彩夺目的，结果只是一个终点。太过于追求结果往往会执著于得失，而太执著于得失便会导致心态的失衡、迷茫，我们所有的抑郁、躁狂、焦虑都不过是迷失自我罢了。"他们又会惊奇地说："楚宁，你好像变得不一样了，你变得更接地气了。"我仔细想想，倒是觉得自己身体状况越来越好了，都是瑜伽的功劳。

在一天的辛苦劳累后，我最大的精神寄托就是去瑜伽馆做一次彻底的身体放松。健身房到处闹哄哄，唯有瑜伽馆让我出奇平静，这似乎像我曾经寻找的一片净土，当音乐响起，我站在垫子上，会感到有种莫名的归属感。

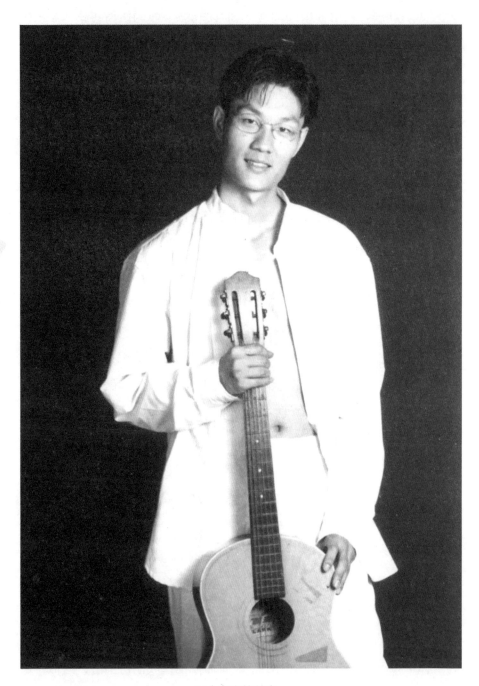

二十四岁的楚宁

2001 年年底，我在新天地碰到一位大学同学，要不是他在路边喊住我，我完全没有认出他来。曾经飘逸的长发剪了，牛仔衬衣换成了 XXXL 号的名牌上衣。当初那个在校园拿吉他弹着"B 小调"的小伙子早已荡然无存，此刻眼前的只是一个大腹便便的中年胖子。也许他已察觉我的惊诧，率先打破尴尬，"一起吃个饭，边吃边聊。"他盛情邀请。

我们没有聊多少学校往事，倒是更多说起他这几年的打拼故事，说起那些钱是怎么赚来的。接下来就是问："你赚了多少钱？你有没有买车买房？"再稍微深刻一点的话题就是："这个有没有意义？多久能回本？"对于这些问题，我实在难以作答。而他接妻子的电话也是大吼大叫，特别极端，表现出了一种我难以想象的焦躁。最后他问我："楚宁，听人说你已经是中产阶级了？有机会一起发财啊！"当我表示自己只是运气还不错，赚了点小钱之后，他不以为然。

实际上我多希望听他对我这个五音不全的门外汉谈谈乐理知识和曾经的音乐梦想，可是他绝口不提，这或多或少让我心灰意冷。当他抱怨自己的"将军肚"时，我提议："要不你练练瑜伽吧？"他果断回绝："这个时代，谁有闲工夫整那些没用的玩意儿。"

那天回到家后我久久不能平静，这几年上海发展得很快，快得让我头晕眼花，所有人都在追求快节奏、快频率，见面大谈效率和目的。这些过于追求结果早成的结果是，很多人忽略生命中很多本真的东西。要是更多人愿意去练习瑜伽就好了，我想，但仅仅只是想想而已。

第二天太阳升起时，我坐在家中的瑜伽垫上写出如下感悟：

瑜伽体式如水，水的智慧在于变化，行呼则分，持吸则和，遇寒则暖，遇暖则融。善于改变自己的体式习惯，以变化应万变，是智者的本性；心灵如山，山的智慧在于不变，伟岸定守，始终不渝，见证永恒。在体式变化中留有坚立，以不变应万变，是瑜伽仁者的本色；是涵养；瑜伽仁者的不变，基于对身体与外物的明澈洞察与自我坚持。做一个瑜伽智者，像水一样以变应变，以适应生活嘈杂的环境；做一个瑜伽仁者，像山一样，以不变应变，以保持自我；智仁合一，正如山水合一才和谐，智仁兼备才无忧。做"山水"般灵性之人，从容把握好变的内容与变的尺度，这就是瑜伽智慧人生的选择。

不知道为什么，当我盘腿坐在瑜伽垫上，思维会异常活跃，会有许多感触，然而当我进入某一体式锻炼时，内心又会异常平静，真是身心都发生了一种由内而外的颠覆，仿若真的是驯服于天道了。

在我练习瑜伽半年后的一节课上，老师走到我身边问："你是不是非常喜欢瑜伽？"我还蛮不好意地问："您怎么知道？""感觉。我还没有见男孩子的韧带这么松的呢，而且也从没见过像你这么努力的人。"她说。忆到此处，我又不得不想起2015年我的一堂瑜伽课后，学生对我说过类似的话。她问："楚宁老师，您是不是很喜欢做瑜伽老师。"我问："你怎么看出来的？"她说："就是一种感觉，感觉您很用心在教，而且很能关注到我们身心的需求点，讲解的也很细致，纠正的也很到位，所以我感觉这是一种享受。"

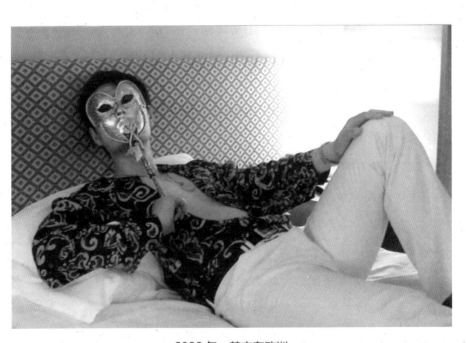

2006 年，楚宁在欧洲

所以我说，瑜伽很奇妙，它是一种心灵和心灵的对接，缘分与缘分的遇见。我在2002年认识了瑜伽启蒙恩师魏立民，并跟随其学习真正的瑜伽，他将我带向国际舞台，让我得以有机会往更深更广处寻觅。

2009年我被调往公司别墅销售部，接触的客户更高端也更多了，生活丰富充实，我遇见不同的人和生活方式，仔细观察这一切，受益颇深，甚至还花时间去学习了一部分心理学课程。当然主要的经历花在房地产事业上，生活上的大小事情均不用操心。因为房产销售这份工作给了我相当大的自由，所以我有意将更多的兴趣投入瑜伽练习中。总之在某些人看来已步入中产家庭，我的事业有成，妻子美丽能干，儿子聪明懂事。自2004年开始，我在各个瑜伽馆做兼职瑜伽教练，有了一部分自己的朋友圈，外界的评价也还不错，并于2007年连续获得国家体委颁发的资格认证证书，哈达瑜伽高级教练证，哈达瑜伽三脉七轮教练资格证。我也常再问自己："夫复何求？"可太太有句话说得好："你是个玩水的孩子，不将自己的生命之水搅得沸沸扬扬不罢休。"所以就在某一天，我突然对太太说："我要辞职，做专职的瑜伽教师，你觉得如何？"太太愣了许久，说了句："你疯了吗？"

我也许真是疯了，后来就真的辞职去做专职瑜伽教师。

白云苍狗，世事难料，没想到我换过那么多工作。不过虽然现在离开了我曾工作过的计算机、采购、房地产行业，但是并不代表我不热爱它们，我依然要说那是我一生中很愉快的时光；虽然也曾感到心里阵阵苍凉，但那是触景生情的敏感，以及对人世无常的徒然感伤。让我自己感到欣慰的是，随着岁月流逝，曾有过的消极或者埋怨，业已烟消云散，剩下的只是越来越多的美好回忆以及对那段经历的感激。

在刚刚选择瑜伽初期，楚宁内心常在想，现在的日子或许仍旧不是我的归宿吧？我的归宿在哪里呢？那一定是一种解决了人生大困惑的大境界，虽然我还不清楚它是什么，但我知道，在那个境界中，我今生所有的事业和日子都会受到祝福。

卷二 五行明心

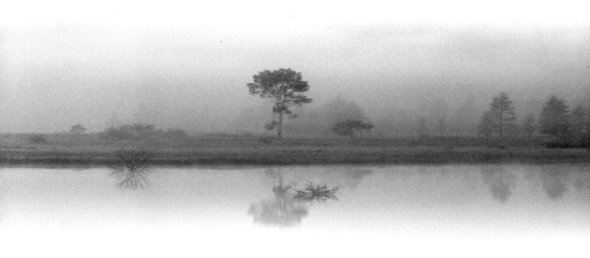

## 2.1 影响了我一生的人

中国传统文化应该插上瑜伽的翅膀，在世界舞台上以耀眼的光芒傲然而立。

——魏立民

实际上那时我已坚定对瑜伽的喜爱与求索，只是欠缺那么一股力量推动。但不论我对未来的想象如何，至少到 2002 年为止，从不曾想过会在瑜伽路上遇见那样一个人，他不仅改变了我对瑜伽的认知，并且深深影响了我的一生。

那时候从二手房销售员转为一手房销售员，收入方面相对来讲有了一些提高，也不像做二手房时那么累，时间方面就更自由。可是从马不停蹄的工作模式突然慢下来，有点不适应了。于是我想，我该做点什么呢？想了几天，没想出来，倒是健身房跑得更勤，正所谓体魄强健才是一切的根本。

那天闲来无事在健身房翻看一本体育杂志，有一页特别吸引了我，画面中一位男性瑜伽老师展示着与众不同的瑜伽体式，看似是瑜伽体式，似乎又有一些太极或者中国武术的意味，因为自小对中国武术有着浓厚兴趣，自然对这位"与众不同"的老师生出莫名的景仰。那位一身白衣、仙风道骨的瑜伽修习者，便是上海哈达瑜伽会所创始人魏立民老师，我得知他两年前从印度引进哈达传承品牌，创立上海首家瑜伽会馆——哈达瑜伽会所。我详细品读了魏老师那篇关于瑜伽的文字分享，他诚恳而富有感染力的文字让我触动。比如，每个人的内在都潜伏着神性的火花，瑜伽作为其中一种方式使之熊熊燃烧；你的身在过去，心在未来，在瑜伽中，你的身心同在当下；国内的瑜伽圈重点是请外籍教练来做培训，而我以为中国瑜伽可以走出去……许多看法与我不谋而合。一方面赞同魏老师对于瑜伽的真知灼见，另一方面诧异于"男性也能当瑜伽老师"。由人推己，脑海中回放着年少时自己在在墙角举哑铃、练太极、拉韧带的情景，幻想着自己喜欢的这些元素也能在瑜伽领域得到延伸，或者说可以将瑜伽作为一个很好的衔接口。虽然这在当时的我看来有些异想天开，但依旧欣喜若狂，当即摘抄下魏立民老师所在的哈达瑜伽工作馆馆址。

晚上回家，查阅了一些关于魏立民老师的资料。当即决定要跟着这位男老师修习瑜伽。太太看穿我的心思，又见我热切诚恳，不反对我试试。说句玩笑话，也许当时，杂志上的不是帅气的魏立民先生，而是一位女性瑜伽老师的话，未必会有这样一份特烈的期盼，那份感觉很微妙。

拜师的过程当然不那么顺利，登门两次，均被告知魏立民老师在外地参加讲演，其实可以随时报名学习，但我还是想见见魏老师。第三次学聪明了，提前向会馆预约，那日魏老师刚从浙江回来。他的外表就非常帅，个头不高大但体格匀称结实，一张温润却极具个性的脸，一件中式棉麻对襟布褂，舟车劳顿的风尘仆仆尚未褪去，风度既朴素又与众不同。当然更让我折服的是日后相处中，老师所传达的精神素质。我站在门口，第一句话便是："魏老师，我想跟随您学习瑜伽。"他欣然问道："你想通过瑜伽塑身？治疗疾病？锻炼肢体的柔软度或者减压？还是想多认识几个朋友？""与内心对接，实现自我内心价值。"我几乎脱口而出，并不胆怯。他愣了一会，若有所思的样子招呼我进馆，我们面对面席地而坐。于是我将自己学习瑜伽的初衷及短时期内的一个规划告知老师。尽管有些疲惫，但他依旧听完了我对当下瑜伽的种种分析，并且给予高度认可。老师很喜欢戏剧大师梅兰芳，当天也与我讲了一些梅兰芳求学的故事。与其说这是一位出色的瑜伽导师，我宁说眼前这位是个咳珠唾玉的君子，打动我的与其说是他讲的内容，不如说是声音、神情、说话方式造成的整个氛围。虽然当时谈话涉及的一些有专业深度的东西我并不那么明白，甚至我感觉到老师和我显然属于完全不同的性格，但正因如此我格外鲜明地感觉到，眼前这个人属于一种我从未尝见过的类型，其特征是谦抑和认真。

后来通过学习，我知道了魏老师的大致经历。老师只比我大两岁，出生在"武术之乡"沧州，少时接触太极拳、五禽戏、易筋经等这些有中国特色的传统文化。少时因为一本叫做《东方神功》的书接触瑜伽（西方人眼中的东方神功其实就是瑜伽）。机缘巧合，他中学时期便跟随英籍老师学习艾扬格瑜伽、阿施汤加瑜伽，1998 年毕业后又先后赴印度、西藏学习瑜伽哲学、医学以及密宗文化，是目前中国屈指可数的瑜伽上师之一。

我因为从小热爱中国传统武术，又因为一年前打下的瑜伽基础，对每节课上的新体式都能很快接受并且做得很到位。老师由此对我格外严格，体式上要求也更高。跟随魏老师后，感到自己越来越充实，由此经历了一个短暂的精神平静时期，但马上又觉得自己所学太少，进步不快。"老师，您快教我新的体式吧！"我提出要求。多数时候老师并不马上教我太多体式，而是信奉"一万小时定律"，他说："楚宁，一件事情做到一万小时以上，别担心你做不好，瑜伽体式八百四十万种，每天两小时，你最多只能学点皮毛而已，你更应该沉下心来悟透每一个体式，做瑜伽得专注，我可不希望楚宁你做万精油。"久而久之，我也不问了，老师教我什么我学什么，一个体式反复练，练到真的感觉自己开窍了，身心连接了，整个思维也就打开了，就体会到了专注的魅力，有时一两个体式，可以衍生出许多不同感受。身心一打通，我就跑去告诉老师，我感觉自己开阔了，特别享受那种一次次通透的过程。

我在老师的诸多学生中，并不算格外出色，只是那时候鲜有男性练习瑜伽，很长一段时间，馆内大部分时间只有我一个男会员，也因此我

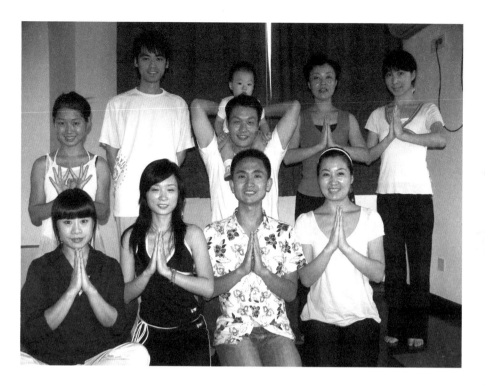

**我们与魏立民老师在一起**

和老师私下接触就更多一些。瑜伽馆的会员流动量特别大，一腔热血来学习的人特别多，有些会员坚持不了多久就放弃了，每天都有新面孔。我心里有些不舒服，就问老师："他们难道不是真正热爱瑜伽吗？他们都不信奉一万小时定律吗？"老师倒是波澜不惊的样子，他说："每个人与瑜伽的缘分不一样，聚散由缘，只要锻炼的结果是身心合一，练什么都一样，不必太在乎这些形式。"倒是有次课间聊天，他讲起自己的一个小故事。老师在念小学五年级时，认识一个黄埔军校的军官，彼时已经年愈耄耋，那时候赶上武术热，又因少林武术和瑜伽有相通之处，他开始练习瑜伽。老者尚能尝试自己热爱的事，我们有那么好的平台为什么不好好坚持呢？说到这些，老师眼中也有惋惜。

　　我天生是个离不开朋友的人，老师偏爱我，我也欣赏他，师生之间一直保持亦师亦友的关系，他骨子里是一种有别于我的羞涩谦抑，而我生性跳脱，想到什么就要去做，多数时候，他给我意见，但从不否定我的看法或者阻止我的决定。学习一段时间后，老师特意为我在他的瑜伽馆开设课程，一来为我有个稳定收入，二来希望教学相长。我们一同上课，一起健身，参加交流会与比赛，老师也常带我。感恩老师将我引荐给他的朋友、他的老师，他说："楚宁，我希望你不仅仅成为哈达瑜伽的一个继承人，更希望你能注入那些属于自己的新鲜血液。"这句"新鲜血液"一语道破天机，我在心里记下老师说过的每一句话。

大概2002年下旬，老师受邀去电视台录了一档瑜伽类节目。当天录完节目回来，他异常兴奋地告诉我："楚宁你知道吗？这个节目本来去年就能录，就因为大家不认可瑜伽，拖到今年啊！虽然拍摄时加了个皮球，极力弱化瑜伽专有的特点，但是我特别高兴，说明瑜伽这种健身方式真正被大众认可了。"那时候我才发现老师除了热忱善良，还有擅于说俏皮话的时候。我一个劲点头，虽然不知经历了什么，但老师确实很高兴啊，那我就跟着他高兴。

关于瑜伽，我必须说，魏老师纠正了我在观念上的认知：瑜伽绝不仅仅是体式上的一种练习，它是一种广泛的身心合一的链接。老师说，只要是身心修炼，那就称作瑜伽。包括我们中国的五禽戏、八段锦、易经经、太极，以及主流意义上的中国瑜伽、泰式按摩、佛瑜伽等等，统称为瑜伽。反之，如果没有身心合一，那就不能称之为瑜伽运动。

2005年的一天老师突然对我说："楚宁，现在有个全国性的瑜伽比赛，我推荐你去试试。"我虽自信，也有一定的教学经验，但对于这种专业的大型比赛还未曾尝试过，心里忐忑至极。"老师，这类比赛参加者都是教练级别以上的瑜伽爱好者，我才学那么点时间真的可以吗？"我一遍遍地问老师。老师看出我心中的顾虑。"楚宁，不要浪费你的才华，有了机会便可大胆尝试，现在练习瑜伽的男士本来就少，这就是一个优势，再说学的东西不就是为了传播出去吗？即便失败了，也是一次很好的学习交流机会，当然主要还是我教你的这段日子发现你很有潜质，极其相信你能做到最好。我在你身后，你怕什么？"老师鼓励我。有了老师的信任作为坚实后盾，我信心满满地将自己所学展示出来。尽管准备充分，全国首届G1瑜伽大赛第三名的成绩着实让我有些不敢相信，那天走下领奖台，老师拍拍我的肩，云淡风轻地说："楚宁，你没有让我失望，不要骄傲，希望你再接再厉。"对于这种褒奖和期盼，楚宁心中感激。这之后我当然成了小范围内的明星人物，诸多肯定纷沓而来，我甚萌发出自己开办瑜伽馆的想法。老师十分赞同，可他无意的一句话却将我问住，他说："开瑜伽馆是好事呀，哈达瑜伽的传承你有了，自己准备创新点什么呢？"这一问把我问住了。对啊，创新呢？还是传统的体式吗？如果这样那就完全是抄袭老师的东西，没有自己的灵魂和创新，思来想去总觉得不妥。

那天我们师徒喝了点酒，聊到很晚。"去看电影如何？"老师邀请。"好啊！"我欣然同往。趁着酒兴，师徒二人去看了一场电影。回来路上突然想起一个电影片段，大致是梅兰芳说："要是改变创新的话你就会有新的发展，你可以学我梅派，也可以学其他的任何一派，但是如果你想走得更好、道路更长的话，得先把我学到，然后再有自己的不同，没有不同，你终究无法超过我。"没有超越就没有更优秀的可能，演戏如此，瑜伽何尝不是这样？星天云滚，四野岑寂，我和老师聊了一路，聊着聊着我好像突然间醍醐灌顶，明白了什么。我说："老师，我好像明白接下来需要做什么了。"

俗语说"学来的曲儿唱不得"，大意是：随师父一板一眼地模仿着唱，不中听的，必须将所唱曲调吸收融汇在自家生命中，而后自由自在地唱出来才动听。正因如此，才有了后面"五行明心"的动力。

实际上从2004年开始魏老师便将我引荐给上海各个瑜伽馆，表面上让我多接课，改善生活水平，实际希望我能多去用心悟一些东西，包括一些专业上的、心灵内在的等等。

2004至2009年之间，我依旧以房地产销售为主要事业，但生活的重心其实已经转向瑜伽，工作之外的时间几乎都在瑜伽馆，要么上课，要么跟随老师。相处的过程中，我发现老师国学功底深厚，对周易、五行这些传统文化也有一些涉猎，而我又刚好对五行知识十分热衷，从瑜伽到五行、从做人到做事，这样一来师徒能聊的就更多了。有了"知己"，我将工作之外的大部分时间放在研究瑜伽和五行上，并一直希冀能够找到二者的切合点。多数时候对于我的请教，老师从来知无不言、言无不尽，有了势头就成惯性，时过不久，我业已觉醒的"灵感"似乎被老师发觉。他建议我去拜专门的五行老师学习，只有那样才能步上一层新台阶。他说："我的专业是瑜伽，其他方面更深刻的内涵，你还需要去向更专业处寻求。"

在魏老师的建议下，我专门拜师徐根娣女士，系统学习太极。

2007 年，在魏立民老师的指导和帮助下，我获得国家体委颁发的资格认证证书、哈达瑜伽高级教练证、哈达瑜伽三脉七轮教练资格证。在此期间依旧跟随魏老师修习瑜伽，并在多个瑜伽馆任教。

直到 2009 年，深深感到业余时间已经不能满足我对瑜伽的热爱，毅然辞职，专职从事瑜伽教学和创作。自此，楚宁几乎将所有时间用来研习瑜伽，创新瑜伽。

2009 年年底，我的瑜伽修习进入到了瓶颈期，这使我煎熬了两年之久。在好友琪琪的介绍下，我有幸遇见五行老师——闻晨植老师。幸得闻老师教授，我将此门技艺掌握得很好，渐渐地在教授瑜伽的同时，我还承接一些给好朋友看风水的邀请，渐渐被越来越多的人所熟知与认可，甚至有人慕名而来听我的课。

大概是 2012 年吧，我终于将五行理论和瑜伽体式结合创造了属于自己的"五行明心"瑜伽体系时，醍醐灌顶一般，届时我已不惑之年，瞬间感觉整个天地人，时空，宇宙，人性，过往，未来的关系，全部通了。五行的心，插上了瑜伽的翅膀，感觉自己找到了方向。那一年老师也受邀去印度参加国际盛会，后又频频去往世界各地寻访不同的老师，寻求瑜伽更深一层的意义。师徒的联系虽然不及以往频繁，但二人都未停止

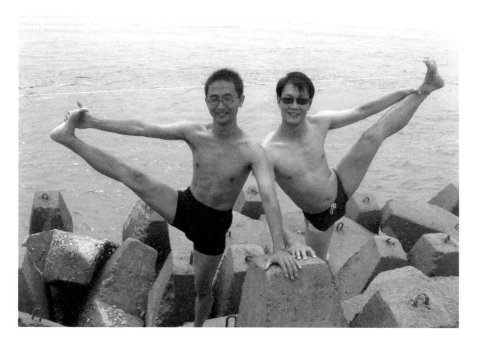

楚宁与魏立民老师在舟山

对喜爱事业的更深追索及交流互动。

　　我在电话中将"五行明心"告诉魏老师，他说："楚宁，你总让我惊喜。"声音近乎颤抖，我能感受到的颤抖。从"世界瑜伽节"回来后，老师第一时间赶来体验分享我的"五行明心"，一套体式体验下来，老师看上去比我还激动。不多久老师还特意带了一些好友来体验分享我的"五行明心"瑜伽。

　　那时我知道老师逢人便说："楚宁比我优秀，我脸上有光。"这份大爱，我何尝不懂。在老师的建议下，我将这套"五行明心"体系投入教学课程中，一时间反响极好。楚宁萌发了一个大胆的想法："写书！我要将自己所得所悟集结成书，让更多人受益。"疯狂抑或热情，理想抑或口号，不论如何，我当天便着手整理资料，动笔写了，只想着待初稿完成交给老师审阅。

　　7月份，魏老师极其严肃地找我谈了对未来的规划。在那个人声嘈杂的火锅店，我说我想开瑜伽馆，老师极力赞成，我说我想写书，老师也极力赞成。"一万小时定律你已经践行了，创新你也有了，我就是希望你将哈达瑜伽传承下去，不忘初心，一专多能才能枝繁叶茂，我希望你走得更远。"魏老师平日惜字如金，那天两盅酒下肚，师徒絮絮叨叨聊了这一路走来的点点滴滴，老师打心里替我欣慰。

当然中间因着种种原因，楚宁瑜伽馆的开设推迟到了2014年。2014年，我自己创立的瑜伽品牌"楚宁瑜伽"馆在学员的帮助下于3月25日试营业，4月1日正式开业，一时间得到了行业内外许多朋友的支持。

老师得知我在整理书稿，主动担任帮我审稿改稿的工作，那时候老师还鼓励其他师兄妹一起写书。大家创作热情高度上涨，2013年参与写书的有十几个人，大家都想将所学所悟书写出来让更多人受益。自此，每周四的早上八点成了老师专门为我们改书、辅导时间，写一段，讨论，写一段，梳理，这个过程维持了两年，聚沙成塔，书稿成型。

在老师的帮助下，我的第一本书《五行明心瑜伽》几易其稿终于面市了，并且由我的恩师魏立民老师倾情作序。回过头再谈起这些时，老师永远是一句淡淡的："我这是无心插柳柳成荫啊！关键还是你自己努力。"这两年多的"无心插柳"令我无地自容。得魏立民老师厚爱，我倍感荣耀，但同时也深感惶恐，立誓竭尽所能，将半生所学归集，呈现于大众，希望将这些文化相互融合，绽放出更夺目璀璨的光芒。

2014年中旬，老师来瑜伽馆找我，对于他的忧心忡忡我并未多问。他继而开口："楚宁，我想带你去世界舞台上看看，去瑞诗凯诗，让全世界人看到我们中国瑜伽。我们带上你的新书去签售。"老师这突如其来的一翻话犹如千斤一般沉重，一时间想不出更好的句子作答。我说："好啊！"实际上那时候只有激动、欢欣、受宠若惊。老师不是轻易做决定的人，这种想法肯定在他心中积压很久。细问才知，老师在刚刚过去的瑜伽节上"失落至极"。这种巨大的失落，当然不可能是技艺方面。他说："楚宁，尽管这几年我一直作为中国代表受邀参加'世界瑜伽节'这种巨

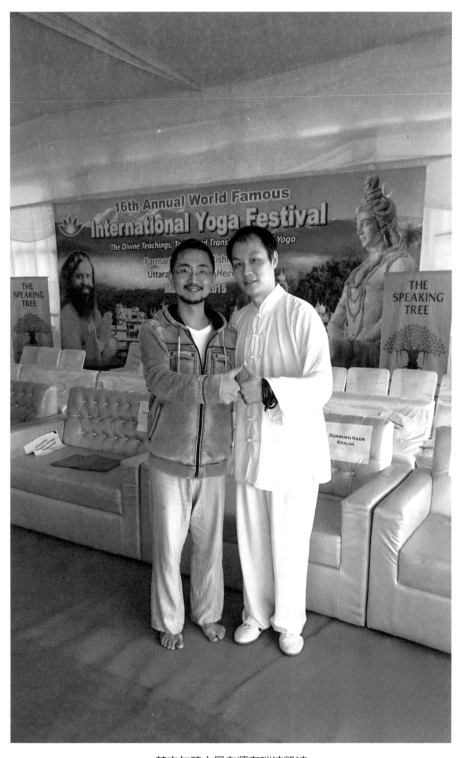

楚宁与魏立民老师在瑞诗凯诗

大盛会，但当我意识到那么大的舞台只有我一个中国瑜伽人的时候，心中的落差你懂吗？瑜伽本就是东方元素，甚至是中国的元素更多，可是在这样的舞台却几乎都是西方人，中国人只有我一个啊，只有我一人举着五星红旗，那种孤零零的势单力薄感，我实在心痛。所以，我想带你去，我们将瑜伽体式加入中国传统元素，比如太极，比如中国武术，还有中国的旗袍秀，为什么我们不可以？"老师这番话对我震撼特别大，我瞬间脑补了老师独自一人作为中国代表站在国际瑜伽舞台上的孤独，仿佛瞬间生出许多使命感。

因为同一份使命感，那段时间我们师徒来往又更密切了，结束每天的课程后，我尽可能抽取更多时间去老师那里一起排练节目，老师则推掉了许多活动，专心为我们排练。实际上我们已经在备战2015年的世界瑜伽节，设计了一系列以中国元素为基础的瑜伽节目，通过一再的甄选，选了几个有代表性的精心排练，而老师做这一切的目的仅仅在于想让世界舞台上多一个中国人。

2015年由老师带队，将包括我在内的几个徒弟带到印度瑞诗凯诗的国际瑜伽节。成千上万的瑜伽修习者、爱好者汇集于这称作"圣人之地"的瑞诗凯诗，全球八十多家电视媒体直播、转播了我们表演，中间因为一个小插曲，我和团队小伙伴们成为本届瑜伽节上的小明星，这些在此不做详细叙述，下文会提到此事。总之，当我们与老师肩并肩、举着中国国旗，站在领奖上接受各国媒体采访时，毫不夸张地说，那一刻感觉：这一生值了。

2016年国际瑜伽节，因为临时有事，魏老师将带队印度瑞诗凯诗的重任交付给我，我突然接受重任，加上在异国语言不通，各种问题纷沓而来，几次险些闹出大事，但老师只用三两句话便打消我的顾虑，当我将一个个问题交给老师，他依旧云淡风轻地说："楚宁，我相信你的能力，当你做不到的时候我会推你一把，当你跑得太快，我会拉住你停一停，你现在要做的就是勇敢向前，老师站在你后面。"这几句话当即让我热血沸腾，我又重新像个打了鸡血的战士，作为主领队人，带着六十个团队伙伴在异国他乡学习交流，在一出出啼笑皆非的经历中获得突破性的成长。当然，最重要的是，更多人认识了"中国瑜伽"及"中国瑜伽人精神"。楚宁个人的成就也好，我所看到的中国瑜伽在瑞诗凯诗上的一次次绽放也好，这一切源于我的恩师魏立民。那次瑞诗凯诗之行令我瘦了十几斤，但是让我见到了一片不一样的瑜伽天空，也让我对未来有了新的理解和审视。

去年生日再见魏老师，酒过三巡老师对我说："楚宁，你在瑜伽道路上没有拜过第二位老师，没有像多数教练那样追潮跟风和乱花迷眼，始终认定哈达体系这一现代瑜伽之根，咬定青山，回归本源，十几年如一日的坚持让我欣慰。并非看着自己孩子哪都好，而是在老师眼里你真的很棒！"听完老师酒后真言，我几乎是泪盈余睫。从起初的"瑜伽不仅仅是体式"到"没有传承的创新是无本之木，而失去创新的传承，将变成死水一潭"。因着老师这些字字珠玑的鞭策，至少在瑜伽这条路上，免去了楚宁十年的弯路。

常想起魏老师书房挂着的一幅字："道生于平和安静，德生于谦和大度，慈生于博爱真诚，善生于感恩包容，福生于快乐满足，喜生于健康成就，道德慈善福喜充盈一生。"这是老师的人生信条，也是我的。老师亦让我时常有这种信念：今后要努力奋发，进则跟随先贤大师们的足迹，怀着"天生我才必有用"的雄心，闯练一翻，退则独守岑静，容得下冷暖风情，也耐得住无人赏识的寂寞。

至今为止我与魏立民老师保持着一种亦师亦友的君子之交，不管是瑜伽专业上的困惑，还是生活上的大小事情我依旧习惯找他商量，而他永远站在一个客观的立场给我最睿智的建议，他说我像一匹马，而我跑得太快、心生疲惫时，他会拉住我，示意我短暂停歇。

我永远感谢魏立民老师，出现在我周身燃烧瑜伽之爱时，在我心灵最需要导师之时，他给我做了引路者，将我带往世界舞台，带入瑜伽这

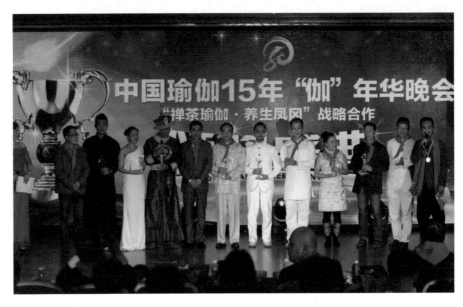

楚宁与魏立民老师在"伽"年华晚会上

片心灵的迦南地，他让我懂得瑜伽一脉传承，瑜伽需要在传统的基础上创新，做人犹是。

　　楚宁完全有理由说，我在与魏立民老师的交往中所学到的东西，远比想象中更多，当然也更本质，如果没有魏老师，我相信仍旧能够凭借自己的悟性或者坚持走上后来的路，但是这条路上的风景会逊色许多。在此，我不讲述他的全部故事，那可能是将来另一本书的题材。

## 2.2 十年磨一剑

> 五行明心，既是二十年积淀的成果，也是一种久已萌生的凤愿和不懈追求。
>
> ——楚宁

如果说身体是一座庙宇，那体式便是向宇宙的朝拜，而楚宁一直在以虔诚的朝拜姿势寻求极致的心灵真知。

实际上从 2001 年接触瑜伽后，我想我已经开始探寻真我的旅程。当时在国内，很多人对瑜伽有误解，以为"瑜伽"只是简单地以女性健身为主，其主要意义在于帮助女性用来减脂塑形。而在当时的我看来，瑜伽更应该强调的是一种感觉，一种从身体里迸发出的灵魂感知。甚至我像个疯子一样告诉别人："体式不重要，我更喜欢练习瑜伽时候的感觉。"

我只懂得空洞强调那种自我追求的感觉，别人问："什么感觉？"我答不出来。只是认为从理论上来说全球有将近 70 亿人，就应该有 70 亿种对瑜伽的不同感觉吧？但当时我尚没有那样一种觉悟："一切的感知来自于生活，也应该为生活所用，生活才是最好的老师。瑜伽同样有来源于生活体会和凝练的方面，也应该要为生活服务，最终回归到生活本真中来。"

不论如何，在接触瑜伽的第一天开始，我已被其奥妙深深吸引，并随练习时间的深入发生着惊人的变化。

母亲说，我最直观的变化就是饮食。我小时候特别嘴馋，贪嘴的时候一天能吃四五顿。除此之外我还是不折不扣的肉食主义者。接触瑜伽后，我有意识地根据自身情况调整，戒掉了夜宵，戒掉了大量吃肉，有意识地摄取大量悦性食物。所谓悦性食物，当然是一些蔬菜瓜果及有机食物，反之惰性食物就是我们常言的大鱼大肉烧烤油炸不易于人体营养均衡的食物。这在我看来简直是根本性的改变，因为我的生活方式也被有意识地调整为"悦性生活方式"。再后来，行为方式也渐渐转为"悦性行为方式"。

也许得益于过去的几份工作让我接触了太多形形色色的人和生活方式，也许是从小受父母影响，我恪守"信仰不能和健康产生冲突"的原则，在从事瑜伽教学后，一直想将带有几分宗教色彩的瑜伽，去宗教化、去政治化、变成专注于更为普世的理疗瑜伽对现代人体制上的帮助。也确实，2004年成为专业瑜伽教练后，我一直在做这样一件事情。

2005年，来向楚宁学习瑜伽的学生已经越来越多，我一边处理自己的房地产工作，一边致力于瑜伽教学和学习，也是这一年，我将瑜伽从体式层面的研究开始转移到理论层面，这个过程中，难免再遭一些"笑话"，也不过是一些"你不行，楚宁疯了"之类的悖论。不过此时的我，早已不必在乎外界种种眼光，我沉浸在自己的瑜伽天地，如痴如醉。逐渐，我才发现这片天地的学习格外广阔。

2007年，楚宁作为一名有点"资历"的瑜伽教练，与魏立民老师一同赴舟山讲演。一天我正在酒店的花园练习太极，中间加了一些新的瑜伽体式，恰好被魏老师撞见。他说："楚宁，你这样将太极元素融入瑜伽是个很有创意的想法啊。"我为老师的表扬和肯定而窃喜。晚饭后我两同往去海边散步，聊了彼此最近的见闻以及瑜伽教学中所遇到的问题，当然我也将自己心中许多困惑抛给老师。魏老师对我说："楚宁，我建议你再去修习太极，这将对你感悟瑜伽有很大的帮助。"

在魏老师的启发下，我经人介绍认识了徐根娣老师，徐老师是陈家沟第十八代传人冯志强老师的亲传弟子。自此我在销售房产、教授瑜伽之外，开始真正地系统地学习中国传统哲学里的太极阴阳之道。

中国的太极文化，源远流长，博大精深，是中华文明五千年的智慧结晶，在中国传统文化中，太极既代表了宇宙的本源，也暗示了天地万

楚璧隋珍　宁静致远

物产生、演变的过程，是中国古代哲学思想的重要观念和根源。纵观中国数千年历史，太极文化影响着儒家、道家等中华文化的主要流派，几乎存在于养生、武术、并发、体育各个领域。所以了解太极才能从根本上了解中华文化，领略古代中古人的伟大智慧。而我又一直对中国的传统文化那么痴迷。

从字面上理解，太代表大，极则代表极端，是最初的意思。所谓太极古人解释为太有至，极有限，即达到极限，没有相匹之意，也包含了至大、至小的时空极限的道理，大到无穷大，但不会超过一点的空间，小到无穷小，却不等于零或者没有，这就是太极的根本意义。"太极"两字组合解释了宇宙的起源，天地万物产生演变的过程。徐老师说，中国古人早已对宇宙有了朦胧的认知和思辨，他们认为太极就是天地混沌的原始状态。"太极"作为宇宙根源是易学的重要基础。

太极在西方被誉为宇宙之图。图外形是圆的，看似简单，却是一种很神奇的形状。中国人将天地想象成圆、方两种形状，称之为天圆地方。有圆满之感。阴阳鱼由黑白两种颜色组成，白为阳，黑为阴，日升月落，黑白互为整体。黑白二鱼行程相抱趋势，古人称之为阴阳鱼。黑鱼中与白眼，白鱼中有黑眼，表示万物阴中有阳，阳中有阴，二者互为交融对应。一条 S 形旋涡状曲线，是一种动态形式，蕴含着万物阴阳变化，皆在动态旋涡式发展。

中古古人以一条 S 形曲线分割，这一看似简单的方法将"圆"这种看似简单却神奇的形状平均分割开来，从而完成了将太极由抽象转为具体的图形转变，实现了哲学和美学的统一。因此太极图反映了中国古人的高度智慧，是内涵与外在的完美结合。

早在十年前，我便痴迷于太极拳，它那如行云流水一般的动作，刚柔并济，能够调养生息，平衡阴阳，使人达到一个平和的状态。徐根娣老师说："近来非常流行的太极养生，太极拳术都是太极文化现象，均体现了中国人崇尚天人合一、物我合一的世界观。"

我感谢徐根娣老师，不仅让我对太极之道的的认知更加系统，也让我在瑜伽教学中更加游刃有余。

2008 年我去寺庙拜访一位禅师，因为下雨又堵车，所以我迟到了。当我赶到僧寮时，一位满面愁云的中年妇人正请禅师点化，见我来，禅师示意我稍作歇息。我以旁观者的姿态，从女人的讲述中了解到这家男人常年在外吃喝嫖赌，丢弃家庭，女人受不了常年的家庭暴力，不得不提出离婚。可是离婚后并没有得到平息，丈夫经常回来找她的麻烦。在这样的家庭环境下，十五岁的儿子辍学离家出走了。她一边讲述一边哽噎，那种情景让我难以忘记。这几年，我遇到太多这样的人，他们似乎都遭遇了种种身体和精神上的不幸，有时在我安慰一番后，他们或许会心情舒畅地离开，可是下一节课再见面时，又回到了之前那种状态。

这种感觉让我十分挫败。

那天我自己思索了很久，疑惑不解，就问大师："当下为什么时有出现的家庭暴力、拐卖儿童、性侵、虐待老人等等这些极端病态反应？"禅师点头说："归根结底其实都是源于自我认知不清，并在情志层面出了问题。"我问："一般怎么化解？"禅师说："从情志上着手。"一语道破天机。禅师继而又说："楚宁你现在做的是一项特别有意义的事业，你在让更多人变得健康。"对于这个"自我认知和情志问题"，我苦思冥想了很久不得其解，总觉得自己的事业还是欠缺一些意义。

2009 年我辞去已经做了十年的房地产工作，成为专职瑜伽教练。也是在这一年，我遭遇了瑜伽事业的瓶颈期，在修习太极后，一直希望将太极和瑜伽做个对接，将中国传统文化与古老印度文化相结合，也一直鞭策自己需要往更深处探寻，但一直找不到思维的切口。那一年我几乎将所有精力放在这件事情上，我要研究的一项重要课题便是"自我认知"和"情志问题"。我要研究一种瑜伽，从情志切入，从自我认知开始，帮助他人重新创建一个健康的世界观，用一个独特的视角来认知自己和世界的关系。借助大量书籍，搜集大量故事案例，苦思冥想，却依旧无济于事，那段时间仿佛置身炼狱，一直在寻找一种突破，一种救赎，一种表达，可是始终没有头绪。

直到 2011 年遇到我的五行老师闻晨植。

我将困惑告诉闻老师。我说："我在寻求心灵成长的过程中存在很多疑惑，最大的问题就是内心的需求与外界所学的知识在生活中不能很好的对接。"老师只说了一句话便让我有了研习五行的动力。他说："不要问太多，五行里会有一切答案。"

于是我又一头扎进了五行里。

五行学又可称为阴阳五行学，是比易经更古老的中国文化精粹，起源于黄河下游，从黄帝时代流传至今。在五千年中华文明发展史中，人类不断思考和求索。产生了中国诸子百家璀璨的文明。而这些文明成果终极法则只有两个：太极八卦学说和阴阳五行学。太极八卦学说用以描述世界的客观规律，阴阳五行学说描述主观世界的基本规律。

太极八卦学说认为"在客观世界中，客观规律是不以人的意志为转移的第一定律。也因此有了命由天定的说法。由此而来的所有玄学数术说的都是物理量的东西"。阴阳五行学说认为"在主观世界中，事实并不

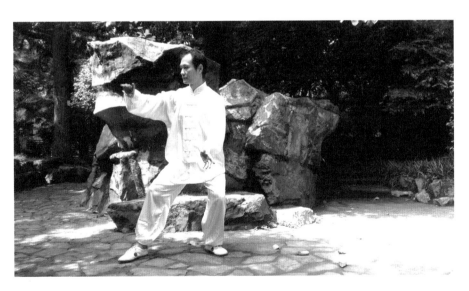

楚宁在公园打太极拳

重要，重要的是认知。物理量的东西并无善恶好坏之分，在主观世界中，事物的善恶好坏取决于人的心理量"。而认知，正是我在一直苦苦追寻的。

不得不承认，研究和凝练的过程是非常枯燥的，我向来讨厌也不擅长这些条条框框的理论研究，但是有某种梦想驱使，我怎么半途而废？

所谓"有梦不觉人生寒"，也正因某种梦想力量支撑，我学得特别认真，几乎到了废寝忘食的地步。我的执着和有些"笨"在这个时候起了至关重要的作用，一根筋地坚定：我要做成这件事，没有试试看，或者退缩。所谓不疯魔，不成佛，对五行学的原理有了准确的了解后，初步根据所学知识将一个人的外在性格表现大概分成几种类型，又将内在的性格模式概括分成几种类型，并就每种类型伴有的行为表现制定调整方案。在得到魏老师和闻老师认可后我将这套自创的理论知识融入瑜伽教学中，并将身体与性格特质的对应做出分析。从关系相处的角度切入，让学员对自己有个全息的认知，再从身心两方面同时入手进行调整，最终达到心灵成长的目的。几节课下来，从"情志"入手，已经能够帮助几个学员解决简单的情感困惑。

2012年年初，我的朋友Helen到寺庙禅修，她很高兴地与我分享了这个好消息。因为第一次去，她还不是很适应，主要是修习过程中有个很重要的功课——打坐，她又尤其不擅长打坐。可是令她佩服的是，周边有的朋友居然可以连续打坐12个小时，单从这点看来，让她叹为观止，她觉得这些人实在是达到了了不起的境界。但是后来她打电话告诉我："楚宁，我太崩溃了，那些能连续打坐12小时的人，竟然会把一些女性的专用物件随处乱扔，对身边的环境不管不顾。太不可思议了。"我劝她宽心，毕竟这是一场心灵的修行之旅，重在心里感受，完全不必在乎这些细枝末节。又过了一天她又说："这些人平时在生活中脏乱得一塌糊涂，这种表里不一的修行令人尴尬。"两天后Helen离开了修习之地，理由是："无法适应这种表里不一的修习。"我便不再劝她留下。

那时间，我在修习系统的五行课程，根据五行学的理论，人体内外环境之间是全息对应的，如果对身处外环境的杂乱都可以视而不见，那么内心中对应的某处其实也是沉积难消的。单修心，不修身，不顾外在环境与自身的关系，很容易与社会脱节，这样的修习其实是没有意义的。

所以，这还是身心没有达到修行的统一。对于这些问题，我也很苦恼。

在学习五行之初，我记得我曾问过闻老师一个荒诞的问题，我问："老师，为什么古来一些很有名的算命大师，看命测字好像都很神准，但往往不能把握自己的结局，下场都很悲惨？"闻老师并没有否定我的荒诞，只是这样回答我："中国的五行文化博大精深，而所谓'断命测字'断的只是一个臆想的静态结果，而生活往往不是这样，生活本身是动态的，是需要不断调整的一个过程，唯一不变的真理就是变化。"我顿时如醍醐灌顶一般。

再后来，有人来咨询我在瑜伽理论中如何处理感情婚姻中出现的问题，她说："楚宁老师，你帮我算算，我什么时候才能结婚？我如何才能改变现在的另一半？"我问："你现在交往的是个什么样的男士呢？"接下来她就不停地抱怨另一半的种种不是，其中多半是鸡毛蒜皮的小事情。

我以最近所学五行理论如实告诉她："你是只想要结婚，还是今后的婚姻生活能长久相伴？"她又愣住久久不讲话，仿佛我一下子就触及到了她不愿意提及的事情。

其实这是两个问题，但大部分人不经过调整和觉察是体会不到的，他们需要的是寻觅到一套适合自己的调整的方法。单纯只想要一个结果（果），却不重视生活的经营（也就是因），无异于掩耳盗铃。后来的学员中我遇到不少这样的例子，不过欣慰的是，他们已通过"五行明心"课程而得到翻天覆地的改变。

有一天路过徐家汇，看到几位民间书法艺术家当街表演书法艺术。在他们忘我的泼墨挥毫间，我突然想起魏老师和我讲过的一件故事，他说："我在瑜伽大赛上，看到的一位日本修习者尤其令我感动，七八十岁的瑜伽修习者，在他的瑜伽体式里涵括了书法类的动作，后来通过观察我才知道他意在推广日本的一种宣纸。我很意外啊。这位瑜伽修习老者尚在不遗余力弘扬自己民族的文化，我们中国有那么好的文化基础，为什么不将这些运用起来？"将宣纸和书法融入瑜伽，魏老师的这个故事也给了我一些启发，中国有那么多博大精深的文化，五禽戏、八段锦、易筋经，书法国画等等，却没有一项被融入瑜伽里。

那时脑海里冒出一个很大胆的想法："我能不能去做这样一件事？将中国文化插上瑜伽翅膀！"父亲在我小时候便告诉我，在中国古代，人们运用太极中的五行学说，将人体脏腑器官与五行联系起来，长期反复实践，反复论证，归纳出人体的五行，从而指导养生。而我为什么不能将五行与瑜伽联系起来，用以颐养身心呢？我将此想法告诉魏立民老师，他肯定了我的想法。有了目标后，便是长期的摸索和实践。

在此要感谢闻老师倾囊相授，通过系统的学习和实践，2012年我通过中华阴阳五行研究中心高级导师资格证考试。从"先天而不违天意"到"后天而尊奉天时"再到"达则兼济天下，穷则独善其身"，与其说我从相信命、相信努力到懂得命运与努力需要统一，不如说我完成了从识别自我和人生到心智模式的重建。

授课之余我常去山间、河边、公园走走。有时看着人们在阳光下憩息、玩耍，享受着美好时光，心里也跟着欢喜无比。我也在黄浦江边上遇到过为情自杀的、被父母抛弃而乞讨的、炒股失败倾家荡产的，见证一幕幕或许和我无关的不幸，我的心又会恻恻地痛。我观察着那些人们，一掷千金买豪宅的暴发户、骑车晚归的修鞋工、荡秋千的自闭症儿童、呼风唤雨却处理不好家庭关系的商界大亨、地铁站拉二胡的盲人……我常常痴迷地看着这些风景，想象着这些"相由心生"里所有的悲喜故事。这一年我的心理状态似乎又发生着微妙的变化。我似乎又回到了那个"幻想成为英雄"的时代，总觉得自己有力量去改变这些我所不愿意看到的现象，我常产生这种幻想：这个人会不会有颈椎病？如果再不进行锻炼会怎么样？这个人是不是对自我认识还不够清楚？如果继续这样下去会怎样？我几乎疯狂地想改变什么，而这种改变一定是彻彻底底帮助别人改变。

所有人都建议我出去走走，或者放下工作暂时给自己的心灵一个憩息期。我想是该出去走走了。可是去哪呢？爬山？上海没有一座真正的山，号称最高的佘山也只有百米多高，我已经太久没有见过山。

2012年秋天，我在和父亲简单聊了这几年的职业规划后和困惑后，去了趟北京香山，山里的枫叶在阳光的照射下，显得晶莹剔透，一股清香味在清新的空气中弥漫着。一路上我像个反刍的骆驼，回溯自己这几年，想着想着竟然觉得前路清晰起来。"山林朝市两茫然，红叶黄花自一川"。望着这西风漫卷、碧衰翠减的景象，我被大自然的景色震慑住了。我飞步登上最高处，极目四望，顿觉天圆地阔，心旷神怡。那一刻，我觉得自己就是自然之子，和每一片枫叶融在一起，我张开双臂，抱着一棵树，亲吻树皮，有点想哭；那一刻感觉整个人生都没有了障碍，过去，未来，当下……时间轴、空间轴整个贯通。我想："不如我就以五行理论为基础插上哈达瑜伽的翅膀，不断修正，接近自我。"

楚宁坐在地上，凝眸远望。

一位离我很近的管理员奇怪地问我："你怎么了？"我说我只是悟出了一些东西。很快，我镇定下来，心平气和地往山下走去。接下来的一段时间，我一有时间就往外面跑，山川、湖海、平原、沙漠……只要能想到的地方我都去，在那里读书，查资料，打坐、回溯，我做着一些在自己现在看来都有些疯狂的举动，这个过程是孤独的，也是享受的，我享受一次次的"开窍"……

十年来，楚宁一直在解析自己，解析他人，解析自身与身体的特质，一直在寻找一种能与心灵对接的体系，我已明了身体终究有极限，而心灵认知的追求才是我们穷极一生要做的。

时光不负苦心人，2013 年年初，楚宁终于有了自己的实践体系——"五行明心瑜伽体系"。那一刻，仿佛明心见性，心中的那扇大门缓缓打开，望着门内，我嚎啕大哭。四十不惑，是否为时已晚？我告诉自己，也许不晚，我是幸运的，如果没有曾经所学所感，如果没有这一路走来默默协持的师友长辈和学生，这个过程、这个结果，也许会迟到十年，甚至更久。我给每一个曾经帮过我、指引我的师友一一致电，我说："楚宁谢谢你们。"然后撂下电话，独自坐在自己禅寂的瑜伽馆，泣不成声。

我创立"五行明心瑜伽课程"，将现有体式为王的瑜伽课，整体抬高一个认知档次，将瑜伽的心法和五行的理法、技法做了一个拼接，首推五行明心瑜伽理论课程，该课程就定位在从认知自己开始，帮助自己重新树立一个世界观，从全息角度认知自我，首先认可自身的缺失和不足，从理论课程中去学习适合自己的调整方法，帮助自己和家人更好的生活。我按照五行学的理论从生活中提炼出了一整套规律方法，每一个知识点都和生活实际接轨，以生活对接的方法来教学。

2013 年楚宁用五行明心课程为几位学员做了心灵开导，结果出人意料地好。

五行明心瑜伽认知课程是以五行学的理论依据解析自身的身体和性格特质，用传统哈达瑜伽的方法给出具体的解决方案，从身心两方面同时入手调整，在改善自身的身体健康情况及人际关系、家庭关系的过程中不断自我修正，最终达到心灵成长的效果。"五行明心"强调客观世界是一种客观的存在，作用本我，本我受其影响，并做出决策。它更强调的是本我对客观世界的自我解释，而不是客观世界本身，注重人内心的感受，并有非常严谨的相互作用，能与生活实时对接，这样一来，看问题的角度一旦发生转变，那对世界就会有一个全息角度的认知。事先选定一个人生方向，在生活中品味人生，在过程中把每一个节点做好，结果自然会水到渠成。（部分摘自《五行结构论》）

我们是通过什么来认知这个世界的？可以说大部分人是以自我为出

发点来认知这个世界，而现在的很多课程又教会大家学习从他人的角度来考虑并学习体谅和理解，更好一些的朋友心中会寄托一份信仰或者信念来自我调整，而这只有三个角度。五行明心则从八大类思维方式十个角度来诠释并认知身周的世界（人文环境），相当贴近事实真相，可以达到九成以上。

2013 年，甲子日，随五行团队去杭州参加一场关于"五行与婚姻及亲子关系讲座"。那天大雨瓢泼，去程发生一系列意外，后来中途上了一位寅木的伙伴就坐在我的身边。结果却出乎意料地顺利，我不由得感叹："五行法则用于生活真是百试不爽啊。"在听讲座的过程中，又越来越觉得中国文化的博大精深，各位专家老师从地域、心理、房屋病、宇宙统一场等不同角度进行了阐述，有理论，有案例，小到家居看病，大到城市规划布局都有涉及，当真受益匪浅，不枉此行。我等本我的渺小当怀着敬仰之心在学习的过程中不断打破自我的局限性而获得提升。

太太在湖南广电工作，我因为常常去接太太下班而被她的同事们熟知，大家都爱亲切地称我"樊姐夫"（我本姓樊），我一去他们就笑着打招呼："樊姐夫，今天教我们几个瑜伽体式好不好呀？"我笑嘻嘻地答应。因为那段时间湖南卫视在做一档与美容养生有关的时尚类节目，叫做《我是大美人》。太太的同事觉得我作为瑜伽老师，很契合他们节目的主题，就开玩笑说："樊姐夫，不如你来上我们的节目好不好？"当时太太以我"形象不够时尚，不符合该节目风格"为由否决了。但经过同事们极力推荐，我收到了湖南卫视《我是大美人》节目组的录制邀请。就这样，我误打误撞上了那期节目，连我自己也没想过的是，那期节目反响特别好。由此我又多了一重身份——湖南卫视"我是大美人"达人老师。这又回到感恩的话题了，我得感谢太太，感谢他的同事们对我的信任和支持，为我的人生履历又添新篇章。

一堂课后和学生聊天的时候谈起了梅尔·吉布森的经典影片《谁知女人心》，那个故事说的是梅尔因为被电击后从此有了特异功能，能够听见女人的心声从而引发的一系列有趣的故事。

我不由得想："每一位女性都希望身边人能真正的懂得自己、了解自己，我在此想提的问题是，我们自己真正懂得自己、了解自己吗？"

在此动力的推动下，我创立了五行明心认知课程的三个认知阶段课程：先知己，再识人，而后处世。因为在我看来人最难面对的是自己，特别是面对自己的缺点，却又总希望别人能包容和接受自己的缺点，这其实是每个人意识空间中理想化的那部分精神需求，但如果以爱的名义作为借口，很容易产生一种叫做"逃避"的思维惯性。

影片最后，梅尔终于敢于面对自己，剖析了自己的缺点，并获得了女主角的原谅从而获得了完美的爱情。而我希望我的每一位学员，他们也能获得自己的完美生活。

某年前往北京讲学，在列车上某个事物突然勾起了我对小时候"炒麦香粉"的怀念，那一刻，仿似又有了新的领悟。"食物不一定是对味蕾的满足，更重要的是对于人生的回味"。细细想来，曾经喜欢的食物那么多，到现在能让自己喜欢并想起来的也不过寥寥无几。与其说忘记，不如说其实是不再适合自己。瑜伽莫不是如此，它既要求是对人生的回味，也该是对人生的筛洗。该年十月，我再次带领楚宁团队进行第二次辟谷断食，成绩可喜。每位学员平均减重三公斤，有的甚至瘦了六公斤。辟谷断食一来排出身体的毒素，二来净化内心欲念，几乎所有的学员都在那期断食中告诉我："楚宁老师，我用您的五行明心知识体系结合断食疗法，真的感觉完全进入了另一个世界。"我大喜，简直两全其美。断食治疗确实能够开发生命的潜能，使人祛病强身。

在此，我依旧从理论出发，简单讲讲断食吧。现代人主要的身体问题是负担太重，身体内催化剂、添加剂等毒素太多。断食是从身体上减轻肠胃负担，通过一些瑜伽手法将肠胃道的毒素排掉，人体百分之七八十的肠胃毒素可以通过断食排除掉。瑜伽中的断食疗法是很安全的，其中分为水果断食、全断食和半断食。有些人就会说了："人是铁、饭是钢,一日不吃饿得慌。"其实不然,我们之所以断不了的还是个心理因素,心里老想着饿,那就当然会饿了。初试者建议半断食,亦即喝水结合一些草药。至于全断食,很严格,连水都不喝,所以不太适合初级尝试者。其实真正的断食是日本一个医生发明的,他断食之前要通过仪器测量你的身体情况,所以,一般半断食就够了,我们主要谈健康,适合自己身体特质的才是健康的。断食在精神层面上来讲,也是非常有益的,比如佛家将这叫做四大皆空。简单来讲,人体就是一个管道,脊椎、血管、毛细血管、包括精神层面,都是管道,你堵了它就不健康。之所以做这个断食,就是让我们从身体到心灵都通了,佛家讲的四大皆空从第一步讲,就是要身体空,身体空了心才能空,身体放空再将思维放空,然后就可以让肠胃道减少消耗,这是一个能量修补能量的过程。我每年都会做断食练习,这也得益于魏老师,魏老师秘制草药配方加上我们适当的瑜伽练习,会员反映效果非常理想。

从身体、心理、灵性三方面来看,断食期间愈久,效果愈好,这点我自身也已在多年的实践中求证。甚至我要说:"今日的断,是为了明日的续。"不过在这里我提醒下朋友们,最好根据自身情况,在专业老师的指导下进行。朋友们平时在家做简单的断食调理可以将苹果、梨、胡萝卜、黄瓜、芹菜,这五样东西放在一起榨成果汁。西芹是排便用的,维生素 A 需要胡萝卜帮忙,黄瓜是清火美容的,梨降火很棒,最有营养的就是苹果了,所以也不防给肠胃做个小放松。

2014 年 4 月在老师和各界朋友的帮助下,"楚宁瑜伽馆"在上海新天地的淡水路开业。让我感动的是,我的会员们同样也是我的朋友,他们像亲人一样无私支持、信任我,走到瑜伽馆,大家总是欢聚一堂不分彼此你我,俨然就是一家人的相处模式。但是更令我雀跃的是,这是真正的一群志同道合的人,我们同样在寻求自我的心灵认知。有个夜里我读到贾岛的《剑客》,于是我想:"楚宁的十年一剑也是时候该亮出来了,亮出来不为不平事,只为世间多一份健康、多一份正确的认知。"

接下来，又花了一些时间，我将自己 2012 年的一个重要梦想做了规划。这个规划是：将自己所学、所得、所感做一个归总，讲这些有意义的过程和结果，集结成书，回报给更多的人。我向我的各位老师表露了自己心中所想，无一例外地获得首肯，我的恩师魏立民老师甚至不惜花大量时间帮我改阅书稿。

就这样，我将自己 20 年所学的所有知识，包括五行学、中医理论学、行为心理学、瑜伽等相互糅合，并再次给出楚宁自己的定义。旨在将中国传统五行文化结合哈达瑜伽精髓进行凝练，在练习后达到经络通畅、亲密关系畅通、心灵通达的合一境地。

又很幸运地，随后在师友们的协助下，我的第一本书《五行明心瑜伽》于该年年底面市。（这是一套完整的理论体系，涉及面比较广，有兴趣的朋友可以看看，在此不做详细讲述）

楚宁无疑是幸运的，数十年苦苦求索，我终于达到了瑜伽的心法和五行的理法的辩证统一。这个过程中，我又常和学生分享经验与得失，教学相长，我更坚定了日后的方向。

魏老师在第一堂瑜伽课上便告诉我瑜伽不仅是体式，我很庆幸自己

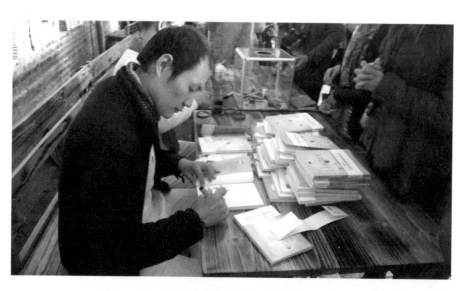

《五行明心瑜伽》新书签售

终于明白。我所创立的五行明心瑜伽就是将现有体式为王的瑜伽课，整体提升到精神认知层面的修习，更将瑜伽的心法和五行的理法、技法做了一个拼接，这套理论课程就定位在从认知自己开始，帮助自己重新树立一个全新的世界观，从全息角度认知自我，首先认可自身的缺失和不足，从理论课程中去寻找学习适合自己的调整方法，帮助自己和家人更好地生活。更按照五行学的理论从生活中提炼出了一整套规律方法，每一个知识点都和生活实际接轨，以生活对接的方法来学习。真正做到在生活中体会瑜伽，从而去体会生活中点点滴滴的本真。简而言之，五行明心瑜伽的心法，就是将身心合一化为行动力。

2013 年 10 月，有个读者患有较严重的燥狂型抑郁症，长达五年的失眠耗损透支了他相当程度的精力和体力，他和家人一起找到我，希望得到解决的办法。而根据我的一体两面法则，使他认识到了即使在最低潮的时候他也拥有最珍贵的财富——太太的爱与陪伴。病症的起因很复杂，需要涉及很专业的知识，但宏观的说和他的思维模型和幼时的经历有很大的关系，这都属于自我认知的情志层面的问题。而他好在有太太的爱和陪伴，再有了积极的应对态度，一切当然皆大欢喜了。

每个人都在寻求调整自我和突破自我的方法，但建议大家在化为行动力之前不妨先停下来，拿出一个笔记本，写下："我清楚地认识到自己在某方面的不足，想寻求自我突破，并希望具体改善自己某个方面的问题，我的心告诉我这是我学习的最初目的，也绝不会背离自己的初心。"实际上在那段时间，我会在我的课程上这样告诉大家。我同样要强调的是初心，很多不满、欺骗、悲伤与背叛的情绪其实都是因为自己忘记了最初，只有确实明了自己的本心再行动，才会事半而功倍。

五行明心瑜伽课程的五层健康论：

第一层是体式和呼吸（也包括一切有益身心的运动）

第二层是稳定的作息（起居和稳定的睡眠）

第三层是良好的饮食习惯

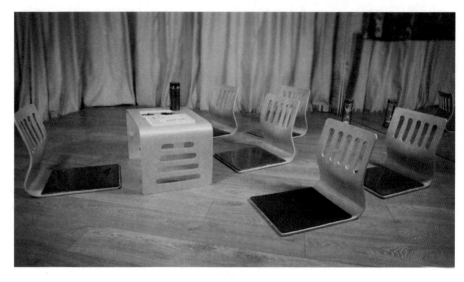

楚宁瑜伽馆

第四层是营养的补充和身体的保健维护

第五层是五行明心瑜伽所定义的人类最高层次的健康——情志层面的健康（自我认知，人际，家庭关系，心灵成长等）

而情志层面的健康是五行明心瑜伽所定义的人类最高层次的健康，其对身心合一做出了具体诠释和要求。身体和心灵是相互影响和关联的，在身而言我们要认知自身的身体情况和性格特征，明了自身的优点和不足；在心而言我们要学习和感悟所学到的知识并且用于生活，明白自己在人际关系和家庭关系中处于什么角色，用心来感知什么是真正适合自己的调整方式；身心合一的最终目的是要化为行动力，这一步是至关重要的，只有做好这一步，才能将所学的知识真正用于改善和为自己的生活服务，先从改善自己的身体情况和人际关系的相处开始，心怀大爱者更可以为社会和谐贡献自己的一份力量，以求得我们内心最大的幸福感和满足感，最终达到心灵成长的目的。

楚宁认为，人生的根本价值，不可缺少内在这一维，对于我自己来说，内心的自我认知和认可始终是每个阶段的重大使命，对于这个浮躁的社会，种种危机根源，正是外在生活的膨胀、自我认知的萎缩。无论什么样的救世方案，缺了自我认知这一条，都不可能成功。

在五行明心课程中，要认识自己并不难，自己的本心、思维方式、行为模式、恋爱观、生活观甚至事业的走向都是可以获知的，但仅仅停留在大脑层面毫无意义可言，这只是一个知识概念。身心合一，只有化为具体的生活动力和定力才能从根本上被本心所认可，也才真正化成自己的东西，最终帮助我们解决生活中所面对的种种问题。

巴尔扎克有句话是这样说的："爱情上的第一眼就像千里眼。"这句话在择业上也同样适用，你最初选择时吸引你的东西，往往是和你最合拍的。所以，楚宁接触瑜伽的第一刻便知道，自己会借此终生修行，而这种修行是一种纯粹的、健康的、植入骨髓的精神信仰。

## 2.3 境术合一

> 弃绝一切物质欲望，活动不为感官满足。不追求结果，可算到达瑜伽的境界。只需以心意提升自己，不让自己堕落。对受条件限制的灵魂，心意既是朋友，也是敌人。
>
> ——《薄伽梵歌》

瑜伽的修习过程是一种体会、感受和觉察的过程，修习中又以活在当下为最好境界。思考的最高境界为——止，因阳极生阴，过多思考会引起生命能量的耗损。思考之时，我们多数不在最高境界，我们活在过去和未来，而不在当下。进行瑜伽冥想的练习就是一种回归当下的练习，同时又是阴极生阳的过程，自然构成了一个循环，契合天道。我以瑜伽修习开始，又通过五行来悟道，当两大古老的东方文化相融合碰撞，能最终到达一种怎样的高度呢？思来想去，不过还是境术合一。一在把握境与术的概念，二在打开思维认知的世界观，点亮自身的心灵之灯。

境是什么？是环境，是不变的，是作用与效果，通过万物的观察可以感受"境"的存在，因为世间万物都有其自然状态。术是什么？术是变数，是可变的，是手段与方法，通过对境的理解，然后用术的方法和手段使得事物趋向于道，这就会使得事物出现一种相对完美的状态。在"五行明心"里，我们所强调的境与术，则是思维境界和体式强度。

那么如何才能通过瑜伽修习达到我们所强调的"境术合一"状态呢？

瑜伽的修习中应注意两个方面，思维境界和体式强度（即境与术），其中认知更侧重境（境界、方法），体式更侧重术（技能、手段）。在瑜伽练习的过程中，只重视境而轻视了术或者只重视术而轻视了境，效果都不会太好，因为这两者是相辅相成的，太侧重于境会让人感觉不落实地、不务实；太侧重于术又会使人觉得太过现实功利，从而无法上升到心灵与精神的一个高度——练瑜伽最好的境界是境术合一。

瑜伽是梵文的音译，意为相应，具体说的是通过训练使得个体的小我与大体的梵天相应（这里颇有一些中国哲学天人合一的境界），这里的训练具体指的是印度教模式的精神训练（禅修），瑜伽形体练习充其量只是起一个辅助的作用，因此，如果真正想要实现天人合一的境地，务必需要境界的修为，要求练习者能够对瑜伽有一个深层次的很好的认知，如此才能事半功倍，修得心法。

练习瑜伽当然带有一定的目的。深奥一点地说，其最终目的无非就是涅槃。芸芸众生，人生苦短，大多数人的一生不是那么一帆风顺，一路上充满了许多的艰难险阻，也许有些痛苦早已在你的生命历程中冥冥注定，作为肉体凡胎实在也属无计可施，唯有把握和接受。但瑜伽的修习却使得人们在接受苦难的历程中，犹如"柳暗花明又一村"般的信手拈来许多天赐的安慰与幸福，一切都源于它可以安抚我们的身心，让人保持一份宁静淡然的心境。这样，不管面对多么糟糕的场景，都能够平心静气地接受。

再来接着说涅槃，这个词出现的范围十分广泛，无论是印度教、佛教抑或耆那教，都有出现过这一词语。涅槃指的是通过禅定，使人进入一种最为宁静祥和的精神状态，进入涅槃状态也就意味着实现相应，也就是指瑜伽了。当然，每个教派都有各自的理论与修持方法，因此关乎相应的解释，也是各有千秋的，比如印度教的终极目标是个体与梵天相应，佛家则认为个人的解脱目标是与自身的本性相应（即佛性），因为现实中所存在的这些理论上的差异，故而势必造成这种涅槃出现不同的心理状态，具体表现出来就是宁静与自由的程度不同。

关于以上的说法其实一般的朋友们不用细究，我们练习瑜伽主要是想通过它来帮助自身实现美体悦心的效果。虽然每个人练习瑜伽或多或少都带着这样那样的目的而来，但瑜伽的最终目标一定是忘我，通过正确而持久的练习，让自己的心态达到一种至真至纯的境地，以至于人们透过双眼可以平和地看待一切，看待人生的大起大落，以及真正领悟到"是非成败转头空"的内在含义，这既不是一种悲凉也不是一种奢求，而是一种无惧无畏的大无畏境地。

诚如弘一法师在临终前所书写的"悲欣交集"，他对生命的参悟既有欢喜的成分也有同情的因素，而不是一味地喜或悲，万事万物到最后终究是循其因果，人们果真不必为太多的曲折离奇而感到难过与悲愤，若真能修行到"观庭前花开花落，看天边云卷云舒"的自在境地，练习瑜伽的目的也便达到了。

由此可见，想要真正练习好瑜伽，最重要的是修心，这也就意味着修行瑜伽的核心正是让心理保持健康状态。需要注意的是，瑜伽跟其他的健身项目有很大的不同，其他的健康项目诸如篮球、排球、杠铃等，你只需要根据自己的时间，一段时间内作合理的安排即可。但瑜伽严格要求练习者每天都能够投入固定的时间，如果你仔细观察就不难发现：每个热爱瑜伽运动的人一定是发自内心的，这是因为瑜伽对他们来说并不是一种追求时髦的做法，而是久而久之的练习习惯，使之成为生活的

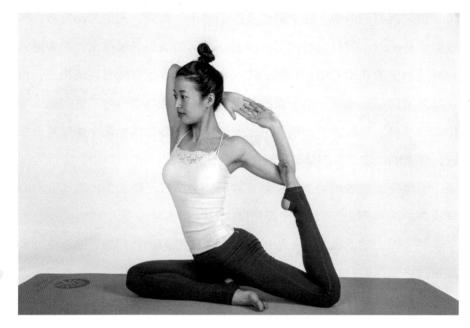

"楚宁瑜伽"导师妙妙

必不可缺的一部分。

　　为什么瑜伽运动会成为人们生活中必不可缺的一部分呢？以下简单介绍几点瑜伽运动所能带来的益处：

　　首先，瑜伽运动会给人带来一种能量，这种能量积蓄在你的体内是由内而外的，这种能量让你一整天都能够心境澄明，神清气爽；其次，瑜伽运动能帮助你塑造出一个年轻优雅的身体，这个身体是自然的、美丽的身体，不同于那些经过化学物品填充、手术刀摩擦改造甚至吃减肥药才能努力保持的一个形体，瑜伽所塑造出的形体不知不觉中令你始终保持轻盈灵动的姿态；再次，通过瑜伽运动，人们会在潜移默化中改善掉自己以往不良趋势的生活形态，从而向良好甚至优良的方向进行发展，虽然它并不是包治百病的灵丹妙药，但却可以在一定程度上预防疾病的发生；最后，瑜伽运动会使人心态平和，产生快乐的源泉，当你的心足够平静时，即便是一朵流畅的白云，都能给你带来真切的喜悦。

　　要知道，有时候一个人对待周围事物的态度，绝大部分取决于这个人当时的心态，一个乐观的人与一个悲观的人，他们眼中的世界绝对是有天壤之别的。

那么，既然练习瑜伽可以使人获得平和的心境，从而保持一颗宁静淡然的心，于是就有人误以为心境安宁就是瑜伽冥想的最终境界了。这种说法也是错误的，心境的安宁祥和只是瑜伽冥想的最初一个阶段，在它之后还将迎来真正的内心上的满足、智慧与心地的改变，从而使人由一个充斥着欲念的不良的状态转变为充满爱与正义感的良性的状态，随之改变的还有一个人的品性，将会从自私自利变得无私忘我。需要说明的是，我们可以为瑜伽找到一种更为科学性的解说，从而带领瑜伽的探求者们更为直观地了解其本质。

以下是一位先哲耗尽心血所总结出的五个利于身心健康和精神成长的通用法则，也被称为瑜珈五法则——练习瑜珈并不只是身体的锻炼过程，更是心智和精神的提高完美过程，在这种情况下，只有采取正确的运动、呼吸、放松、饮食、积极的态度与冥想，才能真正地享受到瑜珈所提供的完美、优雅和宁静。

## 1. 正确的运动（ASANAS）

人类从一出生就需要保持一定的锻炼，连刚出生的婴儿在摇篮里无法走路、奔跑，守着一个小小的空间都要尽量地活动着柔嫩的四肢，这是因为锻炼不但不会损耗我们身体内部的能量，反而会让一些机能变得更加完善。但是，如果我们的生活方式无法为自身提供一些肌肉和关节的自然运动，那么这些"零部件"的机能就会慢慢地退化甚至变得恶劣，疾病便会趁势而来，最终剥夺我们的健康。尤其要注意的是，锻炼也是要讲求方法的，那些不顾身体条件一味地加重锻炼的做法是极其危险的，过度消耗身体的能量会导致各方面的机能在短时间无法正常恢复和运转，也会令人产生不适。那么怎样的锻炼才是正确的呢？回答是愉悦的，正确的锻炼能够让人的身心和灵魂生活变得有益：根据不完全统计，瑜珈的体式竟多达八十四万种，即便是那些著名的瑜伽大师也无法在他们有限的一生中全部掌握，但你也许不必过分担心，因为在这些庞大的数字背后，只要用心，人人都能掌握的最最基本的体式只有八十八种。

此外，在瑜珈体式练习中要注意两点：一是不能急功近利，不要强迫身体做暂时做不到的体式；二是要充满信心并持之以恒，尤其是在学习一些难度系数比较高的体式时。每个人在接受和学习新事物时都会产生一定的困难，但越是这种时候就越应懂得坚持。要知道一些事情只是听上去、看上去有些难度，"世上无难事，只怕有心人"，很多事情一旦你用心，坚持做、认真做，总有一天会达到你想要的效果。

### 2. 正确的呼吸（PRANAYAMA）

通过练习瑜伽，人们可以掌握如何增加肺活量至最大，以及如何完美地控制自己的呼吸的技巧。呼吸对一个人生存的意义，我想大家都能明白，事实上，保持一个正确的呼吸，对人类生命的延续也起到了相当巨大的作用。那什么是正确的呼吸呢？正确的呼吸应该是深、慢而且有节奏的。根据观察，一般人的呼吸基本是胸式呼吸，而瑜珈呼吸则更强

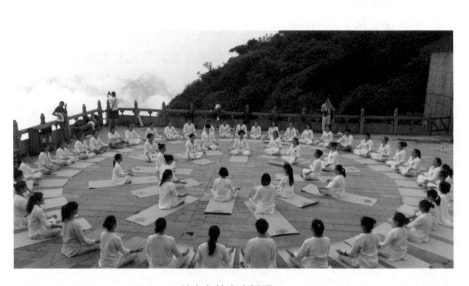

楚宁在梵净山授课

调腹式或完全呼吸，两者相对比，胸式呼吸只是肋骨上下运动及胸部微微扩张，导致很多肺底部的肺泡没能经过彻底的扩张与收缩，无法得到良好的锻炼，在这种方法的作用下，氧气无法充分地被输送到全身的各个部位，时间一长，身体内相应的器官均会出现缺氧的症状，就容易滋生不同的慢性疾病；而腹式或完全呼吸则很好地解决了这一问题，在帮助身体各个器官输送氧气的同时，还能对器官进行清扫和维护，就连一台电脑用久了都需要我们的杀毒和维护，更何况是人体那些宝贵的器官呢！

因此，掌握正确的呼吸方法就显得尤为重要，而能有效地实现和增加氧气的供给，也就一定程度上帮助血液净化，使我们的肺部组织变得更为强壮。由此想来，那些容易在季节交替时患上的感冒、支气管炎、哮喘以及其他呼吸系统的疾病，就能得到很好地预防和抵抗。同时腹式呼吸还能帮助我们锻炼到横膈膜和肋间肌，极大地增强我们的活力与耐力，从而我们的精力也就变得充沛多了。

下面就提供一些简便的方法来帮你判断自己的呼吸方式是否是正确的：

深吸一口气，如果此时你的胸腹部是收紧的，而在呼气时反而是鼓起的，说明你的呼吸方式是错误的，需要改进。练习瑜伽能够帮助你改善自己错误的呼吸方式，逐渐培养并形成正确的呼吸方式，而掌握了正确的呼吸方式也是多多益善，比如可以帮助你在剧烈运动或在高海拔徒步时，不但能够提供此时身体需要的足够的氧气，更能够助你快递地消除疲劳；当你遇到悲伤或令自己感到愤怒的事情时，多深呼吸几次可以帮助你平稳心情，理智地整理事情的前因后果，从而让自己尽快找到解决问题的办法而不是一味地沉溺在伤心或愤怒的气氛里。我承认，对于那些一直沿用错误方式进行呼吸的人来说，初学这种方法可能会觉得不习惯，但为了使自己的身体获益，你一定不要介意一段时间内刻意提醒纠正自己呼吸方式的行为，慢慢地，在经过一段时间后，你的呼吸就会朝着瑜伽式的呼吸自动转向，让你受益终身。

很久以前，印度的圣人和瑜伽行者就已经利用自己的智慧，创造出一种非常有效的深度放松技巧，人类的历史文明发展到现在，许多流行的释放压力的方法也都借鉴了古代大师们的精华。瑜伽行者便是通过肌肉的深度放松，来恢复精神并达到深层次的内心安宁。你可以尝试着平躺在床上（不用枕头），从脚趾头开始一直到头顶心，运用意识的控制，让每一部分一点一点开始放松，身体的温度也在慢慢降低，等到放松到头顶时，意识也如沉入了温暖的香露海洋中一般，此时你会轻轻松松地睡去，而醒来就会感到一阵从未有过的神清气爽。我知道初学时一定会有人讨厌这种枯燥不好玩的做法，但只要你持之以恒，只需坚持十分钟的正确放松，就能获得比一整个晚上的辗转反侧还要好上数倍的睡眠效果。

### 3. 正确的饮食（VEGETARIAN）

我们吃食物，不仅仅是为了为身体补充一定的营养元素，更重要的是为了增强我们的心智。在真正的瑜伽行者看来，只有素食才能最大限度地发挥身心效率和达到完全的灵魂觉醒，因此食素也是瑜珈生活方式的一种有机组成部分。而真实的情况是这样的：在中国，除了那些已然出家为僧的僧侣，大多数的人并非是完全意义上的"食素主义者"，因而很多对瑜伽修行需吃素这一条规定保留不赞成不支持的意见。

如果他们要是知道这只是身体拒绝肉类而非瑜珈行者强迫自己食素，或许就不会有这么多的成见了。通常真正喜欢瑜伽的人，即便在接触瑜伽之前是一位肉食主义者，当他练习瑜伽一段时间再重新拾起后，也会在一夜之间便对肉类失去兴趣。这可真是一种奇妙的现象呢：原来是你的身体在向你发出讯号，告诉你它真正需要的是什么，而不是你塞给它什么它就得消化什么，这点也许只有真正意义上的瑜珈行者才能做到。

### 4. 积极的态度和冥想（DHYANA）

在所有的法则中，这一条是最为重要的，因此能够做到这一条将直接决定你是否能够真正得到你所想要的。为了实现这些，我们应该尽全力去接受一些积极且富有创造意义的想法，因为它们能够帮助我们的头脑真正地充满健康、宁静和快乐。通过定期的冥想练习，你的智慧将会大大提升。

瑜伽的最高境界并不是做出各种高难度姿态或者动作，或是人为的控制心脏的跳动，而是境术合一，通过认知再结合高质量的冥想，让本是一个小小个体的自己与整个宏大的宇宙实现统一、合为一体，从而跳出生物学意义上所赋予人的生死轮回，直至充满光明与永恒的彼岸。当然，要想实现这最后的法则也是不容易的，很多人熬完了这一生都未必能够参透其中的真理。只有将瑜伽的境与术完美地结合，在练习的过程中不要分崩离析，才能让冥想带来真实贴近的宁静和愉悦。倘若能体会到这种难得的感受，你将懂得这是除瑜伽外的任何一种运动或思考都无法带给你的珍贵体验。虽然说勘破生死尚且有些距离，但却已然能够领悟到其带来的无上光荣，这足以是一笔珍贵的精神财富。

那么，一个人怎样才算是达到了瑜伽所说的那种完美境界呢？对此，奎师那给出了一种堪称完美的解释——一旦一个人能够全然地控制自己的心意、知觉，他便是处于瑜伽的境界中了。

《博伽梵歌》中这样写道："瑜伽师修炼瑜伽，规范心意活动，安于超然境界，再没有任何物质欲望，可说是到达了瑜伽境界。"

一个真正达到瑜伽境界的人，他的心意完全是受自己的意识所控制的，心意再不能够反作用于他，而是注定要受到他的控制。一个真正的瑜伽师，他的心意既不是迷妄，也不是空无，它完美地贴合了以上奎师那的完美诠释，他永远不会让自己的心意到处跑甚至是流浪。这也许听上去是那么的不可思议，但在奎师那的知觉中却是百分之百存在的，倘若一个人真的总是处于奎师那知觉中，他的心意又怎么可能离开奎师那而独立存在呢？——在服务奎师那的同时，心意自然也受到了本人的控制。

一个真正的瑜伽师，也不应当以追求物质感官的享乐为终生的奋斗目标，同样在面对巨大的物质诱惑时，他也能够很坚定地控制自己的心智，不为其蛊惑。当然，若说全部的无欲无求也是有些勉强的，但感官满足的欲望永远是建立在净化自我的基础上。因为欲望是伴随着生物体而存在的，而我们不可能消灭它，因此我们只能通过修炼内心来调整和改变我们的欲求。而奎师那知觉为我们净化自己的欲望提供了一种最恰当、有效的方法，那就是你只需认知内心那本质的需求状态，便能成功地替代欲求众多的感官享乐。比如，我们去追求瑰丽的风景，并非是为了满足自己的眼睛，而是要将这些美好的事物最终和内心的需求状态契合达到"合一"。这件事本身并没什么差别，但初衷却发生了巨大的改变，因为我们所求一件事不再自私地只为满足自身的感官需求，而是在更高层次——灵性提升的追求上有了质的突破。

在人体所有的感官中，舌头是最猛烈、最难克制的，而世界上有诸多美食佳肴，要想克制舌头的欲望是十分困难的，但只要真正地修心，坚持练习，就能实现心中的平静，控制自己的意识而不是为它控制。一旦一个人能够真正心甘情愿将他的一生全部奉献给奎师那，那么，就可以非常肯定地说，他已经达到了最完美的瑜伽境界。但需要甄别的是，深呼吸和作一些姿势并不是《博伽梵歌》所倡导的瑜伽，知觉的全然净化有利于顺利实现瑜伽的完美境界，因此在修习瑜伽时，心意的平和十分重要，诚如《博伽梵歌》中所说，"超然主义者，控制心意，长安于观想超然自我，绝不动摇，一如灯无风不晃。"

风吹不到的地方，一根蜡烛的火焰绝不会晃动。而心意就像是火焰，非常容易受到物质欲望的刺激，但凡施加一点影响，就会晃动不休，进而影响和改变整个知觉。为此，印度当地一些虔诚地修习瑜伽的人会一直保持贞守，具体的情况可以分为两类，一种是全然的贞守生，另一种是居士贞守生，即他是有妻子的，但他们之间的夫妻关系将严格地按照规范守则进行维持，且他只与妻子一人发生关系。通过以上两种方式来保证此人的心意始终能远离受到冲激。但是，全然贞守的誓言并不等于此人的心意不会受到性欲的冲激，因此，我发现印度修习瑜伽体系的人，为了保证自己的心意足够纯净，一定是要一人独居，由此避免微少的联想，以免造成全然的毁灭。

瑜伽师如此坚定地约束心意，一旦发现心意受到冲激，他便全力将其拉回，这需要很长一段时间的修习，并非随随便便或是短时间内就可达到。要知道，真正的快乐是源于灵性感官的体验而不是那些物质感官。真正的快乐是超然于物质的，而那些不信服这点的人，肯定会心意波动，再次堕落。为此，我们必须明白，那些我们通过物质感官中寻找来的快乐，并不是真正能给我们带来享受的快乐。

那些真正的瑜伽师所享受着的快乐，就是真正的快乐，它们是超然的，不是物质的。这就是哈瑞茹阿玛中茹阿玛的真正意义。茹阿玛指的是通过灵性生活而获得的快乐。

对于快乐，我们是真正地享受其中，而不是一味地去否定。正如一个病人无法真正地享受生活，他的享受只存在于一种虚假的设想中，只有当他重新获得健康，才能去真正地享受生活。同样，如果我们看待眼前的事物还仅仅局限于生命的物质概念中时，我们也无法享受真正的自我，而只是将越来越多的注意力放在物质世界里，深陷其中，无法自拔。

瑜伽体式花样虽然繁多，但一切的瑜伽体系都是为了要帮助那些受困的"心灵觉知"摆脱这些不必要的纠缠，将在物质世界里的虚幻的享乐过渡到真正的享乐奎师那知觉上，一切正如他在《博伽梵歌》中所说："修炼瑜伽，心意完全摒除物质活动，这完美的阶段称为三摩地或神定。这个阶段的特色是能以纯粹心意观照自我，并从自我处获得快乐。在这个快乐的境界中，通过超然感官，体会到无限的超然欢愉，到达这个境界，永不违离真理，其中的欢愉更是无可比拟的收获。

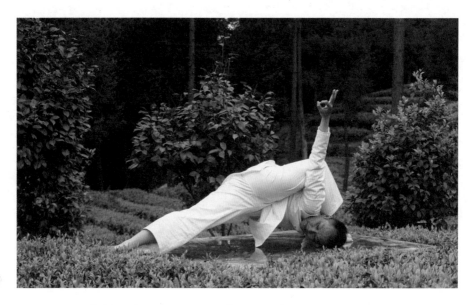

《瑜伽大师楚宁组图之韧者》2016 年摄于凤冈永安田坝

　　"安处于这个境界，即使遇上极大的困难，也会永不动摇。这肯定是真正的自由，远离一切与物质接触而来的诸苦。"

　　练习瑜伽，每个人的感受都不尽相同，但至少有一点是共通的：他必须净化自己的生物概念，将对物质的享乐成功地转移到体验奎师那知觉的喜乐上去。只有这样，他才能真正地感受、获得快乐。

　　要想获得瑜伽的完美境界，还要如《博伽梵歌》中说的，"弃绝一切物质欲望，活动不为感官满足。不追求结果，可算到达瑜伽的境界。只需以心意提升自己，不让自己堕落。对受条件限制的灵魂，心意既是朋友，也是敌人。"我们只能凭借各自的修行，去寻获和体验那绝美的灵性层面。站在这个角度来看，我们每个人都是自己的朋友和敌人，一切的选择都在我们自己的手中。到底是什么影响我们认定谁是自己的朋友或者敌人呢？伟大的阿查尔亚在诗中很好地作出了解答："仅因为心态的影响。"在这世界上，没有谁一生下来就是我们的朋友或敌人，关系划分无非就是看跟这些人的交往过程和程度，但人们容易关注到自己和他人的交往，却总在有意无意地忽视了我们与本我的关系。心意如果不能够被很好地控制住，就会沦为自己的敌人，反之，则是很好的朋友。作为朋友，我们本应当懂得自己的心意，却不知道怎么就坠入了物质的缠绕中，但如果不是这样，心意就会被误认为是自己今生最大的敌人。

于是，《博伽梵歌》中又写道："克服心意，心意便是最好的朋友，克服不了心意，心意便是最大的敌人。"那么，怎样才能让心意成为自己的好朋友呢？——当然是通过努力的瑜伽修行，使得心意能够成功地被控制，它自然就会变成我们最要好的朋友。但如果你一直在努力地练习，最后的效果仍旧不明显，那么获得成功的几率便不是很高了。

这恰恰说明你缺少灵性生命的概念，而心意则注定沦为你的敌人，说的更直白客观一些就是，一个人当他只认为自己就是个躯体，没有任何灵魂的东西，那么他的心意也就永远不会为他带来利益，而只会简单粗暴地服务着一具粗糙的身体，也就注定他穷尽一生只能为物质所纠缠。除非能真正地领悟到自我是与身体有别的灵魂，心意才有机会摆脱物质的迷惑，真正为己所控制。如果此时心意还是无所作为，那么所能考虑到的最好的办法就是联谊——一个人的欲望总爱依赖于他的联谊，因此一个良好的联谊，能帮助吸引心意成为他的朋友。

最好的联谊是选择跟圣人联谊，比如一位奎师那知觉的人或是一位力求灵性觉悟的人。林子大了，什么鸟都有。世界上有些人热衷于追求短暂的事物，比如一些人拿出全部的热情，努力地追求那短暂的躯体的快乐，这样的人势必会为短暂的事物所缠绕。可一旦变成了自觉，那么生命就会变得永恒。如果聪明的话，自然会选择跟那些能够致力于自觉的人联谊。渐渐地，我们就能够顺利地摆脱对物质的依附。为了砍断某些我们舍不得的东西，是一定要准备一些利器的，甚至必要之时，还要准备一些犀利的言词。表面看起来，那些圣人或灵性导师使用尖锐的语言砍断学生心意对物质的依附是一种"不仁慈"的做法，但以这些不妥协的训示是真的能够砍断一切纠缠的。如果真的想要超脱物质世界，就要做好随时为灵性导师严格训斥的准备，要知道，妥协和阿谀并不能让人真正获益。

只有驯服心意，人才能真正地拥有平和的心境，像一匹脱缰的野马，心意总是很容易就把我们引向追寻短暂事物的道路上，继而丢给我们一个又一个的陷阱。但只要专心专注于奎师那，就能得到其强有力的保护，将不会再受到任何敌人的攻击和入侵。

当心意变得纯净时，才有可能冥想超灵，才能真正实现瑜伽的完美境界，真正地实现境术合一。

## 2.4 五行养护，身心合一

> 健康的肢体才能探究更广阔的心灵，所以认知自我不妨从养护身体开始，再慢慢打捞人生的思维碎片，真正达到身心合一。
>
> ——楚宁

亚里士多德说："幸福是人的一切行为的终极目的，正是因为它，人们才做所有其他的事情。"但是这个人人都想要的幸福，好像是个难以捉摸的东西。不过，楚宁一直在做这样一件事情——让会员们知道自己想要的幸福是什么。

2014 年的一次分享课中，用五行明心的方法引导从北京远道而来的学生做了次人生回溯，课程结束后他久久不愿离去，见他泪流满面，我的心恻恻地疼。实际上他自 2013 年开始，每个月专程从北京到上海上我的课。十二节课的缘分，让我了解到他是一个抑塞磊落的人，似乎有许多心结，不愿意对人坦露。

此刻他却双手合十诚恳地对我说："楚宁老师，我试验过太多心理学催眠，但您这项方法是让我在思维意识清醒的状态下，认知了自身的心灵认知层的需求后，对自己生活的过往又做了一次人生总结。这将使我受益终生。"这幅画面不禁令我想起自己当初在做完回溯后，嚎啕大哭的画面。仿佛在一瞬间明了自己的全部，很清晰知道自己真正要的是什么，并如何为之奋斗。四十不惑，那种彻悟来得太迟了。

夜幕降临，他点了外卖叫了酒，要与我聊聊过去的"对与错"。这个画面特别让我想起《非诚勿扰》中秦奋在国外教堂反刍自己过去这一生所犯下的错。这个比方一点也不为过，眼前人将自己从小学到成家后所犯的错事和盘托出，大有《酌古论·李愬》"愬复能待以厚礼，示之赤诚，言笑无间，洞见肺腑"的意思。我说："生活没有对错，让你回溯总结过去的三十年，是为了总结出自己的意识形态，并不是为了验证对错。"不过他已在一年的"五行明心"学习中认知自己，这实在大快人心。

我曾看过一篇文章，有位信徒问佛："为什么人们有那么多的困苦？"佛回答说："只因人们不识自我。"当我们曾经活跃的思想遭遇困惑之时，唯一真正有用的方法不外乎学习与总结。不断回溯，学会在客观事件中

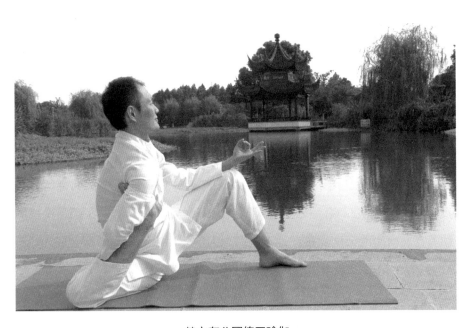

楚宁在公园练习瑜伽

通过方法进行总结和修正，很多难题都会迎刃而解。当然，心态尤其重要。

就字面理解，"回溯"有钩沉往事、瞻望未来之意。而实际上从2013年开始，我在"五行明心"课程中，会常引导学生做回溯练习。因为思维方式有它的规律的，时间莫不如此，二者产生对应的行为模式，总结过去，认清未来的方向，凝练一种行为模式，在生活中加以实践和验证，以辨真伪。每每欣慰的是我的每位学生都能认知自己，通过规律和方法的总结，切实地了解自己的人生目标和发展方向。

除此之外，这一年"楚宁瑜伽"还邀请国内外知名的舞蹈、美学等各个领域优秀的老师公开给会员上课。意在打开身体的感知，提升生命力与创造力；增加人际互动中的敏感度，更真实地建立与人的链接；扩大心灵空间，平衡身体与头脑、理性与感性、意识与潜意识；认识自己和他人的独特，找到关系中的平衡；学习爱的秘密，让自己和身边的人充满幸福感。

2014年七月份邀请NLP国际执行师王秋辰老师为"五行明心第四次沙龙"做的神圣舞蹈课分享就获得极大的好评。王秋辰老师从情绪管理、身心探索、魅力表达等方面在"楚宁瑜伽馆"做了一次以飨学员的盛宴。

课程一结束，会员热泪盈眶跑来告诉我："楚宁老师，我感受到了一种与众不同的感动——神圣舞蹈。在尝试放开自己的头脑并专注于当下的体验时，有那么一个瞬间，心好像把握到了什么，有一丝感动和一份幸福感油然而生。可以在不同的节奏和频道，在身心两个层面都可以自我诠释，真的很充实。我来这真的不仅仅是学习到了瑜伽。"那是个皮肤黝黑高高瘦瘦的云南女孩，她来上海念大学，后来因为一堂课，成为"五行明心瑜伽"的忠实粉丝。

我所想表达的不过是，我们的头脑会说谎，但是潜意识显然更诚实。身体是潜意识的一部分，从身体层面连接潜意识智慧，通过自发的舞动

楚璧隋珍　宁静致远

觉察，会激发出自身的内在力量。而身体是有记忆的，它比我们的语言更加诚实。所以打开身体，认识自己。

鉴于我大学毕业后从事过一段时间的计算机工作，在这里我想通俗地打个比方：将人比作电脑，身体与心灵好比电脑处理器与显示器的关系。心灵是思维模式，身体的作用是让思维模式表现出来。要想正常运作，二者缺一不可。

说到心灵提升就不得不提身体养护，而养护无非脏腑。如此我们不妨回到五行。在此我并不想使用大段生硬的专业术语说教，想来想去应该用更生活化的口吻简单说说。

"金木水火土"是大众熟知的五行分布。五行相生的规律是：木生火，火生土，土生金，金生水，水生木；五行相克的规律是：木克土，土克水，水克火，火克金，金克木。而我们中医学说把人体五脏即肝心脾肺肾分

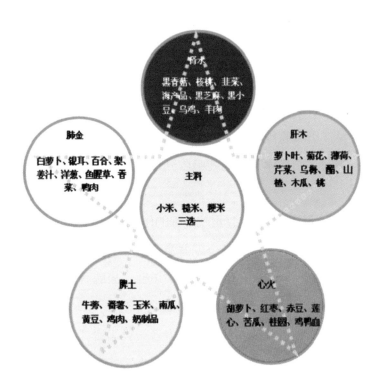

五行五脏养护图

别归属于木火土金水五行，并用五行的特性来说明五脏的功能特点。

我在《五行明心瑜伽》这本书中提到过：以木的生发、伸展的特性来说明肝的喜条达、恶抑郁，主疏泄的功能，谓之肝属木；以火的阳热特性来说明心阳的温暖作用，谓之心属火；以土化生万物的特性来说明脾主运化，为人体气血生化之源的生理功能，谓之脾属土；以金的清洁、肃降、收敛来说明肺主肃降的功能，谓之肺属金；以水的润下、闭藏特性来说明肾藏精主水的生理功能，谓之肾主水。《黄帝内经》有云，五味各走其所喜。谷味酸，先走肝；谷味苦，先走心；谷味甘，先走脾；谷味辛，先走肺；谷味咸，先走肾。饮食之中，味道偏酸的先入肝，偏苦的先入心，偏甜的先入脾，偏辛辣的先入肺，偏咸的先入肾。菜的味道中，甜酸咸辣都有人喜欢，但偏好苦味菜肴者却寥寥无几，所以我们在做菜时，尽量将苦味去除，而当甜酸咸辣的菜放在一起时，其实苦味已经暗藏其中。所以我们平时吃饭尽量要做到四菜一汤是有道理的，这是最合理、最健康的饮食方式，试想随意地吃着可口饭菜，五味入五脏就可以滋阴内脏，是何等惬意之事！

2012年有个客户问："楚宁老师，我都让我的营养师给我调配饮食了，为什么还是效果很差？"我告诉他："很多时候我们注重了饮食，却忽略了自身身体的吸收能力，也就是脾胃的吸收消化能力。如果脾胃本身不健康，试问我们身体又如何能吸收到足够的营养？再吃营养品也是无济于事。"

所以我今天就从最根本的，也就是脾的作用谈起。

脾的主要功能为运化，为各个脏器及全身的肌肉和四肢的营养供给提供来源，对整个人体的生命活动都至关重要，故脾胃又被称为"后天之本"，五行情志主思，思虑过多则伤脾。从宏观论，脾不好的人，一般有两种外表形体症状，偏瘦和偏胖。血虚者一般偏瘦，血液的作用是将营养运送至身体各处的肌肉和内脏，血虚的人营养吸收不良，各处的肌肉细胞和内脏组织得不到稳定的营养供给，所以偏瘦。气虚者一般偏胖，

楚璧隋珍　宁静致远

特别是脾湿运化不佳，代谢不畅，体内的气推不动会导致经络运行不畅及大肠蠕动不利，从而引起身体无力和经常便秘，造成脂肪堆积，所以偏胖。气血虚弱会导致肾气不足，特别是肾阳虚又会导致全身气血不通，反过来造成气虚无力，从而使肺气虚，心脏缺氧最终导致头部供血不足等一系列问题。脾的问题有很多，我现在碰到的大部分的问题是脾湿，脾湿会引起头晕目眩，表现形式有：晚上睡觉流口水，虚胖无力，食欲不振，大便溏烂等一系列问题。而脾湿的表现一般在嘴唇，会有嘴唇颜色血红，褪皮；在窍为口，舌苔肿大，两侧有明显的牙齿印，口内多出现溃疡、溃烂等等。要除湿有方法，最实惠的方法就是用薏米加红豆，但不能放任何糖或蜂蜜类的添加物，每天一小碗，要连吃半年以上才有效果。不过在此之前首先要提高认知自身的身体状况，根据体质进行调理。

肾的主要功能是藏精，主生长、发育与生殖，主水，主纳气，五行情志为恐，恐则伤肾。无论男女来说，肾都很关键。因为五脏六腑中直接影响生活品质的就是肾脏。肾开窍于耳和双阴，肾亏会导致很多问题，肌体的免疫力下降，耳鸣，遗尿，大便稀溏频繁，过早脱发，小儿五软五迟、老人发脱齿摇，以及青壮年阳痿早泄或经闭不孕等症，特别是容易导致夫妻感情生活不和谐，对情志层面的健康影响极大。肾阴虚的主要表现为内热，五心出汗，严重的晚上一睡觉就出汗，到凌晨甚至会热醒并全身湿透，其实这和缺钙也有很大的关系。内热太重的话也会导致体内多发炎症。气血在下淤积会表现大便干结，往上则会有胃炎、咽炎、口腔溃疡，而内热加脾湿一上头更会导致睡眠不好、失眠、夜梦、睡不踏实等一系列问题。肾阳虚和肾阴虚的养护方式不同，如金银花、绿豆、银耳、莲子、决明子、鱼汤、蛤蜊等是滋阴的，而狗肉、羊骨、猪肾、鞭类则是补阳的。冬天主水，是补肾的最佳季节，也可适当地配合一些营养品。这里要提出的一点是某些品牌的蛋白粉不能乱吃，不是说蛋白粉不好，是因为蛋白粉本身是大分子结构，会加重肾的负担，有肾亏现象的人吃了效果并不理想，但蛋白粉在伤元气的情况还是可以适量添补的，只是建议不要长期食用。

熬夜族尤其要注重肝的功能和养护。肝藏血，肝乃血之存库。它的主要作用是清理垃圾，帮助血液排毒，并将血液往全身各处输送，保持全身气机旺盛，使全身通畅，通而不滞，散而不郁。而如果肝受损，会急躁易怒，出现血脂、血淤，全身的血液也都会循环不好。晚上十一点到凌晨三点为肝胆的排毒时间，这时一定要按时休息。在体合筋，肝受损会使血不养筋，肌腱、韧带筋膜发生病变，关节活动不利，易疲劳；肝之华在爪，指甲薄而软，易脆裂，枯而无光，甚至变形。肝开窍于目，肝阴不足（阴虚），两目干涩，肝阳不足（阳虚），视物不清导致流泪增多。五行中水生木，肝肾是为相生的作用，肾好，肝才好，肝不好，肾也不会好，所以有肝肾通补的说法。而增加肝功能，在春季应多吃当季的绿色的蔬菜，保持开朗的心情等。

心脏乃君主之官也，为身体各处供血，提供泵力。心主血脉，如果心血亏虚，会发生心慌、心悸，面色无华，稍微一运动就会汗多。心血淤堵则会心闷痛，面色灰暗而且脸颊及嘴唇舌质呈现紫色或紫斑，是血在脉管中遁行无力，多现血脉阻塞。心主神志，心血亏虚会失眠、多梦，神志不宁、精神萎缩等等。小儿如果心血亏虚，如果加之补钙不足则会造成体内血钙缺少患上多动症。心肺一路，心脏的动力要靠肺的供养来支持，如果心血亏虚，肺也不会太好。如果肺不好，也会加重心脏的负担，会出现身体缺氧、脑缺氧、心脏动力不足等等问题，这些都会和肺气虚有关。在志为喜，过喜则神伤。心开窍于舌，舌乃心之苗，舌苔可以反应很多心脏的问题。舌面皱折，裂痕是心脉亏损；舌尖鲜红是心火上炎；舌卷，舌直强，舌歪，言语有障碍很多是心神失常。平时要注意多补充些红色食物，夏天是调理心脉的最佳时机，像西红柿、草莓、西瓜、杨梅等时令水果就很有帮助。对于心阴不足的人就会经常出现心慌、心悸、心火旺，这类人都可以吃些桑椹、黑芝麻等滋阴的东西。而心阳不足的人，则可以选择吃点龙眼、大枣等红色的食物来补充。

瑜伽本身重呼吸，肺部自然是瑜伽练习中最直观运用的脏器。肺主气，主宣发、肃降司呼吸。它的主要功能是呼吸，并将氧气供给于心脏。肺主皮毛，在体合皮，肺部不健康的话，皮毛防御功能减退，易感冒。皮肤易发炎，毛窍多闭塞现粉刺，肤质差。肺调节排汗，与大肠互为表里，主排泄，所以气虚者很多会有便秘现象。而肺部喜润忌燥，肺燥会造成咽喉肿痛。秋季润肺最好，多吃白色系的食物像白木耳、鸭梨等对肺都有很好的养护作用。通是最大的补，现代人群基本都是营养过剩，有些人不懂得调理，有些人又调理过度，这都是有问题的。很多人的身体有内热、痰湿、淤血的情况，都是平时不注意内脏和体质的情况而呈现的一种体内不通畅的状态。在不通的情况下去补，只能是有过而无功，极易出现身体受损或虚不受补的现象。人就像一部正常运行的机器，时常加加油，注意保养，清一清，通一通，无论是身体还是心灵都要维护，经常维护的机器运转起来才能省电、省能源，效率达到最优化。

众所周知，中医理论中饮食与五脏关联至大，但很少有人知道人的性格和情志与五脏也是息息相关的，很多时候，情绪控制不住其实和身体也是有关联的，而当事人却往往不自知。比方说，脾气不好，容易生气发怒的人，往往有肝脏功能失调乃至有器质性病变的可能；悲伤、孤独、愤怒和重压都会诱发心脏方面的疾病；性格忧郁，过于敏感则容易伤及脾；肺主喜乐，在大悲大喜且控制不住情绪时易伤肺；恐惧和烦躁则是伤精伤肾的两把利刃。根据我多年寻求健康方法的经验并结合五行学的理论，健康的身体是一切的基础，其中最重要的就应该是五脏的养护。很多的瑜伽者太过于追求体式，过于强调脊柱的健康，却把最基础的五脏养护给忽略了，真可谓本末倒置。在我看来，锻炼体式除了改善因为生活方式而导致肩颈等明显的健康问题之外，最根本的目的是要让内脏得到滋养和强壮。

男性前列腺和女性妇科的功能和养护也是许多人比较关注的问题。男性的前列腺与女性的子宫是人体的两大奇腑之一（另一奇腑大脑不属于本书要表述的范畴，在此不做讨论），是人体非常少有的，具有内、外双重分泌功能的性分泌腺。作为外分泌腺，前列腺每天分泌约 2 毫升前列腺液，是构成精液的主要成分；作为内分泌腺，前列腺分泌的激素称为"前列腺素"。另外还有控制排尿和运送精液的功能，在人体中发挥了重要的作用。前列腺炎在当今社会也算高发病，性事不当、长期抽烟酗酒、经常便秘和憋尿、久坐不运动、冷热安排不当都易导致前列腺炎的产生。

　　子宫是产生月经和孕育胎儿的器官，位于骨盆腔中央，在膀胱与直肠之间。因为女性本身身体的生理结构的关系（特别是婚后女性），其防御外在细胞侵入的能力下降，生活方式的不规律都会导致妇科疾病。人体的血液 pH 值为弱碱性，而女性的阴道本身 pH 值为弱酸性，经期有自净作用，但却会破坏内环境的 pH 值，再加上自身的免疫力下降，高温、高湿、经期中的高蛋白与不合格的卫生巾为细菌滋生提供了一切充足的条件。而炎症的发展过程，会从外阴、内阴、宫颈、子宫内膜、输

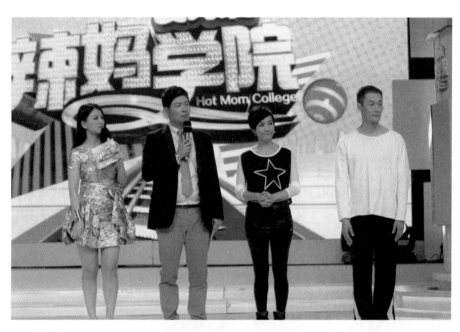

楚宁受邀参加《辣妈学院》

卵管一直发展到整个盆腔。如果不在意日常保健，除了身体不适外，还会使女性提前衰老，严重时导致不孕不育，甚至危及生命。在预防方面，女性要更仔细些，贴身衣物每天换洗，清洁工作要常做，特别是经期中，无论多少量，两个小时必须更换。无论前列腺还是子宫组织，因为整体是肌肉组织，血管组织较少，所以一旦发病，药效较慢，因此预防很重要。加强锻炼，建议多练练普拉提，加强核心力量的练习，增强抵抗力、健康的生活方式才是最重要的。

为了生存，我们学会隐藏真实体会，以求适应社会。为了生活，我们过早透支身体，让它承受不能承受之"轻"。长此以往，我们变得理性而麻木，再借用药物对抗身体和精神上的种种病痛，多么遗憾。实际上只有更健康的肢体才能去探究更广阔的心灵，所以认知自我不妨从养护身体开始，再慢慢打捞人生的思维碎片，真正达到身心合一。

# 卷三 另起一行

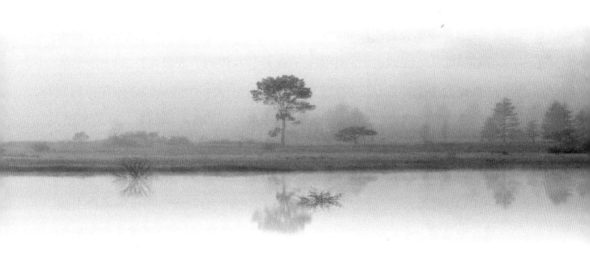

楚璧隋珍　宁静致远
CHUBI SUIZHEN NINGJING ZHIYUAN

# 3.1 伽人负笈远游

> 在印度，我用心灵与眼睛看到一种完善、友好的内涵，这种内涵远离于短暂的物质世界的界域。
>
> ——楚宁

浸透瑜伽已有十多年，平生第一次到了瑜伽的起源处——印度圣地瑞诗凯诗，是在 2015 年。

似乎前不久我的导师魏立民先生还曾带着些许感伤对我们说："谁说我们只能从外面请进来？中国有五禽戏、八段锦、太极八卦、导引吐纳，这些皆为中国瑜伽！谁说我们不能借此走出去？中国瑜伽应该在世界瑜伽之林占据一席之地！"言犹在耳，不久后我们便乘风而来，激越昂扬，满载力量，致力打造中国瑜伽走向世界的第一梯队。

2015 年 2 月，有幸跟随魏立民老师前往印度瑞诗凯诗参加第十一届中国 G1 瑜伽大会。此次活动是第一个中国的瑜伽大会和世界瑜伽节嫁接，也是第一个中国瑜伽大会在国外举行，旨在向全世界展示中国瑜伽人的风采和专业。作为团队成员之一，我真正倍感荣幸。

曾经还有人对我们走出国门而半信半疑，大家在问："将中国瑜伽推向世界？这似乎特别艰难。"魏老师的回答是："即使再艰难，总要有人迈出这一步！"于是我们中国瑜伽人拧成一股绳，迈出了这重要的第一步。

要说的是，这不等同于你所经历的任何一次印度或其他旅游培训。

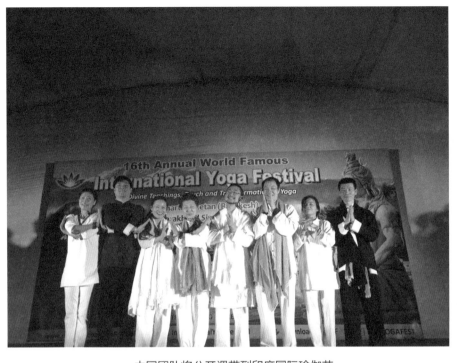
中国团队将公开课带到印度国际瑜伽节

而可以说是中国瑜伽人最高端也最精华的真正瑜伽节日和盛会。

2015年2月底，在经过了二十多个小时的长途飞行，加上八个小时的通宵长途巴士后，我们中国代表队顺利到达印度北部喜马拉雅瑞诗凯诗镇。一路上队友们聊起"1968年披头士乐队访问瑞诗凯诗，了解冥想马赫西马赫什"以及"圣河恒河的古老艺术"，而我一路上除了想象瑜伽天堂的样子，又生出了那些英雄情结，比如作为中华文化的使者，一定要抱团让外国崇华，作为中国瑜伽人一起为自己的国家扬眉吐气。

但是绝对没有预料到的是，这次世界瑜伽节中，中国代表团引起了全球媒体的关注报导，有新华社德里分社（电视、报纸）、印度日报、新华时报、国家地理等等，我从来没有想过，自己会如此幸运，能与一群心中有梦的伙伴将中国瑜伽传向世界，将中国太极带到瑞诗凯诗，将中国旗袍带到恒河，让中国国旗飘扬在印度瑜伽节的上空。

行程还未过半时，我们几乎与当地人融为一体，短短几天，大家尽展所学，相互交流。

在当地的元宵节那天，因为吃了太多天咖喱，有些队友已经怀念中国饭菜了。其中有人提议："不如我们自己动手做中国食物吧，汤圆、饺子，愿意的举手表决。"没想到这一提议获得全票通过。中国团队像一个大家庭，自己做菜，分工明确，一起欢庆。不免感慨加感激，异国他乡，又额外收获一份浓浓不逊血缘的亲情。晚上餐毕，又结伴去恒河唱颂。幸运的是，我们受到名师 Erica 的亲自邀请，他说："中国团队了不起，我想邀请你们参加我后天下午的课程。"我们欣然答应。

周晔老师的"太极瑜伽"，迷罗老师的"瑜伽查查功"，莲花老师的"脉轮瑜伽"，吴镇威和陈素军老师的"普拉提恢复"，楚宁的"五行明心瑜伽"，田华老师的"暖宫瑜伽"，于伽老师的"瑜伽梅花桩"，陈柳军老师的"心灵按摩"，李清老师的"节奏冥想"，戴娟老师的"女性调理"之骨盆保养瑜伽，均以公开课的形式分享。其中雷霆奶奶的一曲"小苹果"打动了无数国外友人的心。琳子老师 2006 年就出"琳子瑜伽"系列丛书四册，不仅如此，她还担任中国舞蹈编排的主要工作，不得不令人感激佩服。我还记得那个来自日本的知名瑜伽导师珠数孝，他有着孩子般纯澈的笑容，仿佛融化了整个瑞诗凯诗的阳光。而来自加拿大的陈老师自愿为 G1 中国团队公开课做了全程翻译，可谓居功至伟。英文水平绝佳的邓霞，在后期也为团队做了很多工作，甚至还主动担任辅导外籍学员的重任。要说的当是此次瑜伽盛会上的两次小插曲。

第一次是在开幕式上我们团队表演一段"古琴太极舞蹈秀"时，我负责当中的太极表演。那日天气晴好，舞台下簇拥着来自世界各地的瑜伽爱好者，还有各国媒体及单位或者随同家属，当然也有一些并非专业瑜伽人的当地民众。尽管事先早有耳闻"印度电力短缺，尽管人均通电率已达 80%，但停电现象经常发生"，也听印度旅行回来的朋友描述过令人崩溃的停电现象。但我们绝对没有想过停电这件事情会被我们遇到，而且是在我们的节目表演进行到一半的时候，突然停电，配合表演的音乐骤停。这是一段由音乐引导而进行的节目，音乐一停其实几乎没有办法将表演进行下去。此时原本有些许躁动的舞台下，霎时鸦雀无声，几乎是在同一时刻有几千双眼睛齐刷刷地盯着舞台，兴许有担忧、兴许有诧异、兴许还有些看笑话的吧？总之，他们可能觉得，完蛋了！我当时担任的是表演太极的角色，说来奇怪，当时我心中没有其他杂念，什么也未去思考，还是按原有的节奏在无声的氛围下继续表演，余光瞥过去竟发现我所有的队友们，似乎也并未受到停电的干扰，大家心无杂念，没有一句交流，在无声的环境中将这段原本需要音乐引导的节目有序地表演到最后，然后弯腰向台下致谢。这份默契和坚守，让我震撼，几乎在一瞬间泪盈余睫。表演结束后，台下响起雷鸣般的掌声，有些人竖起大拇指，连声赞叹"中国英雄"，我清楚地察觉到有一些瑜伽爱好者，他们流出滚烫的泪水，一张张肤色各异的脸上布满欣慰，我想那是一种只有瑜伽人才能切身体会的骄傲吧。魏老师从评委席走上来拥抱我们每一个人，他说："刚刚我真是懵了，但是我又知道你们一定会这样做的，因为你们是中国瑜伽人。"我们相拥而泣，为这种不圆满中缔造的圆满。随后评委席其他老师也纷纷拥抱着我们，台下有些民众冲上舞台将我们高高举起，高呼"中国英雄"，一股热浪涌向心头，使我的心久久不能平静，按捺不住内心的激动，我仰望着瑞诗凯诗的天空，肆意享受着这份属于中国瑜伽人的骄傲。

这次"停电事件"不仅没让我们出糗，反而让很多人在世界舞台上认识了我们，作为本届瑜伽节盛会上的"英雄"，我们每人每天至少要接受世界三家电视台的采访和报道，一时间"中国英雄"频频登上各国头条。通过这件事，我的内心感到极大的满足，因为，能取得这样的荣誉，是我们团队做了巨大努力的结果。

另一件事情发生在闭幕会上。闭幕式上我们带去的是中国的旗袍秀节目，因为印度这个国家有一些固有的规定，他们的女性服饰可以露腰露手臂，却不能露大腿。而中国的传统旗袍是必须要在腿部开衩的，如果没有开衩，旗袍十分韵味将失去九分。这可怎么办呢？当我们在后台换上旗袍排练后，斯瓦密便告知我们："中国的旗袍简直美得不得了，但是腿部漏于外面的服装在印度修习院恐怕不被允许！"听他这么一说，大家都慌了，这档节目作为闭幕式的压轴重戏，如果被取消肯定会对我们造成很大的影响，谁也不愿意这种事情发生。怎么办呢？大家聚集在一起思考应对之策。后来魏立民老师急中生智说："不如我们去找当地主办方申请，先把旗袍的开衩全部缝上，到节目演出之前再拆开，如何？"这个提议获得大家一致赞同。于是由魏立民老师去与斯瓦密交涉，可是交涉的结果依旧是舞台上表演的衣服不能露大腿。后来我们又反复去找斯瓦密十数次，也许是精诚所至金石为开，在旗袍秀表演的前一小时，我们将这档节目争取下来了。斯瓦密和主办方做了最大的让步：旗袍秀可以上台，但是所有旗袍必须将开衩缝上，而且表演者必须穿上长款打底裤。

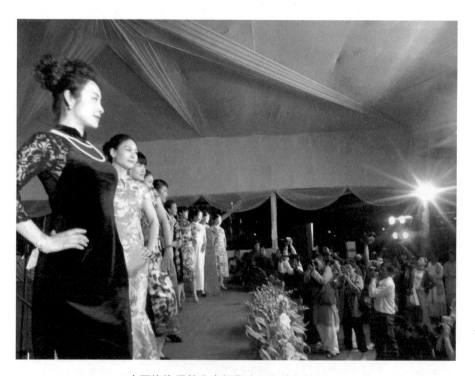

中国旗袍秀首次亮相印度国际瑜伽节

在团队的一致努力下，中国正式团队的舞韵瑜伽和旗袍秀如期演出，舞蹈高贵脱俗、旗袍惊艳四座，当中国瑜伽老师着旗袍一出场，几乎全场轰动，甚至在表演结束后很多人跑到平后台打量我们的旗袍并纷纷要求合影留念，我们带去的旗袍对于长期穿着沙丽的印度女性来讲实在颇具吸引力，即便不能穿着，他们也希望我们赠与他们留作纪念。都说赠人玫瑰，手有余香，我们走的时候将旗袍赠送给了当地瑜伽爱好者。这次的表演不仅让世界对中国瑜伽叹为观止，也向世界展示了中国传统文化之美。

去印度怎么能不去泰姬陵?

泰戈尔说，泰姬陵是"永恒面颊上的一滴眼泪"。一个如此凄美的比喻，必然连着一个美丽而又凄凉的故事。抱着探寻故事的好奇心，演出结束后，我们结伴去了泰姬陵，一辆小车挤着十几个人，一路有说有笑，风景旖旎。我们坐在完美的建筑下，听魏老师说讲关于泰姬陵的故事：阿姬曼·芭奴，这个来自波斯的女子，美丽聪慧，多才多艺，入宫19年，用自己的生命见证了沙·贾汗的荣辱征战。沙杰汗封她为"泰姬·玛哈尔"，意为"宫廷的皇冠"，可谓是三千宠爱在一身。可惜的是，不论中外，自古红颜多薄命，泰姬在生下第14个孩子后香消玉殒。死讯传来，沙·贾汗竟然一夜白头。于是，一个悲痛的丈夫，动用了王室的特权，倾举国之力，耗无数钱财，用22年的时间为爱妻写下了这段瑰丽的绝响。正如美国著名作家马克·吐温所说，爱情的力量在这里震撼了所有的人。

1632年，泰姬陵在沙杰汗选中的印度北部亚穆纳河转弯处的大花园内开始动工兴建。此处位于亚穆纳河下游，十分空旷，沙杰汗可以从河上游的阿格拉城堡上远远地望见。建筑学和珠宝最受沙杰汗喜爱，因此，他选用大理石建造泰姬陵，并以十分精巧的手艺在大理石上镶嵌无数宝石作装饰。本国以及波斯、土耳其、巴格达的建筑师、镶嵌师、书法师、雕刻师、泥瓦工共计两万多人参与了泰姬陵的建设。此工程选用了本国的大理石，中国的宝石、水晶、玉和绿宝石，巴格达和也门的玛瑙，斯里兰卡的宝石，阿拉伯的珊瑚等。

泰戈尔用一句话道尽泰姬陵惊天动地的美，还有泰姬玛哈尔倾国倾城的丰仪。爱通过建筑来表达，有时候更加能够穿越时空，经得起人世间的风雨。大家笑着说："爱有跨界的力量。"

我们还有幸加入了当地的洒红节。在参与之前魏立民老师又向我们讲了关于印度重头戏——洒红节的由来。传说从前有一个暴君不允许人民信奉大神毗湿奴。他的儿子却坚持敬奉大神。王子对父亲的专横跋扈表示了不满，因此受到百姓拥护。于是父王大怒，暴君便指使自己的妹妹、女妖霍利卡在一个月圆之夜烧死王子。翌日清晨，当国中的百姓带着盛水的器具赶去救人时，却发现王子安然无恙，而霍利卡已化作灰烬。这是大神毗湿奴保佑的结果，人们便将7种颜色的水泼向王子以示庆祝。因此，人们把每年印历12月的望日定为洒红节。洒红节的第二天，人们便用水和各种颜料互相泼撒、涂抹。夜晚，人们把用草和纸扎的霍利卡像抛入火堆中烧毁。印度人在洒红节期间还要喝一种乳白色饮料，据说可保来年平安健康。洒红节现在为印度的新年，原意庆祝春天，与创造和复始的行动有关，代表春分和谷物丰收。上至达官显贵，下至平民百姓，加入载歌载舞的队列，而又为了彰显内心喜悦，大家纷纷将身上涂满五颜六色的颜料，追逐打闹。从清晨开始，男女老少就纷纷提着事先装了各种颜色的彩粉和彩水的袋子走出家门。见面不管认识与否，不分年龄性别，也没有贵贱之分和种姓之别，先泼红洒绿、互画花脸、互掷水球一番再说。孩子们相互涂抹是免不了的，他们还会对平时尊敬有加的老人突然泼洒深红或菊黄色的颜料，然后兴奋地手舞足蹈。颜料被洒向半空，街道上成了色彩的海洋。在涂抹颜料和泼洒彩色水的过程中，大家都努力把欢乐送给别人，让幸福浇灌全身。碰巧的话，你还有可能被楼上扔下来的鸡蛋砸中，一路滴答着黄汤，楚宁就被鸡蛋砸中两次。在如此汹涌的色彩浪潮中，每个行人脸上都画上了"彩妆"，大家的衣服也都变得色彩斑斓。印度人在这一天捉弄别人时总有一个很好的理由——"请别生气，这是洒红节"。

临回国前，我从恒河请回象征能量恒河圣石，一路上摸在手中仿佛能感觉到数千年的时间沉淀和能量堆积。其他队友也从恒河请回各自选中的圣石，他们问："楚宁，你准备将圣石放在哪？"我窃喜："准备做个架子放好，绝对丙辛合。"

乙未年己卯月丙戌日，在经过了紧凑的两周印度游学生活后，我带着新的感悟踏上了祖国的疆土。那天，我并没有拿出纸笔在一万米的高空记录下这段游学感悟。害怕情感像卸阀的河流，一发不止。于是只在飞机上闭目养神，可一闭眼，我又开始回溯过去的两周游学生活。那就索性说说吧，当抛开一切的成绩和光环后，惊喜地发觉，我收获最大的是认识了一群新的伽友，以及得到了一个新的称谓——"伽蓝队长"。"伽蓝队"也许在最初并不是整个团队中的佼佼者，但通过各位队友的共同努力，俨然成为整个团队的明星。在整个游学活动中大家各尽所能，各司其职，力往一处使，获得了最终评比的第一名。

当然，这不能不讲，全部在于各位队友在那段时间对我的信任与协助。游学活动虽然结束了，但我十分认定这只是一段缘的开始，瑜伽的事业并不是一蹴而就的，我也始终坚信日久见人心，希望在今后的岁月里常伴常随，且行且珍惜。这次瑜伽盛会，楚宁何德何能与八十个国家六百位全球教练济济一堂，一周多的时间，感受四十位国际一线导师的风采，深度接受瑜伽文化的滋养，完成了一个身心灵的洗礼整合。

于是我又再拿出纸笔，在飞机降落的那一刻写下：

世界很大，世界很小；你我之间的相隔仿佛是远隔重洋亦或是比邻身边；如果没有那一份缘，我们可能依旧是陌路；如果不是我们彼此珍惜，那些记忆片段也只能是过眼云烟。身在，心念，魂牵的当下，那一份珍藏在心底的是思念，而更值得让你我弥足珍贵的情怀是"难忘伽蓝"。

回国后，得到印度伽友引荐，我应邀到中国南部做了一个以"风水和健康"为主题的演讲。得出的结论是，什么是风水，"人"才是最重要的风水，身内外环境的和谐统一是成功的基础。

2016年印度瑜伽节，我再次获邀前往印度。提前好几天我摊开行李箱，一会问太太"我要穿哪件衣服显得庄重"，一会问太太"我要穿哪双鞋子更加合适"，太太笑我就像个孩子。但就当一切准备就绪时，我们的带队老师魏立民先生突然打电话告诉我："楚宁，我生病了，在住院，医生再三嘱咐不能坐飞机，不如就由你带队完成这次的瑜伽节表演。"我当时脑袋"嗡"的一声，一片空白。"完了，傻了，懵了！"我想。我虽然有了2015年的印度游学经历，但是并不代表我能带好一个团队。再说，很多人完全是冲着魏老师的名望去的，我带队算怎么回事，再三推脱后魏立民老师执意让我带队前往瑞诗凯诗。我赶紧打电话给父亲，这些年其实我做许多决定并不那么诚惶诚恐地向父亲求教，这次格外不一样。电话接通后，我慌乱说了一通，汇报了近期的状况，当然最主要讲了"带队印度"这件事情。我讲："爹爹，我脑子一片混乱，出了问题可是要拿我是问的呀！"父亲了解了情况后，在电话那头讲了句："既然老师信任你，那你就带队去吧，你不要怕吃亏，也不要怕不成，跟着心走，大胆去尝试。"听父亲这样一说，我勉强定了心，接收这个艰巨的任务。

任重道远，2016年2月26日，团队在香港汇合，经过了整整一天一夜的行程后，我带领团队三十余人再次抵达瑞诗凯诗。因为轻车熟路，我们一到修习院便获得当地人的热情接待，大家你一言我一语，坐在熟悉的小茶吧，喝着茶饮，聊聊近况，别有一番滋味。

可是晚上我就犯愁了，独自一人静静坐在月下。虽然魏立民老师刚和我通过电话，给我信心，一直鼓励我放手去做。可我呢，忧虑重重，毕竟责任太重，而且这次队友更多，几十号人都来自不同的地方，虽有大半的队员是魏利民老师的学生，但我们之前并不认识。当时心想："赶鸭子上架吧，只有全力以赴了。"幸好有师姐文殊老师与师妹雨晴老师替我分担，当晚我悄悄找主办方退掉了会务组为我预定的专门导师房，准备和大部队住在一起，这样一来便于管理沟通，二来也好同心同力。将行李搬出房间时，那个健硕黝黑的印度房务员模样的人问："你确定要退掉专门的房间去住大通铺？"我坚定地回答："是的！"在支付完几十个卢布后，他为我将行李搬到"大集体"宿舍。我的到来，在某种程度上给了大家一定的鼓励和欣慰；这种没有特殊化的待遇，让他们主动与我拉近了心灵距离。

因为 2015 年的大量报道，我们在当地已成人人皆知的"英雄"，所以 2016 年再去的时候，相应的食物也增多了，甚至专门为中国人准备了中国炒面、炒粉、饺子等中国食物。

第二日我们一行人去参拜了一株超过千年的菩提古树。这在印度传说中，被象征为佛陀成果的所在，我们在树下坐立许久，感受时光延续的魅力。就在此时我心中闪现一个念头，即兴吟了一幅对联。上联是："菩提心，菩提果，菩提树下见菩提。"队友们纷纷对答下联："菩提草，菩提木，菩提世间行草木""众人路，众人行，众人行善惠众人""明月光，明月现，明月当空见月明"。我大喜过望。有人问："楚宁老师，说出下联吧！"我说我的下联是："恒河石，恒河心，恒河岸边沐恒河。"

大家再问："横批取什么？""对子由楚宁老师感悟而来，我看就叫五行明心。"一时间，所有人拍手叫好。当我将这副对联即兴发在朋友圈时，我的学生佳鸣稍作修改发给我，上联：草木铺，草木地，草木之间悟菩提；下联：菩提草，菩提木，菩提世间行草木。我大喜，不禁感慨万千。

这次我也带着队员们参加了 30 年如一日的恒河唱颂。恒河水畔，我们品味于伽老师的茶道，有些伙伴热泪盈眶地抒发内心的感慨和感动。我打坐于恒河边，静静回溯旧年往事，2015 年 G1 印度国际瑜伽节的一切都历历在目，时间更迭，场景依旧，心境却又已是大不相同。境由心转，得魏立民老师提携，去年的楚宁是众位主角中的一员，而今年受恩师之托嘱，楚宁要致力于将学生们推上国际舞台，任重道远，剑及履及。不得不感叹，生活是一场修行，一切的修行最终成就了别人也成就了自

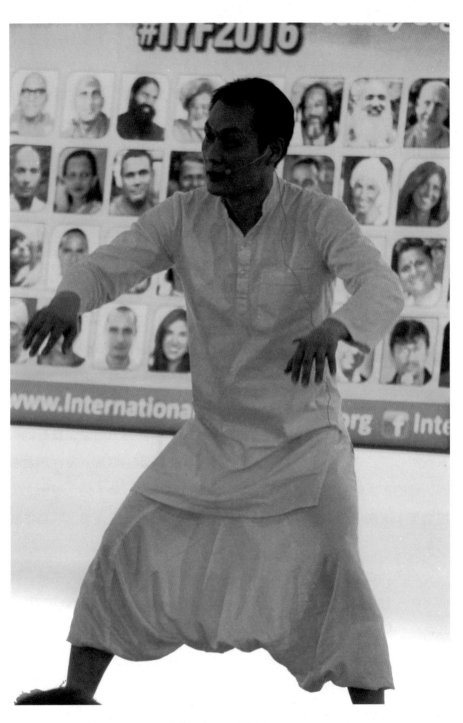

楚宁带领中国团队做公开课

己，亦即有爱不觉天涯远，因为瑜伽之爱，我们从世界的各个地方汇集于此，共襄盛举。

许是上苍厚我，在印度这一个神奇的国家，以楚宁如此水平一般的英语，竟然在瑞诗凯诗穿行自如，沟通无阻。以至于回国时，队友笑我："楚宁老师，您已掌握一口国际化的印度英语，考个印度英语四级不为过。"我也不免哈哈大笑，心头大石，业已消去大半。

中途插曲也有，在此详细叙述一二。刚去没几天，有队友发烧感冒，而且高烧不止，附近又没有诊所和药店，但是出发前魏老师一再嘱咐，每一个队员此刻珍贵如国宝，不得有一丁点闪失。若有闪失，拿楚宁是问。我诚惶诚恐地趁大家排练的期间，一路搭着小电驴找到一家小药店买回药，穿梭在鱼龙混杂的各种道上，一路可谓惊险刺激。去年体验了一把停电的惊险刺激，今年又在在马路间见识了非凡惊险，印度真是个神奇的国度，脏乱的城市里，或许有穿着脏乱的人们，但每一个人不焦不燥，沐浴阳光，感受贫穷，静静等待上天安排。每次穿梭在印度街市，不免由衷感叹：幸福指数真是太高！

一波未平一波又起，在队友感冒高烧康复后，更大的问题又来了。我们另一部分女队友住的那间房，突然在半夜坏了马桶，卫生间到处漂浮着令人作呕的粪便。这时候女士们尚未洗漱，让大家将就一晚显然很过分。于是我只得找到酒店店员沟通，因为值班店员不通英文，所以沟通进行得很费劲，好在我按着手势比划大概清楚了他的意思，大概就是修厕所可以，但是必须支付一些钱。我利索从包里掏出钱，递给那位店员。他示意我耐心等待，不出十分钟，他从卫生间出来告诉我，厕所修好了。我探头进去一看，算是修好了，积水没了，但是地上杂物还在。我清理完杂物后准备休息时，又接到消息，那间厕所的马桶又坏了，此时我又困得不行，但一想，"魏老师将大家交给我，可不愿意看到大家出状况"，于是"蹭"地起身，再次打着手电筒找到店员，豪气地将一千卢比放置他面前，用最近刚学的印度语说："你好。"然后一通比划将店员

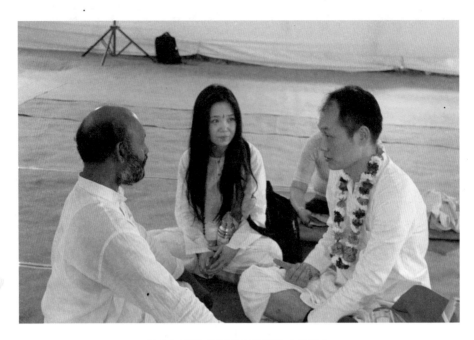

楚宁与印度的阿育吠陀医生交流瑜伽

带到故障卫生间。等他修好后，已经是下半夜，大家疲惫入梦后，我又独自去修习院的草坪打坐了，这一坐就到了天亮。

天亮后，队员告诉我，昨天放在卫生间的项链不见了，其他几个队友放在卫生间的一些较为贵重的物品也不见了，我一拍脑袋，糟了，八成是小猴子趁我们不注意从窗户溜进来"顺手牵羊"。好在瑜伽人不拘小节，后来我们买了一些香蕉和零食"收买"猴子，它们的行为也稍有收敛。

还有一件事，当时因为种种原因，我们安排的旗袍秀被临时甄选后淘汰了一个，只剩下一个"天空之城"的演出。当时负责表演"天空之城"的队友也担任旗袍秀表演，一听说自己精心编排的节目被淘汰，她情绪有些失控，当时赌气说："那我连天空之城也不上了。"我听了这话特别生气，当时也有点情绪，就直接发泄出来："你说你不上就不上，你是什么意思？为了证明你的重要性？这个地球上少了任何一个人还是会照样转的，你不上就不上啊。我出来我也是义工，我们出来就是一个团

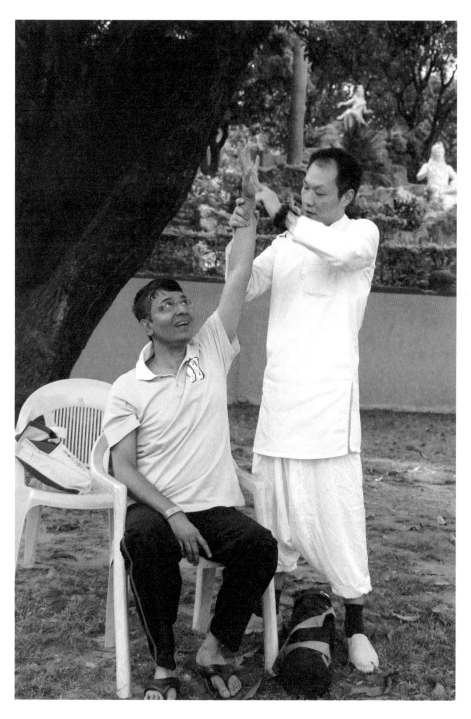

楚宁为外籍医生做肩颈理疗

体，老师并没有给我工资，我们都是一样的为了团体的名誉而来，我们就是大家一起来看外面的世界，能把大家推到台上去就尽可能推，并不是保证百分百的都能达到大家的要求。包括我们有两场是让老师们上台展示他们的技艺，我们都会尽力。但是请你们一起听从指挥，如果你不听话，那就下去，随时走。"可能见我真的是发火了，她不再说话，收拾心情后表演完"天空之城"，事后她开玩笑对我说："楚宁老师，老虎不发威，我一直以为您是 HelloKitty 呢！"我哈哈大笑，也怪不好意思的。对于这件事情，在此向这位队友说声抱歉，楚宁当时也有情绪。

中途我有几天，喜爱上附近一家茶店的环境，一有时间就去，蹭蹭WiFi给太太发发照片和见闻也是好的。主要是爱上那里的茶了，一杯茶三块钱，实惠又好喝。喝着喝着有时会遇见不同国籍的瑜伽修习者，素未谋面却像暌违万年，有时聊起不同派别的瑜伽以及彼此国家的文化往往停不下来，这又不免感叹，天下瑜伽一家人，我楚宁愚人瑜心也好，瑜人愚心也罢，总之收获的是满满的感动。

大会期间，各国瑜伽人都在分享自己的干货，有时主题是成功馆主的得失经验，有时是后期瑜伽技术精进，有时是心灵成长分享，有时是资本运作和商业模式的探讨。

每每探讨完总会感叹 G1 是个神奇的平台，在这里可以学到很多，认识来自于五湖四海的伽人，更可以自我突破，自我精进，楚宁感动于每年都有志同道合的朋友们一起加入。凌晨 5 点半，学员们自觉修习早课灵性舞蹈。每个人生活井井有条，从不随意制造垃圾，自身携带环保食物和水，这让我非常感动。可谓真正的体式修身，认知修心，生活修灵。

不去印度瑜伽节不知道，在国际瑜伽节的日子里，要争取一个瑜伽教室是多么不容易。不过幸好印度是一个神奇的国家，得上天保佑，我总能在关键时刻用自己蹩脚的英文争取下来。我们可以在三摩地教室听课，那可是在千年菩提古树下呢。

这一届瑜伽节，我们带去了震撼全世界心灵的中国心灵舞表演"天使在人间"。开幕式结束后，有位素不相识的女士，在听完我的五行明心课后送了我一串水晶。中国代表队震撼依旧，当我们的节目又上了印度日报头版，我第一时间将这个消息告诉魏老师。

我格外带了我的五行明心瑜伽和星座养生瑜伽，与草木茶瑜伽、钵瑜伽，不同流派在这个平台学习交流，获益匪浅。闭幕式前夜 G1 中国团队的舞韵瑜伽"梦入桃花源"吸睛无数。

我和伙伴们在印度瑜伽节留下 G1 的和平祈祷手印，结交许多珍贵的友谊和集结各种的祝福，重要的是五星红旗飘扬在瑞诗凯诗的蔚蓝上空，一抹亮红让世人认识了"CHINA YOGA"。

谈到此行，还有件无关紧要的轶事，权当是开怀一笑吧。那几日我们赶上当地人的婚礼，受邀见证新人步入幸福殿堂。盛装的新郎神情严肃，口中说着："亲爱的，过来吧！"而两米开外的新娘一动不动，新娘斜睨新郎一眼，低下头。新郎又说："亲爱的，我来接你吧！"新娘又将头瞥向一边，默不作声，也不向前。此时新郎在众人怂恿下拿出玫瑰花，双膝跪地递在新娘面前，新娘依旧无动于衷。在一阵呼喊声中，局促的新郎突然大声喊："亲爱的，我爱你一万年，以后家里的钱和土地，一切有关财务的事情全部交给你掌管！"此时新娘眉开眼笑，接过新郎手中的鲜花，并接受新郎的亲吻，接下来一对新人紧紧相拥。我也随着在场众人捧腹大笑，我猜这当然是类似于中国的"闹洞房"之类。

当德高望重的斯瓦密将自己亲手制作的小礼物送到我手中，说"亲，欢迎再来瑞诗凯诗"时，我以为此行基本算是完美落幕，哪知最后关头又横生枝节。

当我们恋恋不舍地将大包小包由瑞诗凯诗修习院拖到新德里机场时，被诘问一翻后，有两个女队友被告知行李超重四十公斤，如果执意托运则需要额外支付七千元费用。当时这两个队友差点没被吓哭，她们眉头紧锁，几乎噙着一腔泪："楚宁老师这可怎么办，我这些东西特别重要！"我又询问了一圈了，几乎所有人都已"开箱证明"表示自己的箱子已装到极限。我当机立断，提议每个人挑拣出一两件不那么非要不可又很占重量的衣物，然后帮两位队友分摊一点。这个提议马上获得大家支持，所有人当场就挑拣出了"多余"的物品，然后帮这两位队友分担任务。两人当场感动得要哭，我也在一旁又是感动又是感慨，直到大家气喘吁吁各自赶上飞机。

我借着长途飞行做了一个长长的回溯，再小憩一会后落地香港。前事惊悚尚未平息，另一事情接踵而来。在香港转机时，有位队友面色苍黄地告诉我："楚宁老师，我实在很抱歉，一来我可能生病了，二来我的包好像不见了，而我的护照在包里，另外两位队友的护照也在我包里。"我的脑袋又是"嗡"地一声，炸了。"什么？护照不见了？"我几乎瘫坐在地。在香港丢护照，只有一个办法，被扣下，然后补办相关手续，可眼下飞机两个小时后便要飞往上海，我纵使法力无边也无法在两个小时内搞定。

我将此事告知魏立民老师，他未责怪，只是帮我们想着应对之策，但我依旧觉得这是我的罪愆。我将实际情况告知机场工作人员后，他们建议我们暂时留在香港，申办需要的手续。我问这三位队友："让所有人

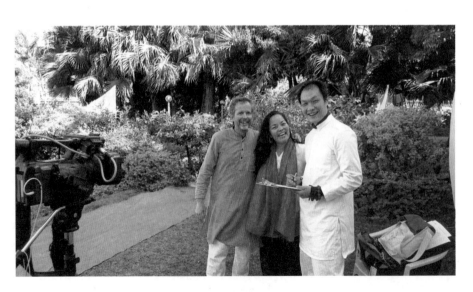

楚宁接受法国媒体采访

陪你们显然不可能，你们是希望我留在香港陪你办手续还是愿意自己留下办理，你们希望我留下我就陪你们去，你希望我先带队友回去那我们就先回去。"其实，此时我有些许私心，我已离家太久了，特别想念太太和儿子，此刻已是归心似箭，恨不得下一秒就飞奔回家。其中一位队友可能看出我的心思，直接说："老师你先走，我们留下办理手续，你回国后也好协助我们办理相关手续。大家都困在这边肯定不是办法。"在她的请求下，我和其他队友先过了海关。当我登机时，意外地发现前方有个牛仔帆布包特别眼熟，仔细回想了下，才想起这正是那位"丢包"队友的背包。我三步并作两步跑上去，对方一转身，我一看是我们的学员，抓住她问："你是不是拿错包了呀？"她笑眯眯地回答："不是的，楚宁老师，我看××身体不舒服，就帮她背了个包，减轻队友负担嘛！嘻嘻。"我被她无邪的笑容打败了，惊喜交加，赶紧将情况告诉她，她又一直在自责。眼看登机时间已截止，而那三位队友还在香港中转等待我们回国协助她们办理相关手续。此情此景，我只能赶紧将具体实情告知空乘人员，然后烦请他们与香港机场联系。余下三名队友得知消息后，涕泪交加地等待护照回归，然后搭乘下一班航班返回上海。也许真的是机缘巧合，后来因为航空管制的原因，我们这架飞机晚点两个多小时起飞，而留在香港的那三位队友正好乘坐下一班飞机离开香港，所以两架飞机在同一时间抵达上海虹桥机场。

所有人在虹桥机场相互拥抱后依依挥别，并期待下一次的瑞诗凯诗同行。有位队友突然凑到我耳边说："楚宁老师，您的身体里面住了一位老灵魂呢！"望着队友们一个个离去，我懵然不知所以，同样又感触良多：

人生如戏，在绚丽多姿的生活舞台，每一个场景的变换都在考验角色的把握，不忘初心，明确自己的角色定位，坚守最初的信仰。楚宁可能未必笃于奉献，但能恪守职责；未必果于挑战，但能热心助人。感谢我的团队，给我别开生面而又终生难忘的成长故事，所经故事多而翔实，而每一个故事的背后，都是心灵格局的别样提升，而这些提升于我楚宁而言，又是几何倍数的成长。

## 3.2 舒爽肩颈之"木"的情怀

> 先谈小爱，后谈大爱；先事一屋，后事天下。
>
> ——楚宁

在希腊圣城德尔菲神殿上刻着著名的箴言——"认识你自己"！希腊和后来的哲学家喜欢引用此句来规劝世人。对这句箴言可作三种理解。第一是人要有自知之明。这大约是箴言本来的意思，它传达了神对人的要求，就是人应该知道自己的限度。第二种理解是，每个人身上都藏着世界的秘密，因此，都可以通过认识自己来认识世界。第三种理解是，每个人都是一个独一无二的个体，都应该认识自己独特的禀赋和价值，从而自我实现，真正成为自己。而我认为不管做哪种理解，都或多或少与自我认知有着极大关系。

而楚宁的前两本书《五行明心瑜伽》与《五行明心瑜伽木之舒爽肩颈》都谈到了这个"认识自己"的问题，即自我认知。

为什么要创立"五行明心木之舒爽肩颈"？还是当初那句话，这既是楚宁二十年积淀的成果，也是一种久已萌生的夙愿和不懈追求。

其实在撰写《五行明心瑜伽》时，楚宁已初步确定第二本书（《五行明心瑜伽木之舒爽肩颈》）的主题，在此我想讲一讲"木之舒爽肩颈疗法"以及同名书创作的故事。楚宁始终觉得，如果在尘世间获得了成功，不论是凭借能力还是运气，说到底都是上天所赐。所以，你要把这个成功看做是一种责任，用来造福他人，回报社会。

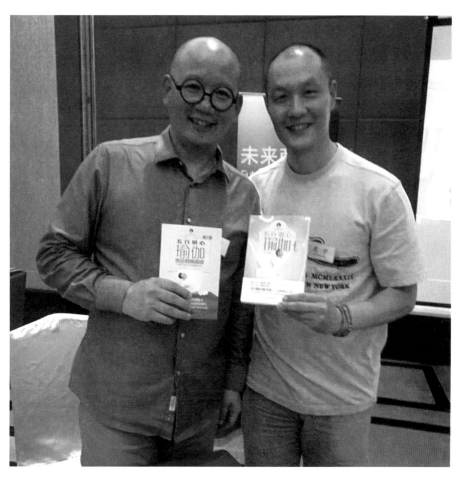

将《五行明心瑜伽》的第一季和第二季赠予好友袁岳

　　2013年5月的一个下午，我正好从外地出差回到上海。在上海人民广场的地铁甬道匆匆赶路时，几米开外有个中年男人猝倒，我箭步冲上去诊查了一下，怀疑是大脑供血不足引起的猝倒，于是赶紧拨打急救电话将他送往医院。我的举手之劳被当做救命之恩，因为签字的时候留下了自己电话，几天后这位男士登门致谢。我邀请他进家中小坐，这一聊才了解到他是因为长期打麻将使颈部肌肉和韧带过度疲劳、关节松动出现错位，加之情绪不稳定引起的问题。因为颈部肌肉韧带紧张，牵拉增生骨质刺激和压迫颈部椎体两旁动脉和交感神经引起的血管痉挛缺血，导致大脑供血不足而引发猝然晕倒。"因为打多了麻将引发的晕倒"！这着实让我大开眼界。

那日，刚好我父亲也在，就坐下一起聊了聊这方面的话题，竟然得知这几年父亲也遇到过许多因为各式各样的肩颈问题引发的病变。父亲说："我敢说你现在跑到街上去随便扫一眼，都能看到很多颈椎有问题的人们。"我比较较真，果真跑到上海的各个地方观察去了。

有天下班后我没有直接回家，而是来来回回坐了三个小时地铁，我像个"贼"一样打探每个人身体上的种种问题。竟然发现九成人肩颈都有看得见的问题，有的走路低头看手机，有的肩部高低肩非常明显，有的驼背，而大家浑然不觉自己的健康问题。当我试探性地和一位看起来肩颈问题十分严重的小伙聊起这个话题时，他的回答令我大为吃惊。他说："现代人十个就有九个亚健康，安逸那是留给死人的，出问题了就上医院呗。"我竟无言以对。这就是一个自我认识的问题。当时从内心感到一阵恐慌，晚上打电话告诉父亲："爹爹你说对了，真的很多人都有肩颈问题，这可怕极了。难道全民颈椎病时代开始要来到了吗？""或许你可以研究一套专门针对颈椎的瑜伽体系呢！"当时我只当父亲开了个玩笑，直到中秋节回去看母亲回来后，觉得这件事情不能再等。

那天回到家，等待我们的不是可口的热饭菜，而是冰凉的灶台，打电话一问才知道母亲的风湿病又犯了，父亲带她去中医馆按摩理疗。这才想起，母亲在四十多岁的时候就患有类风湿性关节炎，退休后这个问题已经越来越严重，父亲几乎每个月都要带她去中医馆或者按摩院按摩理疗。我放下东西就往中医馆赶，我去的时候母亲已经理疗完毕准备起身回家。她见我来，似乎有点撒娇意味地说："这天气一变，我就感觉全身疼，刚刚我全身的骨头都疼，疼得我喘不过气来呢。"我心疼地握着母亲干瘪的手，看着她深陷的眼窝，心疼得说不出话。其实心里特别自责，自己作为一个瑜伽教师，立志要传递健康的人，竟然连自己母亲的身体问题都无能为力，实在惭愧。

后来，我每个月会带母亲去中医馆或者正规按摩院进行按摩或者敲打，有时也会向那些老中医们请教一些相关问题，许是因为怕我"偷学"，大家似乎格外保守。久而久之，我发现中医馆按摩似乎也并不奏效，总是当时有效，或者半天内有效，半天过后母亲该哪疼还哪疼，没有一丁点改善。她因为是结缔组织的毛病，今天手指疼，明天膝盖疼，后天哪根骨头又不对劲了。也许是怕耽误儿子工作，她多数时候都忍住疼痛不说话，就在一旁默默地坐着，像个犯错的孩子，不敢说疼，怕一说疼我又得着急。作为儿子，我能缓解母亲疼痛的办法，不过是多回家几次，帮她按摩然后陪她聊聊天，可这样终究是治标不治本。母亲因为身体不好，变得特别悲观，在听人谈到生死问题的时候又特别地敏感，有时还偷偷地抹着一把泪。那阵子我真的特别焦虑，一方面努力研究一款针对肩颈的治疗瑜伽，一方面劝母亲宽心，实际上母亲每次有一丁点变化，我便心如刀绞。

有个国外的医生朋友，听说母亲有肩颈问题，给我推荐了款床具，据说是有磁疗作用，我当即便买来给母亲使用，可是半年过去效果依旧不那么理想。

我说："爹爹，我这三年只做一件事，研究一套能治疗姆妈肩颈问题的瑜伽。""好啊，这不得了！"父亲拍手叫绝。有了这个信念支撑，我回家勤了，隔三差五去向父亲请教中医知识。当初做瑜伽工作室时，其实父亲也是极其反对的，一家人对我三堂会审后坚决反对我做瑜伽工作室，但这次我要创立一种能治疗肩颈问题的瑜伽时，父亲不但全力支持，甚至还主动担当了我的中医学顾问。

我给自己定了一个目标，接下来的三年，只做这样一件事——研究肩颈理疗瑜伽，并且要有立竿见影的效果，因为我深知太多健康问题不等人。

就在我潜心研究"舒爽肩颈瑜伽"体系时，问题又来了，有一天有个学员来找我上私教课，他说："楚宁老师，我的身体出了大问题，我朋友之前身体不舒服就是来这练瑜伽练好的，他推荐我来练一练瑜伽试试。"我了解了他的情况，也证实了他的一个朋友在我的"五行明心"瑜伽课程学习半年后身心有了很大的改善。他朋友是情志和自我认知上的问题，可眼前这位学员的情况有些严重，他因为长期伏案做电脑设计工作，高低肩明显，弯腰驼背，肩颈和头部时常出现不适，之前一直以为是压力过大休息一下就好，可是就在前几天早上他突然感觉天旋地转然后晕倒在地，去医院检查了几次都说是需要加强锻炼。直到来找我当天，他又在一阵天旋地转的晕眩后倒地，同事怎么也喊不醒，后来去医院诊断为"颈性眩晕"，于是现在找我对症下药来了。我按照"五行明心"给他做了一套调养，但是他这个情况太严重了，效果也不能立竿见影，而且他又不能保证一周来两次。鉴于他的工作不能换，所以还得长期伏案，每次在我瑜伽馆练习回去时精神尚抖擞，按照原来的方式再生活、工作几天又开始出现各种不适。有时他来上课，略带玩笑地说："楚宁老师，您不是一向以创新见长吗？您就不能专门为我们这种人研究一套立竿见影的肩颈类的瑜伽疗法吗？还有一些人他们比较懒，不愿意练瑜伽，但是又想解决这些身体问题的，您应该想想这些人。"我当时深感自责，一直觉得瑜伽是个"慢"功夫，得持之以恒，就算对肩颈治疗有效果也不可能是马上能见到的，但是他这个想法再次推动我迫切地研究这套体系。"我是否能研制出一套立竿见影的治疗颈椎的方法？"我不断拷问自己，答案是必须要这样做。

照医术来讲，舒爽肩颈主要是疏通经络，经络疏通才是首要问题。

细细回想，从 2003 年至今，十多个年头，特别是这几年，大部分问题都是肩颈问题，以前通过体式调整好像大家都是效果不太好，老这样呈被动趋势也不是问题，毕竟有些人真的是不愿意练习瑜伽，但是又存在各式各样的肩颈问题。"不如，我就主动结合被动？这样不是正符合中医体系和道家基础吗？既然我一直秉承要发扬传统文化的精神，那就还是从传统文化上来着手吧。"

这样一来，我又找到了我的太极老师。老师是冯志强的亲传弟子，她的师父是陈家沟第十八代弟子，深得道家之精髓。楚宁执经叩问的做法获得老师的极大鼓励和肯定，听说我要创立一套帮助多数人解决肩颈问题的瑜伽，师父又专门教授我一些太极派生功法，我将这套功法用于"五行明心瑜伽"当中，两者结合，为一些有肩颈问题的会员做一些放松和经络疏通，开始初见成效。大家一致反应："身体好像通畅了！"

从业以来，目前经过我亲手用"五行明心"调整的会员不下三万人次，不论是"五行明心"还是"舒爽肩颈"，特别要说的依然是"认知"。有的会员进门就问："我身体的问题，你能帮我解决多少？我练多久能有效果？"这些问题的根源还是在于认知，他们根本不曾考虑自己的身体情况，比如经络是怎么堵的，经络不通是个什么概念，要怎么认知自己的身体问题。如果没有认知自身问题，你通过道家也好，中医也好，瑜伽也好，甚至心理学，都不能解决根本问题。只有认清自己的问题，因材施教，积极配合，解决健康问题才会倍道而进。

借用父亲的话讲，中医研究谈简单点就是十二经络。要想将中医切实用到现代养生与治疗，十二经络必须要研究透彻。我现在在研究耳穴，这也是一套物理疗法，其实这就是中医里面一个疏通的过程，经络一疏通，身体里气血就强旺了，这样营养就能顺利送达每一个需要的器官，营养输送顺畅体内的马达发电机就强劲了。所以，只要经络通畅，身体病痛其实已去八成。

后来，我经常去找一些做医生的朋友聊天，专门聊这个经络的问题。有一次和我的朋友丽莎大夫探讨肩颈方面的医学知识，令我惊喜的是，我们之间的想法不谋而合——肩颈问题不仅仅在身体层面，其实和家庭、环境、精神状态都息息相关，这点在五行明心的高端课程都会论述到，其实和空间、时间点都相互关联。所以当时我研究"木之舒爽肩颈"时，考虑更多的是"木之舒爽肩颈"的原因。身体、体式、手法只是其外显形式而起，根本的原因在哪呢？说来说去还是得从认知自我开始。有的人不知道自身有这些问题，即便有的人知道，他也从未想过如何认真去

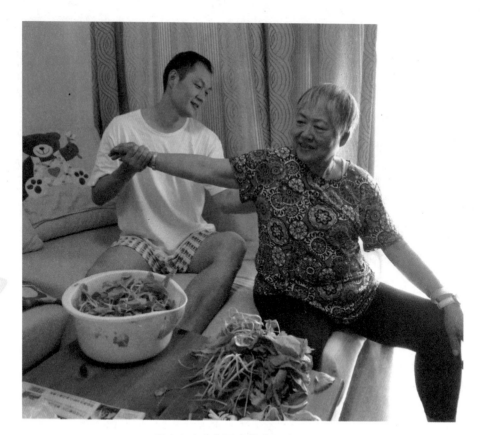

楚宁在家中为母亲做肩颈治疗

改变，甚至我敢说，许多人只会问："我花多少钱能把这个治好？我练多久会有效？"他们一直在询问这样一种不明不白的结果。

所以，又是从认知开始，我将太极派生功法插入瑜伽中，根据每个人的体质、不同的人格特征，让他们从根本上认知自己的问题，然后加以配合我的方法对症治疗。这套体系出来后，我首先为母亲做了一套练习，效果出其意料的好，等到第六次疗程时，她已经很少再主动说骨头很疼了。

于是在 2016 年，楚宁提取了瑜伽经、中医术和道家学的精华，研发了"舒爽型理疗瑜伽"的练身方式，独创了"肩颈病舒爽型疗愈法"，而且切实解决了身边的肩颈病痛难题，于我而言，这无疑是我职业生涯的又一大突破。

这套瑜伽健身法，结合阴阳五行学（木系）原理，采用主动锻炼和被动锻炼的方式，完全由楚宁的自有开发体式，将常规的瑜伽动作和中医按摩手法结合，适合初学者。提高练习者的享受度和舒爽度，让初学者从享受开始体验瑜伽，事实证明这节课程的初学者购买欲明显提高。主推功效性，可以在极短时间内改善会员的肩颈问题。除此之外，这套课程还改善了现代人很容易有的失眠问题、鼻咽炎、脑供血不足、调整颈椎曲度、腰间盘突出等症状。

至于这套新的瑜伽体系，为何取名"木之肩颈舒爽"呢？在此我略作说明。

在阴阳五行学中，"木"主抒发，生长，而这个"木"不仅仅是指自然界的树木等，它是指广义的"木"，是一种能量的状态，这种状态可以从身体、时令、时间、环境、性格、人际关系等各个方面体现出来，只要符合这种能量属性的状态，都可以归为"木"。打个比方，我曾观察过三年春天。这个季节，是万物生长的始发季节，无论温度、湿度、空气都很适合植物生长，而在观察它们生长的过程中，我曾用深度冥想的方式来体会植物的心情，在这种特定的冥想状态中，可以体会到人的身体与自然界的一种相合，"舒爽"就是它们"告诉"我的灵感。自然界中"木"的状态对应到人的身体的"木"的经络状态——即肝胆经，肩颈的问题主要就和胆经有关联。如果说自然界的草木需要舒爽，那么人的肩颈问题自然也需要舒爽。所以我给这套体系命名"木之舒爽肩颈"。记得好友刘刚曾说过，在草木之间的是人，草木和人的关联是息息相关的，这点非常符合五行明心的真意。

再者"木"有一种状态属性叫做付出，楚宁创建这套课程体系的初心便是能够为家人进行调整，是对父母和另一半的真心，而只有用心而发的力量，才能够完美诠释"木之舒爽肩颈"的真谛。讲到此处，又不得不说起一件事，在贵州做讲演时，曾接到一位素未谋面的书友的电话，当时咨询的是有关家庭情感的问题，事后她的一句话令我感触颇深。她说：“楚宁老师，您给别人的感觉永远是正能量满满，一方面从您的文字表述和朋友圈的状态可以看出来，另一方面和您交流后，我觉得尚未践行便已好了七分。”当时我特别感动，正是因为有这些会员的信任和支持，楚宁才得以顺利走到今天。

我一贯喜爱树木，孩提时代，我喜欢去弄堂里的一间老房子旁久久凝望屋后的老梧桐树，当看到它们的树叶一片片凋落的情景，心里会有讲不出的难受。长大一些后，我会跑到树荫下看书、玩耍，倚靠在树杆旁，一待就是一下午。这种情节延续至今。

人要保持健康的三大法宝是什么呢？很多人知道是阳光，空气和水。这其实是指的身外宇宙的三大法宝，其对应身内宇宙的三大法宝是正能量的心态、血气和体液。而楚宁常被认为有这种正能量，便感觉这对我而言已是一种上天恩赐。当身外宇宙无法改变时，我们应该先从身内宇宙开始建设。万物之始在于木，外环境的健康生长需要阳光、空气和水，那么人体的健康需要内环境的什么呢？我想此时已不用我多做赘述。理论基础便于我们认知，而具体的实操方法可以解决我们的切身问题，从解决问题的角度来说更重要。理论基础是理法，具体的实操方法是技法，更是真正落地的东西了，接下来的一切需要慢慢去践行。

我做了大量的市场调查，近来肩颈病的发生已经呈明显的低龄化和幼龄化趋势发展——10岁的儿童因为玩手机等电子产品造成瘫痪；近20岁的学生在玩手机时晕倒，在医院检查时发现因为其长期躺在床上玩手机，颈椎造成退行性病变，退化到70多岁的程度。在楚宁这三年的实践理疗课程中，治疗好的案例最年轻的也是20岁才出头一点的学生，所以希望大家从自我做起，为了自己、孩子和家庭的幸福，从现在开始，关心自身的肩颈健康。

平心而论，锻炼是个苦差事，每个人都有惰性，养成一种良好的健康习惯需要很大毅力。很多人都会有这样和那样的借口来抗拒锻炼，我针对目前人群的这种情况，结合独创的按摩手法而开发的舒爽肩颈课程是目前国内首创，舒爽型主被动瑜伽已申请了专利保护。很多会员来练习后的反馈是，肩颈的改善效果迅速直接，非常舒服，整个人轻得像羽毛一样，还省时省钱，因为他们把去医院治疗按摩的时间和费用给节省下来了。"五行明心瑜伽"最初的创想是融合与传承东方传统文化。可能是得道多助吧，越来越多朋友慢慢了解了"五行明心瑜伽"，有了大家的支持，才能让我坚持做下去，并将其付梓于书稿，传播给更多需要它的人们。

　　有次参加瑜伽大会，有个记者的提问让我记忆犹新。他问："楚宁老师，您当瑜伽老师已经很成功了，何必再去劳心劳力研究那些中医、心理学这些东西？教教瑜伽不也很好吗？"我是这样回答的："瑜伽来自于生活，并高于生活；瑜伽是一种生活方式，但生活不仅仅是瑜伽，只有跳出瑜伽的思维框架，才能更好地享受瑜伽。"如果今天有人问起同样的问题，我依然会做出这样的回答，如果仅仅是教瑜伽赚钱，那不是我楚宁要做的事情。

　　2016年12月，汕头的一个企业家朋友听说了我的"五行明心木之舒爽肩颈"课程后，邀我去给她婆婆做一套木之舒爽肩颈私教。鉴于朋友孝心难得，我第一时间赶到他家。婆婆七十多岁，患有帕金森，那天课程结束后，老人精神大为改观。不多会，令我诧异的事情发生了，我要离开时，老人喊住我。我回头见她颤颤巍巍从卧室拿了一个小礼物，并嘱咐我一定要拆开。我拆开后一看，是个纯银材质的水杯。说来很巧，那段时间，我一直在寻找一款泡茶的杯子，但是又听说不锈钢的杯子泡茶对人体特别不好，所以一直为寻找这款杯子而头疼，这也真是求仁得仁，这款999纯银杯现在就在我手上。所以，我也将这称作缘分吧。

　　2017年，汕头优静国际瑜伽的木之舒爽肩颈公开课，我带领楚宁团队去广东授课三天，有些素不相识的企业家朋友是从全国各个地方赶来参加，有一个企业家朋友为了赶上这个课程，连夜驱车十几小时来到现场。他说："我之前只是看到您的书，现在终于得以见到楚宁老师的本人，

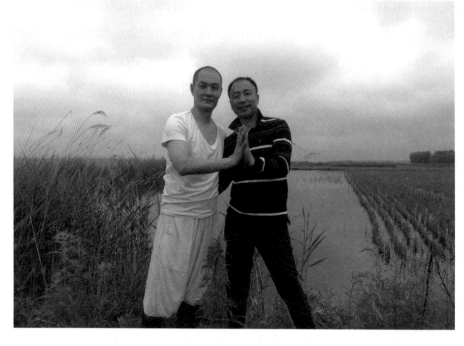

楚宁与企业家刘克平在东北

幸好开得快，不然就赶不上这次的课程啦！"他赶到时，其实我已经准备离开汕头了，于是我出发前留了一个小时为他做了一套肩颈保健。走时他说："楚宁老师，我现在感觉身轻如燕，整个人都轻飘飘的啦！"说完，跳上车摇下车窗与我挥手道别，随后绝尘而去。我望着这欢欣的背影，由衷感动。那次我和团队共服务了近三十位企业家会员，在大家的共同努力下，每一位会员都满意而归。每每想起这些，便让我对木之舒爽肩颈充满感激之情，它让楚宁得以将健康传递给更多需要的人。

今年3月，在汕头为一对74岁的老夫妻做好木之舒爽肩颈私教后，老先生说几十年来第一次感觉骨头由内而外轻松了。并当场和我比赛做俯卧撑和踢腿，十多组下来，他气都不喘一下，不得不佩服其老当益壮。

感谢汕头市优静国际瑜伽的大力支持，使楚宁的健康理念得到更快的传播，我们的宗旨是要共赢、深耕，这样可以更好的静下心来帮助需要帮助的人。

那天看见工作室的纹纹老师在料理天井里的花草，有一种淡淡的喜悦感，看着那些前阵子即将偃旗息鼓的小绿植又重新活过来攀在墙头墙角，打心眼里感谢她的精心料理。我打趣道："纹纹啊，这些绿植还真是知恩图报呢，你每天给它们一点照料，它们还你大片的欣喜！"没想到纹纹这样回我："我们作为瑜伽老师，不也是每天奉献一点点，总会有意想不到的欣喜吗？"我一想挺有道理，精心照料绿植可以使楚宁瑜伽馆这一片小天地生机蓬勃，就像我们瑜伽人，有时站在瑜伽垫这片方寸之地，用了十分真心便可收获无穷。付出一定会有回报，纹纹的付出换来绿植掩映生机，楚宁的坚持换来会员的信任支持，身体何尝不是如此呢？我们善待身体，身体才会报以健康啊。

　　2017年1月份，东北黑土地企业家刘总经朋友介绍找到楚宁，他因为头天晚上睡觉姿势不对，颈椎出现问题，头部不能转动，走路也只能一个姿势。见他十分痛苦，我赶紧为他做了个肩颈舒爽的调理，用了十分钟对其头部、颈部、肩部、背部进行了一番梳理。脉络疏通后，刘总自由转动脖子惊叹："楚宁瑜伽的木之舒爽肩颈真的好神奇！"缘分就此结下，后来刘总常在微信与楚宁聊起健康话题，有时聊到北大荒精神和哈达瑜伽的传承竟有一种心有灵犀的感觉。于是，刘总提议："你为何不来东北考察下，看看是否适合将瑜伽大会搬到这儿来！"黑土地是大自然给予人类的得天独厚的宝藏，人们总用"一两土二两油"来形容它的肥沃与珍贵。所以我决定实地考察，说走就走，今年6月，我欣然应邀。在这片名不虚传的黑土地上，楚宁结结实实做了一回"接地气"的人，睡东北大炕，吃东北有机食粮，穿花海，逛农场……短短几日的相处，我了解到刘总也是一个心中有大爱的人，他的木性人格，也是决定楚宁想尽快将瑜伽大会搬到黑土地的原因。

　　在大量的实践案例的积累下，至今为止，"五行明心木之肩颈舒爽"治疗好了三百余例案例并确定了其功效。说实话，我创建这套体式的初衷是为了帮助母亲解决病痛，改善体质。没想到，却让那么多人因此获

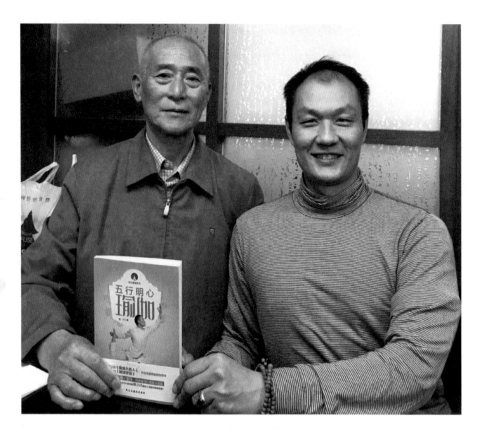

楚宁与崔正祥

得健康，也算是做了功德吧。不过我认为学习"五行明心瑜伽木之舒爽肩颈"的宗旨首先是帮助自己和身边的亲人，这才是它基于爱、延续于爱的魅力。先谈小爱，后谈大爱；先事一屋，后事天下，与诸君共勉之。

　　尤其要提的是我的忘年交崔正祥叔叔，崔叔叔曾任上海市杨浦区环境保护局总工程师、杨浦区政协第十届委员会委员，我与他邂逅于石家庄大佛寺千年古树下。那棵1500年的古树见证："相逢是缘，相识是福。"得知他就住在上海徐家汇时，回来后我特意登门拜访，并以我的新书《五行明心瑜伽》相赠。在读完我的书后，崔叔叔说："小楚，我一个走惯正步的军人被你带进了大自然天人合一的瑜伽世界。"我感动不已，由此与崔叔叔结下深厚友谊，并且有幸邀请到崔叔叔为我的《五行明心瑜伽木之舒爽肩颈》倾情作序。写罢此序，崔叔叔认真地对我说："小楚啊，希望你未来能研发一套适合老年人练习的瑜伽教程，让老年人也走进宽广的瑜伽世界，来分享瑜伽带来的神奇效力，在方寸大的垫子上演绎不一样的人生。"楚宁认真点头，在笔记本上记下了崔叔叔的话。

今年春节，我回家看望父亲时，对他说："爹爹，未来我还想做一本关于老年人自我保健的瑜伽书籍。想请您一起参与。"父亲笑而不语，呷了口酒，辗然而笑："哈哈，这是一件好事，你这是为稳定老龄化社会起到积极的作用。"生命真的是一件奇妙的事情，我虽然没有从医，但血液里遗传了父母作为医生的基因，这些血液里流淌的极大热情最后借以瑜伽来抒发，并且意外获得那么多的支持和理解。不论如何，我要感激我的父母，感激他们给我这样沸腾的血液，沸腾到分分秒秒都在想着如何能为健康多做一点事。而父亲，说到对我的期望，他永远只有那句话："秉承一个原则，老实做人，真诚做事。"

关于"五行明心瑜伽木之舒爽肩颈"的具体疗法及肩颈方面的详细问题可参考楚宁的第二本书《五行明心瑜伽木之舒爽肩颈》。希望能给您带来健康和能量。

## 私教体式示范：

### 体式 1——左顾右盼

做法：敲击中府（肺经上，胸骨旁开六寸。调理脾肺之气），转到正面，敲击任脉、乳根穴位（刺激胃经、脾经、肾经、肝经），吸气回正，呼气反侧。做完之后绕动双肩，松肩脚往前抖动放松，接下个体式。

### 体式 2——侧腰舒展

做法：师者一手疏通侧腰带脉、胆经（肚脐眼两侧腰附近，调经去赘肉，根据会员的体质，采用拍击或摩法），会员保持的时候，老师也一起做这个体式，双方能量得到联结。做完之后连接下面体式一起做反侧。

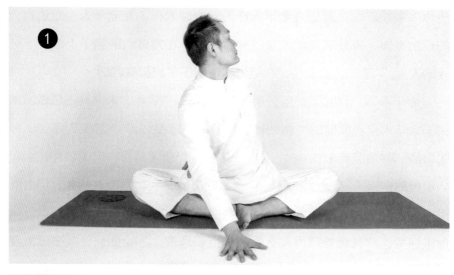

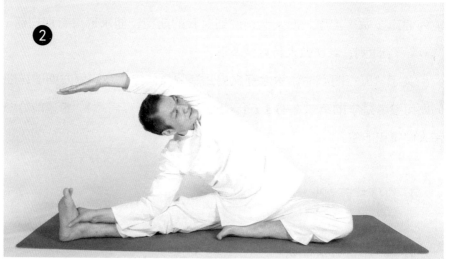

### 体式 3——举头望月

做法：师者用拔法松手腕，再去帮助会员松肩，带动肌肉向后舒缓放松下沉肩，捏揉并抖揉肩胛骨，找到会员酸痛点，点揉天宗穴（小肠经，肩胛骨凹陷处，改善肩颈、心血管、乳腺）。做完之后连接下面体式一起做反侧。

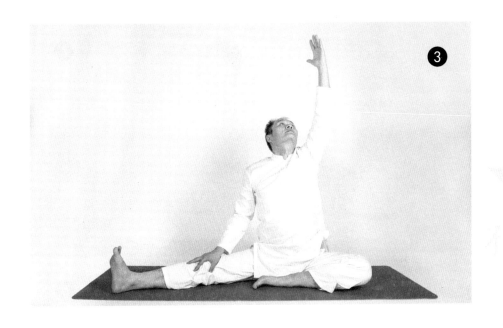

③

### 体式 4——回首阑珊

做法：师者点揉肩胛提肌（颈部后侧），疏松肩膀，先轻柔松耳朵颈椎点，按压耳朵颈肩点，再向下向外轻拉一次，再用力拉一下，快速轻揉耳朵，再去揉按肩胛提肌，让会员感觉前后颈部的放松。再放松三角肌、肩髃穴、肩髎等部位，放松肩关节，抖揉肩胛骨缝隙，呼气左手臂再由下向上保持一个呼吸。做完之后连接下面体式一起做反侧。

### 体式 5——低头思乡

做法：两侧的做法不同。师者辅助会员松肩，鱼际抖揉天宗，搓上背，十字画圆留肾俞（两侧腰），颈后直肌按揉梳理。按摩手法注意，触点要准，稳，透。比如，点揉时用鱼际支撑，给予保护。

另一侧做法：相对点揉肩中俞（小肠经），肩髃（大肠经，治疗五十肩，去风寒），点按风池（胆经，发际边凹陷处），捂耳朵，点按肾俞，捋耳朵。面部按摩太阳穴，梳头皮，一手留百会一手留天柱。吸气身体立直，屈左膝拍打腿内侧，着重三阴交（脾经，脚内踝上三寸）8 下。连接下面体式一起做反侧。

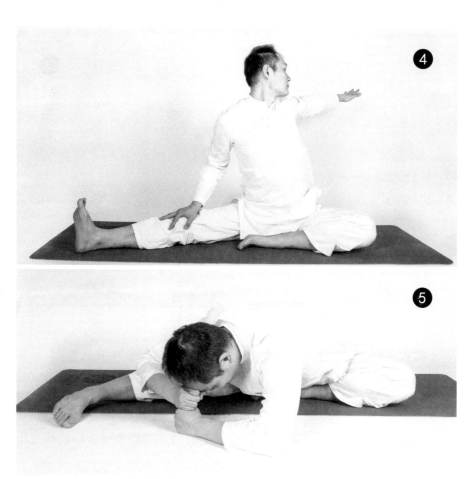

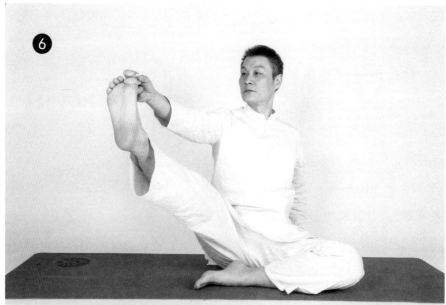

### 体式 6——坐拥山峦

做法：作用是用来活动伸肌。右脚后跟抵住会阴，左脚向外打开，左手前三指勾住左脚大脚指下，右手放在右臀旁侧，吸气准备，呼气左脚向上提起（脚后跟往前蹬松肩），核心收紧大拇指手指发力勾动 10 下，保持 6 个呼吸，呼气左脚踩在右膝外侧。连接下面体式一起做反侧。

### 体式 7——楚氏扭拧

做法：左手空心掌拍击右肘窝 20 下，帮助肺部排毒，转动手臂左手握空心拳用指关节搓揉右臂外侧（肘关节向下 3 指的地方）放松伸肌，大鱼际，舒手腕，激活所有的原穴。师者中指关节点揉环穴、风市（位于胆经。改善皮肤瘙痒。站立，手自然垂下中指所及），松肩，敲击中府、胸骨。吸气头回正，呼气解开腿往前屈膝，敲击大腿内侧外侧，拍击足三里 8 下。连接前面体式一起做反侧，做完之后直接打开双腿连接下个体式。

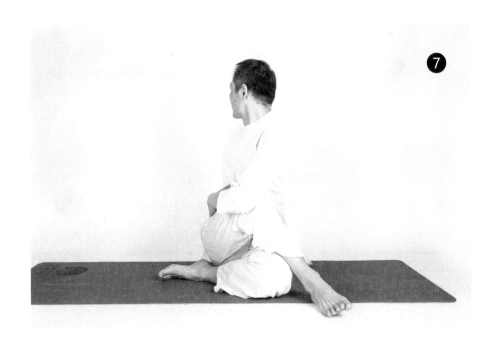

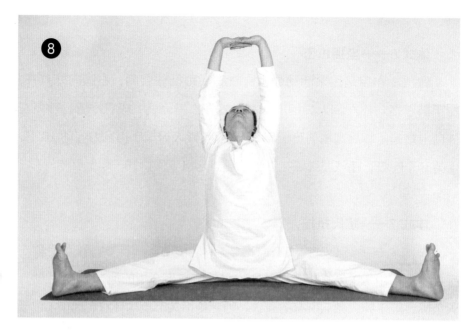

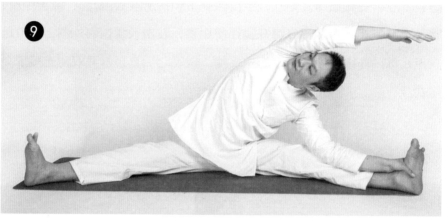

### 体式 8——托天扭拧

做法：修复脊柱，缓解肩部，胸背肌群的紧张状态。双脚向两侧打开，臀部坐实，双手十指交扣翻转掌心手臂向上伸展，吸气背部延伸，呼气沉肩，吸气保持，呼吸向左扭转，吸气回正，呼吸向右，2 个动态，一个静态保持。师者辅助时站在会员斜侧 45 度方位，腿内侧抵住会员背部，双手抓住会员大手臂向上提拉扭转，或者双臂固住会员手臂，手抓住会员肋骨向上提拉扭转。

### 体式 9——风吹草动

做法：左手手背贴腿，手臂伸直，耳朵贴右手臂，增强颈部肌肉。师者手拉会员手臂向侧拉伸（有一个回力、控制），拉伸胆经、带脉、侧腰肌。呼气向右，让其自主换方向。注意节律和呼吸。左右六次结束，手向后撑地，回气结束，连接下个体式。

### 体式 10——腰髋舒展

做法：双腿自然向两侧打开，双臀坐实，吸气背部延伸，呼气双手放在臀部后侧，吸气抬起左臀呼气落回地面，吸气抬起右臀呼气落回地面，左右抖动。动态慢 2 次快 6 次，由慢到快，腹部会阴肌收紧，放松骨盆内部（来自太极缠丝功里的"猴"。外松内紧）。做完连接下个体式。

### 体式 11——腰背舒展

做法：师者辅助一手放在会员腹部帮其内收排出体内浊气，一手上推会员腰椎至胸椎向前延伸向下，提醒会员脚趾朝天，腿肌内收，击法疏通膀胱经和胆经。做完连接下个体式。

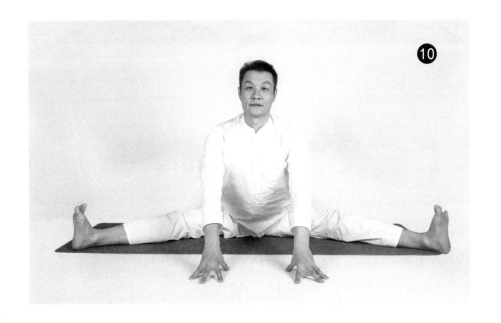

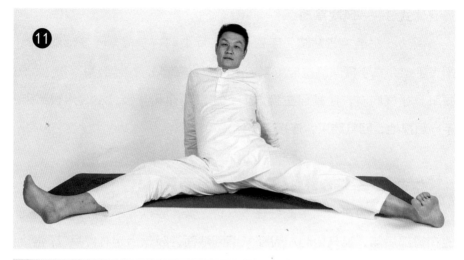

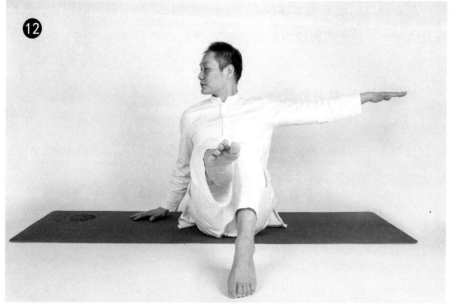

### 体式 12——左右为难

做法：不要靠手，腹部腿部发力收回屈膝，膝关节内侧互相敲击，吸气双膝并拢平齐夹紧，抬脚后跟，收会阴，双手撑臀部后面屈肘。侧抬左手臂、右腿，沉肩，提腰，眼看右侧。师者一手托住会员后腰一手托会员小腿（会阴收束，收缩骨盆底部的肌肉提升和调节盆腔脏器，唤醒生殖功能，提升阳气，凝聚内力）。做完做反侧。

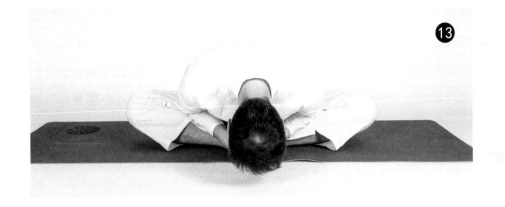

### 体式 13——束角式

做法：双脚脚心相对，双手十指交扣握住双脚，吸气收腹背部延伸，呼气向前向下保持。师者辅助时在会员后面跪姿，双膝抵住会员大腿根部（掌握力度），双手上推会员腰椎，向前延伸向下，学会用谦卑心臣服当下。做完连接下个体式。

## 3.3 五行之气，拾撷零落的需求

> 五行风水本就是一门认识和归纳自然规律的哲学，实践过程也重以人为本，使人与自然和谐共处，所以一切还得回归本心。
>
> ——楚宁

从事瑜伽教学十多年，常有素未谋面的伽友通过微信向我咨询各类问题。最常见的问题无外乎两种，一则他们去参加各类的瑜伽班学习，有的学到后面眼花缭乱，收效甚微，希望我给予建议。二则就是事业与生活上遭受种种困惑，希望藉由我及"五行明心"给予解惑。

对于第一种情况，暂且不提各类学习班的质量好坏，楚宁个人只是希望大家学习瑜伽前，首先要给自己一个定位。因为瑜伽是一个很广泛的概念，涉及面确实太广，广到关系生活的方方面面。这又不由得令我忆起初拜魏立民老师为师时，他问我的几个问题："你想通过瑜伽塑身？治疗疾病？锻炼肢体的柔软度或者减压？还是想多认识几个朋友？"当然我的回答很缥缈："与内心对接，实现自我内心价值。"好在魏立民老师在我茫头无绪之际为我指引了一条康庄大道。

所以定位很重要，你希望自己做爱好者、瑜伽老师、瑜伽导师、瑜伽大师或是更上一层楼的瑜伽行者，甚至于瑜伽咕噜都可以，但要首先认清自己的练习目的，懂得量力而行。

铭记初心，最初的定位，会决定日后你在瑜伽中所处的位置。有一点毋庸置疑，大部分修习瑜伽者会成为瑜伽爱好者和普通瑜伽教师，这种情况，日常的生活才是重心，瑜伽只是生活的部分内容，若你花费大量精力练习瑜伽，却又无法学以致用，那就要考虑是否重新定位了。

至于第二类困惑，我想还是列举一些楚宁从教生涯中的事迹案例分享更为合适吧。

曾在一次公开课分享中，我提到内心的一个感悟："无法躲避，那就去经历，只是要有界限。"课后，有个已婚的男士跑来告诉我："楚宁老师，我觉得很痛苦，现在在爱情和婚姻中我必须躲躲闪闪。我看见一个女孩，很容易心动，哪怕一颦一笑，就是特别控制不住自己，所以我恋爱了一场又一场，像过节一样，快乐又疲惫。可是这种快乐维持的时间很短，因为这一切必须背着妻子，因为我爱妻子，又不愿意让她痛苦。我该怎么办？"对于这种多元的性爱冲动，楚宁对他的建议是："在两性交往方面一定要正视自己的欲望和感觉，我们都知道除了热恋阶段谁都可能对另外的异性产生好感，这本身是一种健康的东西啊。但是如果这种好感触犯了道德，就该考虑是否终止了。在这个时候，你需要明白自己是更爱妻子还是爱新欢并作出选择，否则会陷于更深的痛苦。"

对于爱情，楚宁这样建议在选择中困惑的男女。承诺之心的要求更

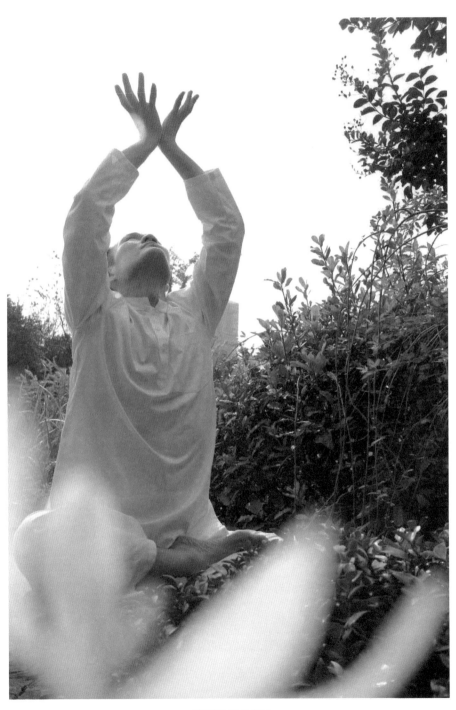

享受瑜伽的楚宁

是希望得到一份安全感和可以托付终生的灵魂契约，但往往开始很重要，如果注定无法获得承诺或者不愿意承诺，不妨就要思量再三了。

有个朋友说两个幼年的女儿在性格上存在巨大差别，她很纠结，总觉得难以公平对待孩子。因材施教她也懂，但效果甚微，因而焦头烂额。后来我了解到，大女儿文静，善于沟通。我建议："教育中不妨实行奖励和承诺，按照约定执行，采取沟通式教育，她一般都会OK。"而小女儿敏感又调皮，从来不听大道理，这些奖罚方法对她不管用。我建议："你试着在小女儿哭闹不止时安静地抱着她，鼓励她，试着让她安静下来。沟通点到为止就好，要注意保护她的自尊。"不久后，她蘧然相告："楚宁老师，我用你的方法降服了我的两个宝贝！"

我很欣慰，在亲子关系中的付出并不是多多益善，只有了解不同孩子的需求才能更清晰的定位，从而达到亲子关系的最佳状态。

2008年在舟山，在一次与同事促膝畅聊情感问题后，我写过这样一段感慨："心灵状态就不过是那几片叶子，女性往往注重叶子本身的状态，而忽略了叶子之间的串联关系；男性更关注叶子串联后的结果，却终究会忽略叶子本身的心灵感受。"

我的学生钱露是个土生土长的上海姑娘，和大多80后一样，在家人的呵护下成长，毕业后顺利进入气象局工作。或许正是因为成长顺遂，她笑言自己像温室的花朵经不起风雨。婚后，她无法适应甜蜜期到平淡期的过渡，常常困惑到不知所措。2011年她来听我的五行太极等中国传统哲学课。通过了解，我发现她是一个特别聪慧的女孩，只是有些"脆弱"。于是介绍了一些瑜伽与中国传统哲学的书籍给她阅读，后来她自己就说："我好像想通了一些问题。"去年八月份，钱露毅然加入我的"五行明心瑜伽"认知班课程，通过系统的学习后，又蘧然相告："楚宁老师，我终于明白了自己内心的需求和丈夫内心的需求，各自思维模式和行为模式的不匹配是一切矛盾的根源，我正在开始修习进行身心调整。我开始明白老师所要传递的健康生活理念，要从情志层面的建设出发，修正

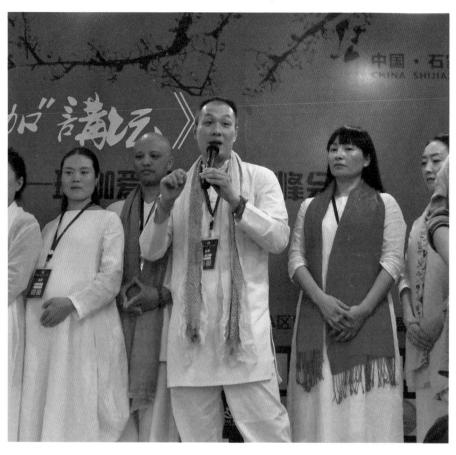

楚宁在石家庄公开课上

自己的主观意识，认知自我并化为行动力。"我说，很好。再后来她还告诉我："楚宁老师，我现在可以自己去化解婚姻中所有的矛盾和冲突了！"我对她肃然起敬。当得知她能和丈夫相处融洽营造出和谐的生活圈时，楚宁由衷地产生了巨大喜悦和成就感。

类似这样的情感问题还有很多，像一些在婚姻中，心态被动、行为过于谦卑和缺乏定力的人，若不及时做出调整，对未来的感情处理和婚姻生活都会有较大的影响。

2013年有位伽友便带着这样的困惑来到楚宁瑜伽馆，她将头深深埋向胸口说："我是一个不折不扣的低情商家庭主妇，做什么也不自信，所以和丈夫的关系老也处理不好，可我很爱他呀！"通过交谈，我对她有了一个初步的认识。由于她原本就对五行这门中国传统文化很有兴趣，也曾经练习过一段时间的瑜伽，我就在传统五行学的基础上结合了心理成因分析和行为模式调整。最后得出的建议是："从身心两方面同时进行调整的瑜伽健康生活理念"，在"五行明心"课程的引导下开始体会心理和行为模式的形成原因、事物的客观规律以及人际关系的处理法则，摸索着从不同角度思考问题发生、发展的趋势和状况。

生活中，我建议她从整理衣柜、房间等外在环境，到整理旅行笔记、书籍等内在环境，来不断归纳、总结和管理自己。我鼓励她尽可能多参加社交活动，在人际交往过程中，逐步开始调整自己从前谦卑、柔弱甚至可爱的小女人形象，发觉自身优势，积极研习中国传统文化，提升学识与个人修养。某日我办事路过她公司，顺道拜访时见她正气定神闲练习书法，由衷欣慰。她说："楚宁老师，我现在不仅可以案头自娱，连写的字都被越来越多人认可啦！"细细聊来才知她与丈夫关系日渐和谐，眼前的她谈吐自信，满心欢喜，与两年前判若两人。她开玩笑："楚宁老

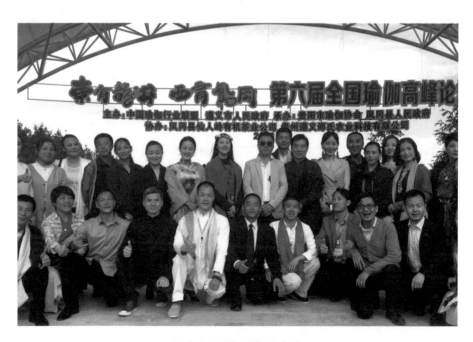

楚宁在凤岗与瑜伽人合影

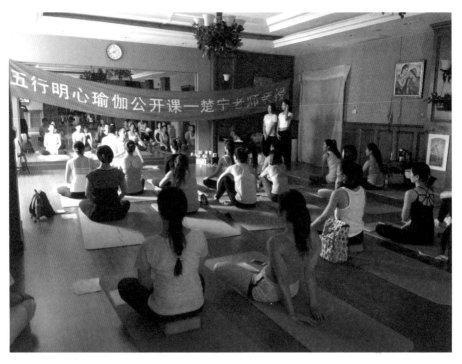

楚宁在上海公开课上

师，您是一位可以改变人的性格和命运的瑜伽老师啊。"

短短十几字，虽不免饰美过情，推崇逾分。但就其一步步通过自我管理、瑜伽练习和生活中性格行为的模式调整，蜕变成一个独立、富有内涵底蕴并且有定力的新时代女性信而有征。这令我对日后的正能量传递之路，信心倍增。

说到利用五行风水养生，在我生活的圈子中，有很多被称为美食家的人，他们往往对吃东西怀有极大的热情，哪儿吃的东西有特色，哪儿新开了什么酒楼食府，他们多能如数家珍。但这些都属于吃的初级阶段，对于吃，知道得多不算本事，我们真正要佩服的是那些懂得"食物"的人，他们不惜劳心费神，花很多时间去搞清楚食物的热量，以及人体所需，再进行合理搭配。一般情况脂肪要控制，果蔬要多吃，可有这种健康意识的人太少。

我做瑜伽教练第一年，有个学生给我的印象特别深。他属于那类"心宽体胖"的人，性格是好，但是有个毛病，喜欢暴饮暴食，年纪轻轻却落得一生病，据他自己说都是吃出来的。他练习瑜伽还算勤奋，时常主动问："楚宁老师，你来看看我这个体式对不对？"我有时调侃他："你没有任何问题，问题就是太胖了，要注意下啊！"大概意识自己实在是不能再胡吃了，有一天他突然将一包零食放进我的储物柜，对我说："楚宁老师，我不想骗你了，我每天从你这下课回去就会吃更多的高热量零食。但是我决定了，如果再吃这些垃圾食品你就打我的嘴，你监督我好不好？"我欣然答应，觉得勇气可嘉。可是没过多久这个孩子出国留学了，那袋零食已经过期。

2015 年，就在我将要忘记这个男孩时，他又找到我。见面第一句话是："楚宁老师，我本来就快戒掉零食了，可是在国外读书没人监督我，我又开始暴饮暴食了，吃的都是洋快餐，垃圾食品。我妈妈带我去医院，花了很多钱，减肥减不下来。我想来练瑜伽。"望着眼前的他，确实能用"悲欣交集"形容我的情绪，悲的是他的身体状况更糟糕了，欣的是他还愿意来跟我学习瑜伽。我心疼极了，告诉他："只要你严格按照我的课程方法管理自己，一定会好起来。"我利用五行原理根据他的体质量身定做了一套方案，首先一条就是合理膳食，由我亲自监督。饮食调整搭配瑜伽练习，以及经络方面的疏通，一个月时间，这孩子的体重减了二十多斤。大见成效后家长大喜过望，也参与其中，一家人都来报名练习"五行明心"瑜伽课程。通过一年多的瑜伽学习，一家人的健康状况良好。那天在新天地见到他们一家，孩子的母亲感慨万分地对我说："一直以来我将孩子的问题归结为运气不好，别人也是吃，我们也是吃，为什么我们就不能健健康康的呢？等我们住进医院，花了很多钱后才明白，都是吃出来的毛病。看来这个病从口入的说法还真是有道理呢！"而且令我更为欣慰的是，他们还知道了"每一种食物都有自己的功能和气场，不能因为无知去破坏这种气，因为这种气决定了身体机能是否健康"。这种认知，实在可喜。那天他们还与我聊了一些其他话题，总之，一家人给我的感觉是，充满了和谐之气。因为特殊原因，在此不便说出这个孩子的姓名。

在我这些年的从业生涯中还会碰到这样一些人，他们多多少少会有这样一些问题："我们怎样才能利用五行知识，让自己一生受益""如果仅仅是我自己调整了，身边的人冥顽不灵怎么办""五行明心瑜伽是不是立竿见影"等等。

在此我很负责任地告诉大家，五行是宇宙中的一个系统工程，所谓一生受益，就必须考虑人与自然、社会的关系，而后通盘考虑，最大限度地收集气能，创造适合自己的环境，并让自己置身于这强大的气场中达到最佳的修行状态。至于你自己的能量做出了调整，如果所创造的是正能量，这当然也会让身边的人受益。至于五行明心瑜伽学习是否能够立竿见影，我的回答当然是肯定的，因为前面已经列举很多案例说明。但我更愿相信时间所有事情都需要一个过程，就像你养成经常洗手的习惯，每洗一次都会立马见效，你的手确实变干净了。但我要说的是，你因此变成了一个讲究卫生有着良好习惯的人，这还可能会让你健康、精力充沛，以及在社交中更受欢迎。

## 3.4 四十不惑，志以道宁

> 我马不停蹄、东奔西走，像一条游在海中的鲨鱼，不伤人，但必须不停游动，囿于没有鳔，我会因为没有浮力而下沉。
>
> ——楚宁

"秉受家学，他历经二十年研究实践，创建楚宁天地人健康体系，体系包括'楚宁瑜伽''五行明心课程体系'，融入儒、释、道国学文化，结合五行学、易经、黄帝内经、环境风水学、瑜伽经、心理学、营养学、社会学、婚姻关系学等多门学科，以瑜伽为切入点，构建完整的身心健康认知养生体系，并有同名系列著作。被称为瑜伽界通晓易经、五行，融合心理学，阐述身心健康本质第一人。"这是外界对我的评价。

二十年间，作为瑜伽老师也好，一位企业家也好，我收获了一些可贵的支持者，同时也曾遭到种种反对与讥评，支持反对，谈来娓娓。如今回首前情，总不免感慨万千。

练习瑜伽之初，上海的大环境下依旧有着"性别标签"，许多人认为男士练习瑜伽就是"不务正业"。对此偏见，我很难理解，但也从不愿意去解释太多。对我而言不存在正业副业之分，凡是出自内心需要而做的事情就是我的正业。

一路走来，要论私心，我是有的。楚宁是一个骨子里非常骄傲的人，而我想通过一种正能量的方式满足内心这种骄傲。瑜伽可以帮助我以及别人进行疏导调整，从而获得自尊的认可，最要紧的是，这种优越感恰恰符合我的骄傲。

一开始创业开瑜伽馆时，家里并不支持，可以说是在学生的帮助下，我得以白手起家。后来一路做得不错，写书、开瑜伽馆并且研发自己的瑜伽体系，又接触了不少思维独特和灵魂高贵的朋友，这些朋友往往在各行各业有着斐然的成绩。尤其重要的是，我帮助了很多人，很多人因为"楚宁瑜伽"而获得健康的生活，这在很大程度上又满足了楚宁的"骄傲"之心。虽然这些骄傲之心常常遭到质疑，但我想此处没有必要一一解释。

此刻，我想我要特别感谢那一批毫无保留地支持我的学生们。如果没有他们，我想这"骄傲之心"会逊色太多。我不避讳去谈过去，很多人知道，"楚宁瑜伽馆"从无到有，当时自己一分钱没花，全是第一批学生支撑的，没有这些会员支持楚宁就没办法把我的全部理念铺开。2012到2013年，这是我人生之中比较低谷的两年，但是幸好有一批愿意陪我

楚璧隋珍　宁静致远

默默求道的人。

事情得从 2012 年讲起，我在 2012 年时，想自己出来开个馆创业，将自己所学知识全部付诸实践。

我信心满满将这一想法告知从来对我百分百支持的家人，意料之中遭到了所有人的反对。父亲说："家中世世代代没有出过文人，你要写书，这有点痴人说梦的意味。"我反问："您不是一直鼓励我尝试新的领域吗？"父亲又讲："好，你要写书，那你以什么为根基？你凭什么呢？"我说："我没有任何根基，我也不凭什么，我只想以中古传统文化做切口。"但是父亲始终认为，我写书、开瑜伽馆创业太草率，不太可行。而一向爱我、支持我的太太也发表了自己的看法："现在的瑜伽馆有多少不在赔钱的？何况你丢掉现在稳定的房地产工作，跑去开瑜伽馆太不理智了。"我说："我可以试试啊！"太太又以创业太辛苦为由，否定了我的想法。家里总不希望我过得太累，想方设法打消我写书和创业的念头。"三堂会审"后，全家没有一个人支持我的大计划。但我一心只想做这样一件事情啊，进退两难的情况下，只得反复地叩问自己内心，是否真的愿意尽一切能力去做这件事情，自己给的答案当然是肯定的。最后我一拍桌子，对着一家子爱我的人说："无论你们反对还是赞成，我都必须去做。这件事情我认定了！你们经济上不支持，我去想办法；你们精神上不支持，但是你们迟早会支持。"

我的财务其实一直交由太太掌管，而太太对我创业始终不大支持。没有家人支持，我当然只能自己想办法了。

我一意孤行，在 2012 年底至 2013 年初开始写书，后得魏立民老师指导帮助，这一过程相对顺利。接下来就是开瑜伽馆的计划了，当时我盘算了一笔账，那时候我在瑜伽馆做兼职老师，身边有三十多位一直跟着我学习的学生，当时他们是六十块钱一节课。我就去和学生们商量："我自己开个瑜伽馆给你们上课怎么样？"没想到大家全票赞同我开瑜伽馆。有人说："我们现在在这里上课还不自由，楚宁老师开馆后我们想什么时候上课就什么时候上课。"也有人说:"对,瑜伽就是不能受限制。"当时我的学生们都知道我手上并没有创业资金。三十个人自发来报名,爽快地交齐一年的课时费,三十个人凑起来大概十万元。我捧着那沉甸甸的十万元,真的是无语凝噎,连一句感谢都讲不出来。有个学生拍拍我的肩,调侃我:"楚宁老师,您就别瞎感动啦,我们相信您,咱们马上就要有自己的瑜伽馆了,快去备课,上好课就是报答我们的'大恩'。"

大恩不言谢,我拿到这笔钱,第二天就去上海新天地找了个五十平方米的场地,开了个瑜伽馆(去年又增设一间私教房),瑜伽馆一出来,团队就出来了。从身无分文,到拥有两间教室的瑜伽馆,真的全部要感谢我的学生们,要不是他们,我哪有这些啊!

瑜伽馆刚开始的时候一周20节课,其中15节由我授课,一起打理瑜伽馆的还有个店长。关于那个店长,我还是蛮惋惜的。

从楚宁瑜伽馆开张,她一直在我的团队里,两年后,楚宁瑜伽步入正轨时,店长离开了。其实是这样的,瑜伽馆开张两年后,店长突然向我要求给她安排一个瑜伽老师的职务,被我果断拒绝,我说"你做店长就好好做你的本职工作,瑜伽老师不是你要做的事。"她就特别不高兴,她说:"我在这里工作两年了,熟悉这里的一切,现在想当瑜伽老师。"我当时是这样考虑的:一来她对店长这一工作做得很好,我不希望再重新招聘一个新职员来从头培训。二来是她本身没有什么瑜伽基础,这不符合我对一名优秀的瑜伽老师的选聘要求。后来她固执己见:"我现在就想当瑜伽老师,不想做店长。"那我只能对她说:"我一直看重初心,当初面试时说好做店长,现在你已改变初心想做瑜伽老师,但是你忽略了一点,成为一名优秀的瑜伽老师是需要时间的!"本质上我并不反对一切的求新和尝试,有人愿意当我馆里的瑜伽教师,我很高兴,也赞同。但是你没有瑜伽基础的话,就要另当别论了,在我的馆里教瑜伽至少需要五年瑜伽基础,即便你在外面教过课,也得磨练个两至三年吧?达到这个标准,你来面试,我觉得你做得好,才能选你,如果不符合我的要求,

楚璧隋珍 宁静致远

162

对不起，我还是不能选你。我跟她讲："之前在中国瑜伽城为瑜伽人做公益课时，最大的感受就是，大家都太忙了，忙到没有时间思考。瑜伽人都很好学，为什么？是因为不学就被学员们淘空了，没东西教了，就没法代课、没法赚钱了，然后又投入下一轮的学习，再耗空。这样恶性循环，真是在做瑜伽吗？还是忙着生存，这不是瑜伽生活状态，只是为了混一口饭，为了活着。如果只是为了瑜伽老师的收入更高，那我劝你打消这个念头。"

"何为专业？就是你自己能够做得好，也确定自己的专业知识一定能让自己做出好结果，当老师，你确定不会害别人吗？"这是我对所有想当老师的学生讲过的话。为什么楚宁敢于无惧讥评和质疑，那是因为我我时刻在做得更专业。

很遗憾，那位店长因为不能当瑜伽老师而离开了。她走后，我只能选聘新店长，至于现在她的前途如何，我不得而知，但我想说，人贵在懂得自我定位。

有一些人说："楚宁老师，你太不近人情了，毕竟是老员工啊！"对不起，原则面前一视同仁。我告诉过我的学生，做人重初心，初心很重要，永远不要忘了自己应该做什么。我传播健康理念，而我的五行明心就是传递一个健康的元素，这个我在第一本书里讲得清楚明白，做人不能忘了初心。楚宁瑜伽馆开业至今，很多会员离开，很多会员进来，来来去去都是缘分，但是这份缘能否值得延续，还是一个初心的问题，理念不同，不要强融。

2014年一位朋友邀我一起洽谈慈善募款事宜，双方各执一词让我评理。一方说："应该将钱给贫困山区的孩子，作为资助他们的教学资助，可以将钱花在那些最需要的人身上。"另一方观点说："山区太远，赶过去靠个人能力不太现实，也可以以身边的地方做起，很多孩子家中不一定缺钱，但因为家庭环境或某些原因，这些孩子思想上可能有障碍，例如自闭、叛逆等，这些孩子的心灵问题同样需要关爱。"接着他们问我谁对谁错。我说："我觉得你们都有道理，只是理念上的差异，每个人对爱都有自己的理解，只要理念是向善的统一的，都是可行的。"

所谓理念统一，听起来很复杂，其实还是一个"本心"的问题，本心是抛却所有外界束缚的内心中的第一需求，也是跨越时空界限可以千古流芳的爱的基本定律，是一切的爱恨情仇、喜怒哀乐的源头。但现实社会往往没有这么简单，父母、亲人、学校和社会在对我们进行循循教导的同时，又会在本心之外加上很多外在的对爱的要求和对爱的束缚。在此我想说的是，其实没有绝对的对与错，因为在本心之外，每个人的潜意识层面还存在有固定的思维模式，也就是心理成因。心理成因决定行为模式，而当自己的本心和行为模式与社会环境相契合一致时，我们就会感到幸福，也就是传说中的心想事成；而不一致时，我们就会感到痛苦，严重时甚至会感到整个世界都在崩塌。这其中有一个真相，其实在我们的内心世界中，我们在寻觅的东西就是一种感觉，当找到这种"感觉"后，心会告诉你，就是它了。方法是很简单的，也是有规律可循的，只要走出自我的束缚，全息地认知真我的存在后，整个世界就将呈现在我们眼前。有所谓心有多大，世界就有多大；而无论心再大，世界之大也远超我们能想象之极限。

现在很多人称我为企业家，其实我更享受一个当老师的感觉，喊我一声"楚宁老师"，我觉得所做的一切都值了，这是大家给我的肯定，而我心里无疑很感激这种肯定。

随着事业拓展，我现在主要为企业家服务，但是一直在坚持写书，从之前只有满腔理论，到现在与实践结合将推出四本书，我一直在按照自己的初心行走，下一步可能会有相关的产品对接，也会有瑜伽大会之类的会议活动接入进来。但是楚宁能够保证的是，不论事业发展趋势如何，也不论外界对我评价如何，我始终秉承初心，将最健康的那一面带给更多人。

开馆没多久，又遇到了大困难。有一时期，现金流出现了一些问题，

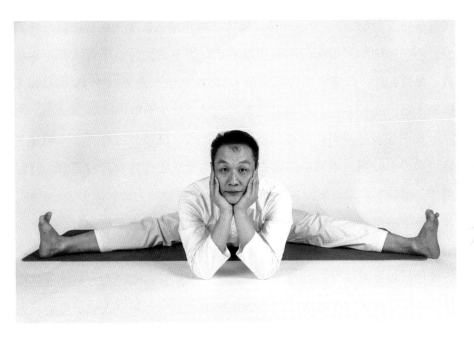

正在练习瑜伽的楚宁

馆内收入所得并不足以支付瑜伽馆的开支。任课老师大概看出我的为难，对我说："楚宁老师，有没有工资我们都跟着您！"这话听得我特别感动。我自己可以不在乎收入，不在乎盈亏，可绝不能让我的团队跟着自己吃亏，要是团队跟着我，连温饱都解决不了，那怎么发扬我们的"楚宁精神"？这是我的真实想法。

所以，我得想办法呀，要说理财观念，还是受父母影响，我试图去寻找一些新的解决方案，面对当时不景气的状况，我考察了很久，看上一些虚拟货币投资法。这个货币是这样的，你投资四十万元进去，两年后他给你六十五万元。经过深思熟虑，觉得这个项目很适合我当下的状况。可是眼下并没有用于投资的现金怎么办呢？我又不想去找朋友借钱，于是向父亲说好先借一部分钱，用于购买虚拟货币，等回本了就还他一部分，父亲一口应允。那天我正满怀期待去找父亲拿钱，半路时接到父亲电话，他说左思右想还是觉得这个项目不现实，而且亲戚朋友都说这是骗人的。爱子心切的父亲说："不如你干脆停掉瑜伽馆，我来协助你做其他生意。"我当时一个急刹车，猛地往墙角撞去，那一刹那心脏几乎骤停。停在路边想了很久，内心接受不了，想不通为什么所有人都不相信我。尽管如此，我坚定地告诉父亲："我坚持自己创业，你们觉得我骗人就骗人吧，我不在乎了。"为此还差点与父亲闹了矛盾。

那时候我还是有个缺点，不能被人诋毁，诋毁我就受不了。但是不接受也没办法啊，事情总得要去做，我的团队还在等着我发工资。打起精神，重新制定新方案，先停掉认知课，把首要精力放在瑜伽上。后来，我先停了一部分课程，又裁员，大部分的课程由我自己来任教，以减少瑜伽馆的开支，这样一来，当时很快就把整个馆的现金流存下来。

团队渐渐做大了，但是在培养团队的时候，仍旧存在方方面面的问题，开销各方面因素都有，但是后来起码我的学生和家人都挺支持我做这件事。我仍旧不愿意去解释什么，你觉得我做这个事情好，你接受，你就来，如果你认为不好，我不强求，人各有路。

我想如果没有这批学生，必然没有今日的楚宁与今日的故事，内心当中，常怀感激，所以我要做的是报恩，这个报恩是知行合一的统一，既要知恩也要报恩，报恩不是只报恩主，倘若那样，实质上仍是交易。这是生命中的大恩，我要用我一生的行为来证明，那就是，让更多的人健康。

我的脑海常常没有金钱的概念，时常是，钱到我手上我也不知道怎么花，但是我对身边的人要负责啊，团队跟着我，所以我得养活他们。从这个方面来讲，我觉得想新路子赚钱没有什么错，只有赚钱了才能更好地壮大我的团队。

天佑憨人，现在各方面的资源算是来了。真正天时、地利、人和，很多事情我会提前布局，提前规避，这也是我这个体系中的一个重要点。我和学生分享的过程中，他们依旧深深信任我、理解我，他们说："楚宁老师，真觉得这是在做一个正能量的事业，而且你这个老师确实有点魅力，和一般人不一样，有些人靠管理模式，有的人靠颜值担当，你是完全白手起家，靠人格魅力啊，你看你又没有用过家里的资源，小米加步枪，真正的独立团。"我就笑着说："我小米加步枪都没有，不要枪支弹药，我要人心。"其实我的学生，他们和我是一类人。生活在这个维度的人常常不被理解，他们和我一样对三维的财富并不那么感兴趣，而是对思维空间感兴趣，譬如灵性方面、内在诉求，讲的就是内在挖掘，宇宙的挖掘。

康德说：世上使人敬畏的两样东西是头上的星空和心中的道德。那我们要做的不过是两件事，一是思考头上的星空、宇宙的奥秘，二是思考心中的道德定律，做人的道理。我常对我的学生说，一个想宇宙和人生大问题的人，眼界和心胸都应该比较开阔了，在日常生活中也会相对超脱。他们深以为然。

2014 年，有个学生特别痛苦地告诉我，她的丈夫有抑郁症。她说："楚宁老师，听说您解决了很多类似这样的问题，我对您抱了很大的希望啊！"我就去帮他调整。这一调整，我就犯难了，她的丈夫本身特别抵触这些东西，包括瑜伽、自我认知这些，他都很不屑，但这种不屑还是让我觉得该试一试。刚开始还好，他还能配合一点，后来就不行了，完全不愿意接受。我的这位学员特别苦恼，想方设法地让我改变她的丈夫。我告诉她："你这样也是徒劳，夫妻感情需要两个人一起努力，一个人调整不了的，他不接受，你就是一拳有力量地打在棉花上了，不奏效的。"这时又有人说了："楚宁，原来你并不是万能的啊！原来也有你解决不了的问题啊！"实际上我明白自己有不能解决的问题，但当时就是不愿意承认。面对外人的质疑，我也比较苦恼，为什么我愿意教，你却不愿意学呢？后来想，人人有自己的诉求，还是回到我的认知课中，他人不理解的，强求无用，我想把正能量做到极致，你得接招啊，不接我也没办法。这种心理上的不平衡和挫败，也是在日后的修习中慢慢放开的，悟通了，也就不那么纠结了。一年后，我这个学员还是因为忍受不了丈夫而离婚了，但是她却因瑜伽结缘了一位真正疼爱她的人，随之步入婚姻殿堂，生活美满。谁说这又不是缘分的另一重展现形式呢？

随着我的几本书面市，又有微言："楚宁，你写书只是为了炫耀吗？"我无言以对。出书并非河头担水卖觉得自己有多了不起，而是想用先贤的学问为基础，让更多人知道，这是客观存在的东西。你知道我楚宁，可以认可我，也可以不认可，但是先贤的智慧，我必须要告诉大家。我相信孔子说的话："听其言，观其行。"好老师通常都有一种教学热忱，不会私藏，希望学生能够学得明明白白、清清楚楚。写书跟上课不一样，有时比上课难，因为很多练习跟引导的方式，不太容易透过书籍单向传给读者。但是楚宁愿意冒这个险，楚宁本心只为传播正能量。

就瑜伽本身而言，瑜伽传自于印度，印度本身属于宗教性国家，而国内的瑜伽教学能否完全照搬于印度瑜伽呢？对瑜伽事业的传播我们都会有自己的判断和认知。瑜伽不仅仅是体式练习和传播，心灵的自由更是很多优秀瑜伽老师的追求和向往，而太过虚无的心灵追求如果不能落地服务于生活，同样对瑜伽的传播有所限制。现在全民皆瑜伽，看起来红红火火，而实际上真正盈利的瑜伽经营者是否超过 10% 呢？无论是瑜伽老师还是瑜伽经营者，都是瑜伽人，在传播瑜伽的过程中我们需要多问问自己的本心。

今年我响应政府的号召，开设了免费练瑜伽活动。这个免费练习瑜伽的活动是这样的：会员报名时交一万六千元钱，接下来就可以进行瑜伽练习，然后第一年瑜伽馆返回百分之二十给会员，第二年返回百分之三十给会员，第三年再返回百分之五十给会员。等于是三年后，会员可以拿回所有的钱。天地为证，我满脑子想象的是，如何让更多人获得健康，所以我不收你的钱，你练三年瑜伽后发现一分钱没花，身体变好了，而我"楚宁瑜伽"知名度相对提高了，不是很好吗？可是有些人得知免费练瑜伽项目后，第一反应是问我："你们是在集资吗？"这种话确实令我森然生凉，为什么做得再好，依旧会有人怀疑你的动机？

不过好在后来还是有一些愿意提高自己、认知自己的人登门求教。

楚宁瑜伽馆现在的 71 号会员王老师与 58 号会员杰森就是这个项目的受益者。他们各自通过系统的学习后得到了方方面面的改善。我欣慰于道路再艰难，总有愿意无条件信任我的人。

譬如有一个女孩，她曾在我这学习五行明心瑜伽课程，后来她说："楚宁老师，我告诉你个秘密，我全身的皮肤像鱼鳞一样，特别可怕，但医生说这又不是病，您有没有好的办法可以解决呀？"说着，她卷起袖子给我看她的手臂。我看了下她的情况，建议她每天空腹食用 15 毫升橄榄油再结合舒爽肩颈疏通经络。她深信不疑，第二天就去买了橄榄油。上课时，她又撸开袖子对我说："楚宁老师，我已经按照您的方法涂上橄榄油啦！"半年后，她的手好了，她告诉我，就是用我的方法治好的。我开玩笑："我叫你用，你就敢用，万一起了副作用怎么办？哈哈。"她一本正经地说："楚宁老师从里到外都是正能量，怎么可能骗人呢？"我特别感动，感动于她的信任。还有一个女孩，二十岁不到，刚上大学，因为"富贵包"而苦恼，她对楚宁说的第一句话是："楚宁老师，我把自己的问题交给你啦。"然后就投入了我的课程练习中，几节课下来"富贵包"渐渐消下去。这些例子在我的教学经历中屡见不鲜，但是我仍旧要感谢他们，感谢他们对楚宁毫无保留的信任，毫无保留地将自己的问题告诉我，并相信我能帮助他们。后来我发现，任何时候，我们只能帮助愿意接受帮助的人，亦即理解你的人。

2016 年，"楚宁瑜伽馆"经营得风生水起。这时候，有一些问题就找上门了。有一些人见我的顾客越来越多，又不好直接与我"交锋"，只得到处散播各种谣言，譬如"拖欠场地房租""学了很久不见有效"之类的话语。五月份时有个朋友打电话告诉我，"有人在背后诋毁你呀！"我颇为惊讶，因为从我从不得罪人的，为什么要诋毁我呢？我就问："怎么诋毁呢？"朋友这样说："外面都说你没有给房东付房租，一直拖欠瑜伽馆租金没给呢！"我觉得特别好笑，因为那就是在交完房租后不久。后来我说："还有这事？我怎么不知道？"挂断电话后我就没有再想起此事。

又过了很久，朋友问我有没有出来澄清这个事情，毕竟如果外面传得厉害，还是会对我的瑜伽馆有一些负面影响的。我说，我没有去解释，也没有必要澄清什么，本来就是清者自清啊！这么说吧，如果我经营不下去，会直接关掉，以我这种简单的思维方式，对我来讲拖欠房租并应付后期的事情显得麻烦多了。可朋友好心劝我："楚宁，你现在正是起步阶段，不要因为自己的什么都无所谓而让那些别有用心的人钻了空子。"

不久后我与魏立民老师见面，闲聊时我讲起这件事，他笑笑对我说："别人爱说让他们说去，你做的好肯定有人看不惯，谣言是不攻自破的啊。"没过多久，造谣者自己就跑出来澄清了，原因是我的经营影响了他的客源。这些例子举不胜举，但对我而言真的不算什么，若有时间盘算这些，当真不如将精力多投入专业研究。

再有，我 2012 年创立"五行明心瑜伽"并有同名书籍出版。"五行明心"综合了阴阳五行学、泰式按摩、中医理疗手法、传统哈达瑜伽、行为心理学等，所有的体式都是固定的，便于学习，容易上手。而"木之肩颈舒爽"是我个人创立的第二套针对肩颈问题的练习体式。这两套体式是我将之前近 20 年的理论研究所得沉淀，经过大量的实践后所编制而成。会员的普遍反馈是，肩颈舒服了，皮肤变好了，睡眠质量改善了，腿变细了等等。然后有些人就问我："楚宁啊，现代社会资源那么宝贵，你既然是这么好的独创课程，为什么愿意写出来分享给大家？肯定有什么目的吧？"

我森然生凉，能有什么目的？我如果回答："那是因为现在大部分人的肩颈都有问题，健康需求量很大，我希望将书和课程相结合，将这套方法传播出来，使更多人受益。"是否还会有进一步的猜测？其实，我的本心就是如此，倒真的没有目的性，从小到大看到身边的朋友有病痛就会本能的觉得不舒服。回顾人生这样一路走来，从计算机网络工程师到现在的瑜伽师，二十年的时间里先后做过四种类型的工作，在此过程中，又通过学习总结很多的课程和理论，并将理论和生活实践进行了对接，

楚壁隋珍　宁静致远

认清了自己真正的本心需求。然后一切就变得这么顺理成章了。如果一定要说有什么私心的话，那么我想就是应一声"楚宁老师"的虚荣心吧。我喜欢当老师，享受当老师的过程。至于真假，需要诸君亲尝。

为什么每次面对采访，我总说自己的人生没有什么大挫折，不是因为真的人生畅通，而恰恰是因为外在的一些小挫折太多了，我不在乎。太太笑我："要是生在古代，你就是崂山的求道者。哈哈。"

2016 年年底，参加了一场同学聚会。不惑之年，品尝的蛋糕似乎更甜。酒过三巡，当大家问到各自心中最珍贵的是什么？每个人的回答都不一样，但是无论如何，一张张不再年轻的脸上印着知心的祝福。儿时的玩伴端起酒杯，讲起一张张香烟牌的"血泪"和矛盾，我们在上海的霓虹下，一笑泯恩仇。聊起少年云云，难免感叹时光无情，甚至有几位同学说如果时光倒流，绝不再选择当初的路。而楚宁坦白相告，如果还

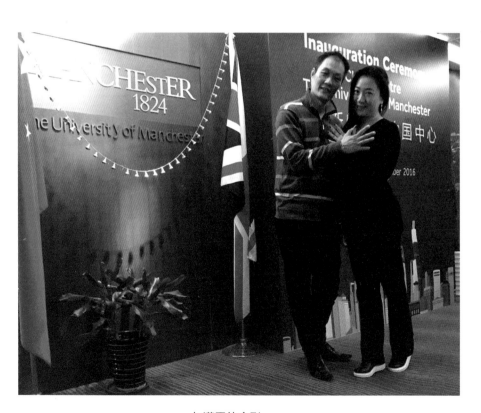

与潇霄的合影

有回头路，我还愿意选择当初的路，哪怕明知有荆棘。但是为年龄烦恼显然是白费力气，我们改变不了年龄，也无法让老化停止。有些路，只有年轻时走进去才有意义，过了一定年龄大门就关闭了；而有些路，确是要等到一定年龄，大门才会为我们开启。所以我感恩，感恩遇见好的引路者、陪伴者，陪着楚宁孜孜不倦地"求学问道"。

所谓中年危机，我想我也遇到过，虽然我一直深爱着太太。2009年我32岁，那时候我在做瑜伽老师，收入实在一般，勉强只能维持生计，人总感觉是飘着的。学了这么多年，还是这样，我就想不能老这样漂浮着，没有稳定的事业等于空壳。而太太那时候其实也是有不满的，毕竟我以前做房地产时各方面都还不错，这种落差必然让太太不习惯。太太一直很需要安全感，可是眼下我这种情况根本没办法给她这种安全感。我们试着沟通过，太太的意思是："你研究五行，这些东西在我看来缥缈极了，你这样不稳定让我有点缺乏安全感。"有了意见后就有分歧了，七年之痒什么的都来了，甚至险些闹离婚。她一提离婚，我就转移话题，让着她，总之她好我就快乐。但是一直逃避不是办法，我虽然一心坚持做瑜伽，但也想给心爱的女人一个安全感，怎么办？只能逼着自己去做这样一件事情，因为不能让心爱的女人有委屈感。

很幸运啊，我在2012年悟透了，有了自己的瑜伽体系。虽然不可否认地处在低潮期，但我利用所学知识开始为自己布局，按照布局走，一路虽有荆棘，但总体方向是很好的。我想如果当初没有布局，可能现在会很悲催吧，在那种情况下，我选择了本心所爱，再坚持，再去破局，所以人生关键还是选择。

这两年我渐渐涉及了一些慈善工程，一些好事者开始跳出来："看，楚宁又在作秀了。"现在对此我的回答通常是："你觉得楚宁在作秀，那就是作秀吧，我只衷于自己的内心。"但是好在我对此并不太在意，当我做着自己真正喜欢、真正想做的事情的时候，别人的褒贬并不那么重要。

王尔德说："我们都生活在阴沟里，但是我们当中有些人仰望星空。"

可以想见，当人们热衷于阴沟里的斗争时，仰望星空的人是不会参与的。相反，你的人生没有广阔的参照系，就容易把精力放在眼前的事务上，事情多么小也会被无限放大，结果便是死在一件小事上。

楚宁在做的事情一直围绕着那些人生的根本问题，健康、传承、突破、时间与空间，自我与灵魂……在现代商业化社会里，这些问题由于被遗忘而变得异常尖锐，成为现代人精神生活中的普遍困惑。从练习者的角度来说，这么多人通过楚宁领略了"楚宁瑜伽"的魅力，领略了"楚宁天地人系统"的魅力，这使楚宁有足够的理由相信，我正在从事的是一个不折不扣的好的事业。所以，阴沟里的斗争我何必再去参与呢？

现在有人开玩笑："楚宁，你估计是全国最贵的瑜伽老师吧？"在过去，面对这些调侃，我肯定会回之："不贵啊，怎么会贵呢？"然后与他讲一堆道理和分析。现在我指定不会了。我有最好的老师，最好的团队，我服务的是一些有自我认知的高端灵魂，我为什么不贵？

对，我还有两位得意爱徒——陈丹和佳鸣。

卷三 另起一行

173

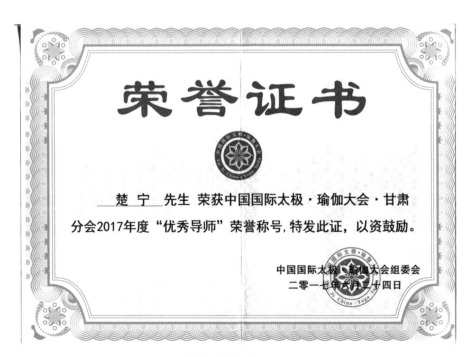

荣誉证书

楚宁 先生 荣获中国国际太极·瑜伽大会·甘肃分会2017年度"优秀导师"荣誉称号，特发此证，以资鼓励。

中国国际太极·瑜伽大会组委会
二零一七年六月二十四日

楚宁荣誉证书

2013 年年底我认识陈丹，一个上善若水的姑娘。她说，水是生命的主要物质基础，也是文化传承的重要载体。水无形而有万形，随外界环境而呈现不同形态。她也常常在各式各样的路途中，观看和记录各种水流，她的相机里，收集了春季的天目湖，夏季赛里木湖，秋季根河湿地，冬季九寨沟，她的《秋季一起回南宋看水》文采斐然，可见一斑。

2014 年我又认识了华佳鸣，是个寡言内心却有一片海的男孩。后来二人都成为我的学生，和我一起学习中国传统文化。他们的加入，减少了我修行路上的孤独感。

我一直特别喜欢韩愈的《师说》。"是故弟子不必不如师，师不必贤于弟子，闻道有先后，术业有专攻，如是而已。"这句话我想送给陈丹和佳鸣，他们是我的骄傲。

在此我有诗两首，赠给二位爱徒：

**赠佳鸣**
浮华红尘看不语，
品佳学文思禁声，
一鸣惊人厨官悦，
回顾圆心途为真。

**赠陈墨丹青**
梅跃枝头觅芳踪，
花落万家问不休，
三千世界无觅处，
糯然明了在心中。

希望他们在未来的路途鹏程发轫，一举千里。
回首这些年，从采购到房地产再到瑜伽老师，一系列过渡都是在与

楚璧隋珍　宁静致远

人的内心接触，藉由瑜伽与人沟通也好、帮助别人也好，我觉得自己所接触的、帮助的每个人都是我自己。不论帮人解决业务困难，还是解决身体上问题，受益的其实还是自己。从最早的事不关己高高挂起，到为

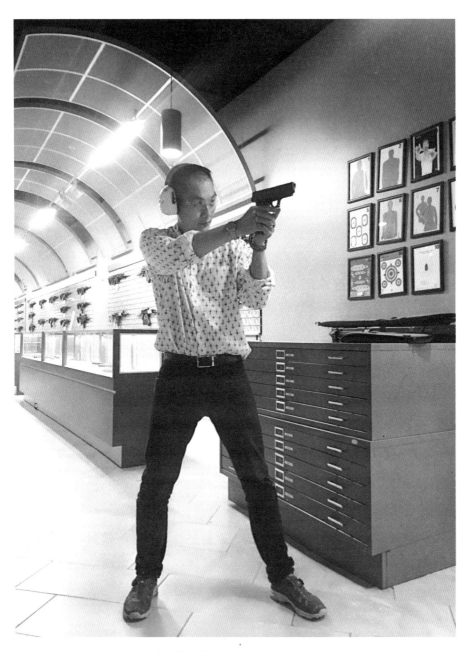

楚宁在美国射击场，摄于 2016 年

身边的每一个朋友考虑，这是我在性格上最大的变化。佛家说的因果也好、功德也好，我都十分信奉，通过对自己的了解，通过对生活的觉察，皈依了一种"人人为我，我为人人"的价值观。其实生活中的我，内心还是有些大目标的，目前算是一种小富即安的生活吧，但是我更希望自己在精神层面还有一些大突破。认识自己，建设自己，调整自己，心怀敬畏将美好传递出去。对于瑜伽，我一直在开创新模式，希望将它做得更颠覆，这是我一直追求的方向。

四十岁的我，未必能有多少金科玉律的建议，但楚宁认为一个成熟的人，有几个很重要的标志。首先要有坚定的价值观，知道人生中的事情有主次之分，而不被固有的偏见和外人的不理解所左右。其次要有清楚的自我认识，深深明白自己的禀赋和志业所在，不被偶然的不理解和急功近利所左右。再者就是要有强大的精神性自我，知道灵魂的高贵和自由，不被外部的遭遇和事件所左右。坚定的价值观，清楚的自我认知，强大的精神自我，这三者构成了坚强的核心。

这是一种巨大的内在力量，拥有这个力量，一切外来的负面力量都不能把你打败。面对天灾人祸，世风不正，人心不善，落在头上的不义，你诚然会痛苦，但是，你一定能够最大限度地保持内心的平静，因为你知道，没有什么能夺走你内在的珍宝，使你的人生和方向失去意义。这是楚宁的切身体会。

《倚天屠龙记》里的《九阳真经》有句口诀：他强由他强，清风拂山岗；他横由他横，明月照大江。世事不易，笑骂由人，但你在多大程度上活出那个坦荡如砥的自己，才是灵魂是否成熟的标志。

四十不惑，唯道宁志，楚宁从不愿意虚与委蛇，所做之事也并非拔高自己的形象，我有许多自身的弱点，我做我想做，至情至性。眼里保持洞若观火的透辟，内心始终是一团燃烧的火焰。原因无他，在波谲云诡的世界，楚宁只愿活成最真的自己。

卷四　回归本心

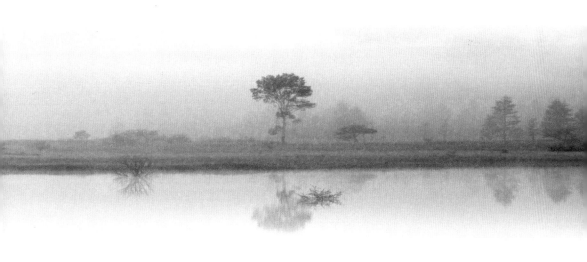

楚璧隋珍　宁静致远
CHUBI SUIZHEN NINGJING ZHIYUAN

## 4.1 心犹年少

> 值得庆幸的是，我身上仍然保留着渴求甜蜜生活与大众支持的童心。
>
> ——楚宁

有个学生，曾经对我说："老师，我感觉您是个生活特别简单的人，有时我甚至感觉您简单到像个不谙世事的少年，但您又是胸有雷霆万钧的。不谙世事让我觉得您的生活顺风顺水，雷霆万钧又让我觉得您像经历了许多坎坷！"我十分感恩，感恩这位学生洞穿了真正的楚宁。

楚宁当然不是一帆风顺的，至少在身体这一环节并不顺利。三四岁时，我就险些命丧猩红热。这属于免疫系统的毛病，一旦患上很容易死亡，家里花了九牛二虎之力把我治好。紧接着，六岁左右，血小板减少，险些转为白血病。两次大病都使我与死神擦肩而过。

最痛苦的要属我本身所携带的特有病症——楚宁式口腔溃疡。一年三百六十五天，其中三百天我的嘴里有溃疡，从少年到成年，溃疡不离不弃一直伴随我，至于剩下的六十五天，当然是更严重的口腔溃疡。这个是遗传性问题，我曾问过父亲，作为中医的父亲表示无能为力。这个口腔溃疡属于我的家族遗传病，爷爷也有，遗传到我们这一代，被我与妹妹继承了。小时候，口腔溃疡一严重，嘴里就有异味，因此常常被小伙伴嘲笑。为此我还恨过自己，为何携带了这种特殊"基因"。从记事到现在，四十一岁，口腔溃疡没有停止过，真的很痛苦，随时随地，嘴里都有三四个泡泡，如果哪天只有一个泡泡，我就要谢天谢地啊。

后来我自己懂得医学知识，渐渐才知道，我这种情况在西医里叫做维生素 B2 缺乏症，在中医里叫做内寒下热，基本算是没治，就算治也治不好。

父亲于是对我说："既然这个问题会伴随你终生，那你试着接受吧。"我点点头，父亲都无能为力，不接受还能有什么办法？遗忘痛苦吧，当它不存在。所以说，我的很多感悟其实多半通过自身病痛来参透，不能改变，那就接受、转移这种身体的疼痛。也因为身体的病痛，让我爱上《孟子》的箴言："故天将降大任于是人也，必先苦其心志，劳其筋骨，饿其体肤，空乏其身，行拂乱其所为，所以动心忍性，曾益其所不能。"一难受我就想："可能我是要办大事的人。"

又因为体质不好，楚宁从小一直打针，针打多了，连累了髋骨。于是患上一种叫做檀香髋的病症，在七岁时，我发现自己和别人走路不一样，走路老是要"扭"一下，外八字特别严重，为此有人笑我是瘸子。我去找父亲，父亲告诉我，这是打针造成的关节外翻，治不了。可是不打针又不行，高烧四十度，也得治。在我真正懂得医学知识后明白，若非必要，青霉素尽量少打，打多了脾胃至寒，而所有西药都是至寒的，而楚宁的口腔溃疡恰恰与这个有关，脾胃虚寒就造成身体水火不调、虚火上行、阴虚阳亢。所以尽量少用消炎药，而在此讲这些只是希望更多人比我健康。有个朋友得知我有檀香髋，安慰我："男人不靠外貌，靠精神！"我说："是啊，以后只能靠精神了。"成年后，我常对自己说："这是上苍给我机会啊，上苍要我进一步超脱肉体！"

说来神奇，这种灵超乎于肉的信仰，让我对整个肉体的痛苦产生了一种转移，实际也在有意识地与肉体拉开距离，忘了那些身体上的、浅层次的疼痛，从而让自己变得精神化。我常常在想："这是不是上苍告诉我，让我懂得觉察，觉察别人的痛苦？"就像别人看到我很好，我很乐观，但是别人并不理解我的痛苦。所以我看到别人好或者不好都是表象的，不是彻底的，那么我要升华，直至能够发觉他内在的东西。如果把感官全部投射到痛苦当中，那还怎么去发觉？既然这个痛苦伴随你一生，那么不如接受，接受了，就是熬过去了。

如果你有一个身体，它天生要遭受许多痛苦，包括疾病等等，既然如此，只要有机会，为什么就不可以从你这个身体上汲取最大的快乐呢？我们可以去做一些让肉体快乐的事情啊！比如健身，练瑜伽，让身体忘记痛苦，和心灵一起快乐。认识到自己的问题后，我的首要任务就是学会忍受身体上的痛苦，将它当客观之物。

我想对年轻一些的朋友说，生命中必然有逆境、灾祸、苦难，如果你真正感恩生命，就会包容这些负面的遭遇。在某种意义上来讲，他们也是生命给你的礼物，是促使你体悟人生的宝贵机遇。

成年后楚宁带着自身的疼痛，开始探寻自己的内心，后来又偏偏沉溺于帮别人挖掘内心。因为我始终相信，人的终极境界是将肉体精神化，所以我写了三本书，可能还会有第四、第五本书，为的就是让那些希望找到内在的人，有内在诉求的人，找到内在，甚至说找到内在的痛苦并解决它。这样一来，对自我的认知就很通透了。

有人问："你自身的病痛，五行明心不能处理吗？"我可以毫不回避地告诉你，即便我的五行明心体系也不能解决所有问题，因为我的五行明心并不是全能的。这从中医角度和瑜伽角度都很好理解，人要承认自己的先天构成性。中医里讲的是天地人系统，任何人都要承认自己的缺陷，敢于接受自己的缺点或者缺陷，才能走得更远，如果你不接受，那就没办法了。

总有人说，楚宁四十岁了，怎么还活得像个不谙世事的少年。路边看到个新奇小玩意，像个小孩一样要买；看到个有意思的朋友圈，像个小孩一样马上转发；被人家误会了，说几句，还像个小孩一样，乐呵呵的。我认为这个不谙世事挺好的，是回归初心的好心态，这个好心态不是傻乐，不是装嫩，而是历经沧桑之后的豁然开朗。这种不谙世事全因为我

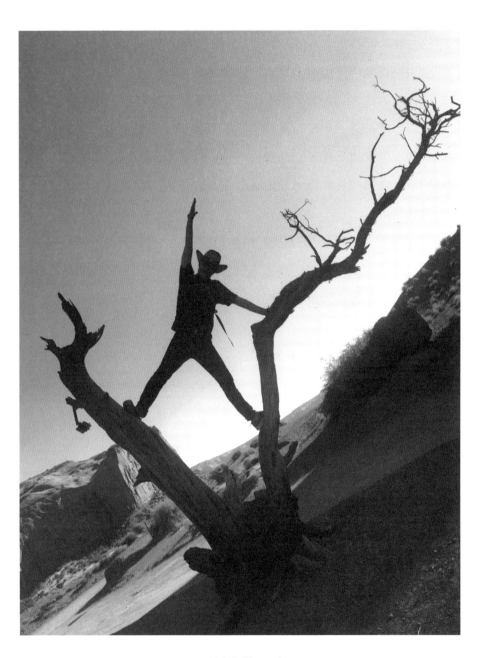

楚宁在美国西部

切身体会到，人过中年后，应该逐步建立两方面的觉悟，一方面是与人生必有的缺陷达成和解，另一方面是对人生根本的价值懂得珍惜。如果有了这方面的觉悟，何必介意自己活得像个小孩子？

要说活得像个孩子吧，其实真正在孩提时代，很多亲戚都看不上我，他们坚决认为像我这种"不乖"的孩子难有什么大前途，至少不会有他们所看得上的前途，何况这种病快快的身体里能住着什么了不起的大能量呢？我也苦恼过一阵子，总想做些什么来证明。不过少年时期始终没有遇到一个能够点拨和指导我的人，于是任凭自己在黑暗中摸索。怎么办？看书吧。

高尔基说："我扑在书本上，就像饥饿的人扑在面包上一样。"我觉得这话也是在说我，那时候我手不释卷，就是特别沉迷于各种书籍，因为我发现世间人都不理解我，只有书才能理解我，那些书籍便是迷茫海洋中的精神灯塔。

1988 年，我十二岁，那个暑假，我将自己关在家里看书，几天时间将两大箱子连环画看完了，家里所有的童话和民间故事都看了。我沉浸在《纪昌学箭》的情境中，被主人公苦苦求学的毅力所打动。这还不解馋，随后我又找父亲借钱，去街边书摊买来《三国演义》《西游记》以及金庸的全套书籍，"飞雪连天射白鹿，笑书神侠倚碧鸳"全看了。最让我痴迷的当属黄易的作品，黄易是玄幻小说的鼻祖，用现在的话讲，他的小说符合我当时的内心需求。我也喜欢古龙笔下的真实功夫，一剑一枪一招式都让我仿若身临其境。不可否认，那时候看的这些书籍对我成年后的影响可谓电照风行。我热衷于警察抓小偷的游戏，更热衷于当警察，如果有角色设定的话，我要当老大，做侠客，要么做好人，总之要么惩恶扬善，要么劫富济贫，即便没有仗剑走天涯，也得在心里满足一把。

我相信每个男孩心里都有一个英雄情结、武侠情结，但是我的英雄情结一直伴随我成年，直至现在，我常常天真地幻想自己能一呼百应，能够将自己的理念全部对接给需要的人。有时看到不平事，总是希望能挺身出来做点什么，所以才有后来正在做的这些事，江湖被社会取代，角色需求变更，而侠义情结早已幻化成一颗正能量的心，这就是为什么楚宁一直在坚持做少年时那个心目中的自己。没有办法，我就是这么一个认真的人。

再后来，我开始明白《易经》里说：日新之谓盛德。德行有多厚，风就有多大。就像《荷马史诗》里的奥德赛回家的途中，风神给予他很大的帮助。风神把阻碍他的歪风、邪风、飓风等都收集在一个信封里，只留给他一个顺风。我想厚德载物就是让我们修好自己的这颗心。格局有多大，路就会有多宽广。这些书籍在某种程度上，使我的内心臻于完善，或者说使我更接近内心的自己。

有一年暑假我在书店找到了《战争与和平》《复活》，我佩服托尔斯泰笔下的宏阔场面和丰富人物，但更感动于他的文字异乎寻常的质朴，羡慕那种看似只是在叙述生活本身，其实比任何人都深刻地揭示了生活真相的情怀。而楚宁理解的生活真相是：温柔的微笑的背后有爱，有善良，也有辛酸和眼泪。

高中时期，我迷恋看庄子，也深深受庄子的太极养生观的影响。庄子是老子"道"论的继承者，生活在战国时期，他以"无为"作基础，以"自然为依据"强调人与自然的和谐，和人对自然的回归，更突出了生命与精神对自然的超越。也正因此，很多同学总说我活得飘飘然，他们笑我："楚宁啊，你年轻的身体里似乎住着一个长着胡子的老者！"我不知道如何作答，也不懂得这到底是褒是贬，不过，我蛮享受这种飘飘然的感觉。看庄子，这无疑又对我日后的事业发展和人生规划有了决定性的作用。

不过有些遗憾，我常常懊恼一件事情，就是将读过的一些书忘记了。当我自己写书或者讲课，想要引用一些曾经熟记的名言、警句和大段的妙论时，总是十分尴尬。说是忘记，又记得一点，记得一点又不足以引用，有时明明做了笔记，但是又不知道去哪了，每每感到很头疼。

在我看来，以上事例只是在用不同的方式说同一件事情，二者殊途同归，就是要摆脱肉身的限制，超越小我，让我们身体里的那个大我开始觉醒。人人身上都有一个更高的大我，它和宇宙大我的关系也许不可证明，但它对于我们生活在这个平凡世间的意义却是非同寻常的。这大约很像鲁迅先生所说："当我沉默的时候，我觉得很充实；我将开口，同时感到空虚。"

一讲大我，这又勾起了我少年的记忆。约莫是在我高中时，我也真是可怜，从书上见到一座山，于是就想看看真正的山是什么样的。可是，我压根没有见过一座山，去哪找山呢？后来经人介绍，我去了上海的佘山，当时正值夏季，满坡青葱，我飞步登上山顶，激动不已。极目四望，顿时觉得天圆地阔，心旷神怡。环顾四围的平行线，当时我就下定决心，一定要走出上海这个大圆圈，去外面的世界看看，去攀登更高的山峰，见更大的世面。别人都说许多上海人强烈地留恋本土，相信世界上不可能有比上海更好的地方，而在我身上却完全没有这种情结，我生于斯，长于斯，对斯有情，但却并不想一辈子老老实实呆在这块土地。宿命很奇妙啊，长大后我就真的走出来了，见到了更高的山，淌过更远的水，还遇到了更辽阔的人。说到底，我又要感谢少年的自己。

但我始终又是上海人，在物质生活上当然讲究实际，许多人又以为我擅于在这方面使用固有的小聪明，并且以此为自豪。实际上并非如此，因我本身对物质也没有过多的需求，思维更是简单到了极致。包括后面创业、写书，都在脚踏实地，一步一个脚印地坚守。有个北方朋友感叹："楚宁，我以为上海人多有的是一些小聪明，擅于制造噱头，你当真和别的上海人不一样。"寥寥几字，让我百感杂陈。对我未免推崇逾分，而对于上海人，或许有些偏见。其实上海人并非缺乏大气象，退一万步讲，各地均有自己的特点和局限，大可不必一一计较，当然即便可圈可点，那也是地域文化的一般特征，我相信，无论何时何地，都有超越地域局限性的大胸怀和大手笔。

2016年七月我去了一趟美国黄石公园，在黄石瀑布边打坐。做了一个短暂的回溯，得出结论：人生是一个先体验再思索的过程，我一直在寻求自己的探索方向。藉由五行理论知识，楚宁由木为始进行探索，执着于寻求人与自然和家庭的和谐关系。而我感谢"五行明心"走进我的生命，它是倡导人们将瑜伽态度引入到日常生活中的一种灵性生活方式，终极目的，只为让身周的世界更美丽一些，在十数年的执教生涯中，也确实印证了这点。

2016年春节，接到妹妹从异国他乡的一条新年祝福信息："藤蔓分枝藤根情，散落五湖本同生，今夜无眠相牵挂，时光荏苒何时逢？祝哥哥万事如意。"短信寥寥只数字，夜半寂然托祝愿，深更美梦至天明。妹妹2004年远嫁美国，之后一直在外拼搏。十多年，亲人很少团聚，我确实也很想她。她每年回来探亲都会说自己很孤独。八月，我做了个梦，梦中都是童年时期的日子，梦醒后，突然决定举家前往美国探望异国他乡的堂妹一家。

当我们抵达美国达拉斯，妹夫Matt带着全家来机场接远道而来的中国亲人，他们的两个孩子聪明懂事，如天使一般可爱。人高马大的美国妹夫，早年在上海拼搏，后与妹妹结成连理，有了孩子后，他们回到美国发展。一口流利的中国普通话，拉近了这份跨国的血缘亲情，他全程陪玩陪吃，声行并茂给我们介绍正宗的德州拉斯小牛排，带我们领略地道的美国乡镇风情，带我们一起看斗牛。最令我感动的是，他有天拽着我到一旁说："姐夫，我一直在关注你，你一直崇尚中国的天人合一、道法自然，所以我觉得你练习瑜伽需要有个很大自然的环境，你觉得在前面那块玉米地练习瑜伽怎么样？"妹夫Matt一本正经的表情，令我忍俊不禁。虽然他对中国的"天人合一"也许并不那么了解，但是他知道我在做这样一件事情，他的用心，令我感动万分。于是，就有了后面楚宁朋友圈发的照片：在德州的玉米地里练瑜伽。照片真的是个很奇怪的东西，可以把时间和空间以及携带的情感记录下来，给人留下美好的回忆。

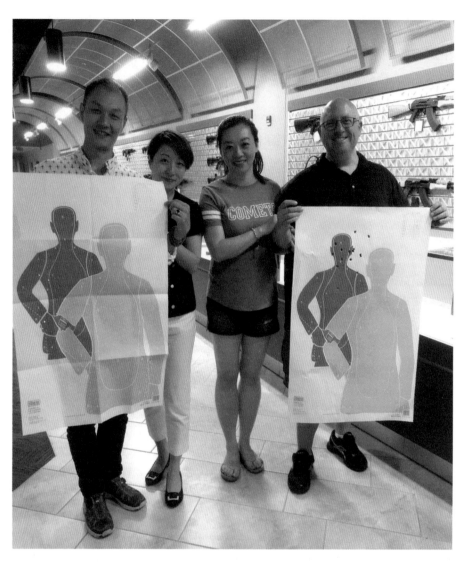

楚宁夫妇与妹妹、妹夫在美国

　　清晨，妹妹妹夫陪我和太太一起晨练，闻着花草气息，恍惚间总觉得又嗅到了以前的味道，我与妹妹心照不宣地说："好怀念小时候那份童趣和自由啊！"说完，四人哈哈大笑。

　　晨练后妹妹要求我教她一套在家就能做的"保健瑜伽"，我于是将道家养生——"拍身功"教授给她，立竿见影的效果让妹夫也瞠目结舌，直赞中国养生了不起。

晚上妹夫和妹妹下班后，和我们一起玩80分游戏（一种扑克牌），这又令我想起少年的故事。想当初，我和比我年纪大的哥哥姐姐们一起玩，大家玩扑克牌时是不让我上桌的，曰："先观摩学习，够资格了才上桌应战。"于是，我就在旁边观摩了，这一观摩就是两年，一直在等待机会。两年后，有个哥哥将一把纸牌放在我手中郑重地说："好了，你现在有资格上台了，你的坚持真是了不起。"有个伙伴就说了："楚宁我以为你坚持不到上桌玩呢！我们就是开个玩笑，看不出来你能坚持那么久啊！"我得意地握着纸牌说："你们太小看我了！哈哈。""表里不一"在我小时候表现得尤为明显。很多人说我的外表性格看起来比较澎湃，想去做什么，一刻不要等，赶紧去做，并且极力做得最好。可是内心呢，又是细腻的涓涓细流，一件小事都能坚持到令人发指。当我讲起这个故事时，全家人捧腹大笑，妹妹说："哥哥还和小时候一样，那股执拗坚韧的劲儿，一点没变。"面对这意味深永的评价，我故作调皮地回："变了就不是你哥哥我了！"妹妹问："哥哥，你还记得我们小时候吗？小时候你是武侠书迷，没想到现在你自己也写书了呀！不过写得不是武侠书，哈哈。"

何尝不记得，小时候的一幕幕常常在我脑海回放。

我记得有次放学时正下雨，我正好放学就对妹妹说："你在这里帮我看下伞，我去找同学有点事。"那是一把黄色的牛皮伞，妹妹很乖地点点头表示就在原地等我回来。后来我去办事了，办完事把妹妹给忘了，就直接回到家。回到家后我发现妹妹先我一步回来，我一拍脑袋问："你怎么也回来了？"她说："你让我看着伞，我看了啊，你一直不来我就回来了。"我问："那哥哥的伞呢？"她笑眯眯地说："伞还在那里啊，哥哥叫我看着伞，也没叫我拿回来呀！"我一想，也是哈。等我们兄妹俩跑到原地去找伞时，早已不见伞的踪影。兄妹二人你看着我，我看着你，捧腹大笑。

还有一次我和妹妹从公园玩了半天回来，我就对她说："你往前面走，我走在后面。"她高兴地照做。我就快速躲进一个弄堂，然后就从另一个弄堂突然跳出来，意在给妹妹一个惊喜。那次我在弄堂里躲着躲着，发现了一些蝈蝈，就顾着抓蝈蝈一直没出来。妹妹不见哥哥出来，一路哭着跑回家了。等我反应过来时，已是日落西山，为此回到家我被家人教训了一顿。但我并没有因此停止调皮，妹妹也并没有因哥哥的调皮而介意。那时天真无邪，沿袭至今。

长大后，闭上眼睛总回忆妹妹小时候的样子，粉红的圆嘟嘟的脸，特别可爱。我常梦见我们还在小时候，妹妹颤颤巍巍地跨过门槛，嘴里一直喊哥哥。我现在也会偶尔回到儿时玩耍的地方，可那个地方已经变成了红房子医院。曾经的游乐场景已不复存在，曾经稚嫩的心灵已变得成熟，曾经娇小的幼苗已长成大树。成长的过程中，我们经历了许多，改变了许多，也忘却了许多，但那些一起经历的事情，依然铭记在心，同样铭记的还有儿时的纯真无邪。

说着说着，大家一下子就泪眼迷蒙了，确实我们太久没见。聊起小时候的记忆，血浓于水的情感像泄了闸的洪水，心里的话含着泪水，一下子涌上心头。

飞越美国的探亲之旅很快告一段落，纵使再不舍，也将回到各自的生活之处，创造更好的生活。当飞机升上高空，凭窗眺望，夕阳余晖照射下的云朵变幻成各种赏心悦目的图景，透过云层，隐隐可见无言奔涌的大西洋。我感叹世界变小了，现代化的交通工具使得远隔天涯的亲人很快能否相聚一堂。说到底，有些距离，不在地理，而在人心，所以要珍重每一份情感，切不能让心的距离越来越远。

飞机上，看了一部关于"成功人生"的电影。楚宁认为，每个人对于成功的结果和要求都不一样，有人的标准是钱，有人的标准是权，有人的标准是名，有人则是家庭和谐，已故南非总统曼德拉是让黑人自由，台湾陈树菊是捐款帮助弱势群体。故成功定义是："只要达成自己的人生目标，就是成功人士。"我反问自己："我要的成功是什么？"想来想去，我很贪心，我要吃、我要玩、我要家庭、我要朋友、我要钱、我还要学生，我都要。在某一阶段，这些散落的需求就像一根根错乱的线条，让我焦头烂额。好在我有幸悟道，将这些错乱的需求线在脑海中形成一条立体的直线，自下往上依次获取，时间与空间上一变化，这些愿望就一一实现了。于是我明白了，凡事有先后。在追求成功的过程中，必须把自己给静下来，否则什么都拿不到。

但是，我为什么要写书呢？国内像我这种痴迷于写书的瑜伽老师应该不多。为什么要写？更多的也许是一种情怀吧，写书的过程是我本身整理的一个过程，我可以把很多的经验、感悟、理论和实践整理出来，这种整理既是一个自我思路整理过程，也是一个能量传播的过程。如果财富的原始积累有了，团队也齐备了，我必然会考虑怎样更好地帮助别人，说得通俗一点，就是赚到钱我就想怎样去帮助别人，怎样落实人群与关心，怎样将健康理念、将对社会的公德心一步步地展开。做好了这些，就是一个瑜伽人最切实际的成功吧？说来说去好像又回到了那个少

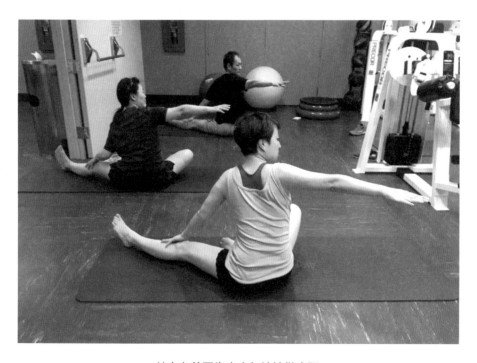

楚宁在美国为太太与妹妹做肩颈

年梦——达则兼济天下。

不过又回到五行明心中来，个人的成功定义虽然不同，但成功本身也有个基本的阴阳法则，阳由外而及内，阴由内而及外。宏观来说，男性追求的过程一般是先向往成功而后又极力去学会放下，女性追求的过程是先学习内心的感受而后渴望获得成功。

感悟当下的心境，胡诌诗一首：学道非为道，见佛亦忘佛。只求心中路，婆娑念念成。

当然，这是一个理想状态，这也是一个认知和学习的过程，了解自我，改造自我，完善自我。你就离自己的成功不远了。就像我一直和学生说的，学习瑜伽为的不是别人，而是自己，身体是这个道理，心灵无异。

和少时一样，我还是热衷看书。

前段时间我再读《吉檀迦利》时，几乎被泰戈尔的生活哲学感动到热泪盈眶。他在宗教、道德、艺术和精神方面所表现的个性简直太过完美，我感叹：这个世间怎么会有人拥有这样坚定和完善的态度去看待生活。

记得上次在读书会上有个记者问及我的宗教信仰。我的回答是，我没有任何宗教信仰，但是我接纳一切导人向善的、正能量的。直到现在，我不擅谈宗教，不擅谈信仰，对我而言，最好的信仰就是健康，我不重形式，只在乎结果。而这个结果，我希望是更多人获得身心的健康。

身体上的健康已在前面章节做了详细解释，在此不多赘述。而心灵上的健康，首先就要学会感恩。在我内心看来，从道德层面上讲，感恩与同情之心不可分割，在智慧层面来讲，感恩与包容之心不可分割。感恩父母给你生命，感恩生活在一个好的时代，感恩愿意亲力相助的人。同情那些不幸的人，用你的感恩之心帮助他们。包容自身以及他人的固有属性，用你的感恩之心与他们达成心灵上的和解。所以一颗健康的心，第一要善，有同情心，第二要有包容心，兼具此二者，才算健康。

不过从小到大我真是没有想到自己的运气如此之好，一路走来有那么多朋友结伴而行，这其中又有那么多良师益友在我需要的时候，给予机会，赐予我智慧和勇气，更可贵的是，因为大家对我格外包容，我总是容易见到生命的光辉。楚宁感恩，是用心感恩。至于楚宁的其他信仰，心犹年少，暂且搁置形而上的解释，归根结底还是一个"英雄情结"吧。

## 4.2 我们的爱情刚刚好

> 好的爱情有弹性，拉得开，却扯不断。
>
> ——楚宁

巴尔扎克有句话是这样说的，"爱情上的第一眼就像千里眼"，这句话很适用于我与太太。

太太是我的初恋，而我的初恋来得很合时宜。

2000 年秋末冬初，我在一次意外的聚会中认识了她。热闹的人群中，她白衣胜雪，肤若凝脂，安静地坐在大厅的沙发上，托腮望着窗外好像思考着什么，风轻轻吹来，拂动她鬓角的碎发，拽撞着我的心坎，她竟全然不知。我第一眼就被她深深吸引住了，感觉自己从未见过这样的女孩，自律而脱俗。她就是我的太太婷婷，时至今日我依旧认为她是我眼中最美的风景。

那是我姐姐公司组织的一次沙龙，当时我姐姐在房地产公司工作，而婷婷呢，也是被她做房地产的朋友带过去的。我俩当时在这个派对中属于异类，都没有其他的熟人，所以我们被安排就座一席。她很娴静，话也少，席间只是微微地笑，而我又偏偏想和她讲话。姐姐和她的朋友互相介绍我们，又有意将我俩单独留在一处，她很有修养，即便不那么愿意聊天，也一直礼貌待我。那时我刚从新马泰回来，喋喋不休地讲述自己的趣闻轶事，她听着，时而惊诧时而抿嘴微笑，是那么可爱，她并不打断我的讲话，所以我猜她或许对我也有好感。

　　认识一段时间后，得知婷婷准备换工作。我当然支持她啊，可是又急于自己帮不上忙。我了解她天生羞怯内敛，鲜于与人交道，所以特别担心她会在面试的时候紧张继而影响发挥。在她面试的那天早上，我特意起了个早，在她家楼下等她，当她下楼时，我变魔术般地从口袋掏出一瓶香水说："记得你曾提到过，用 D 家香水的都是充满自信的女性。"她双颊绯红地接过我的礼物，欲言又止，我又将一瓶早已买好的矿泉水地给他说："听说喝水能够缓解紧张，你好好面试，希望这个可以带给你自信和好运，加油！我相信你最棒。"我感觉到了自己面红耳赤，也看见了她眼中流露出的惊喜和感动，但此时一定要有风度地离开，多说无益，于是潇洒地消失在她家楼下。她的面试十分顺利，那天特意我打电话讲："今天谢谢你，要不是你的鼓励，我肯定不行的。"我一笑置之，其实心

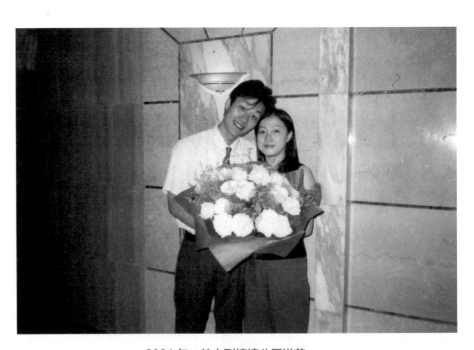

2001 年，楚宁到婷婷公司送花

里美滋滋的。

后来我就经常见到婷婷了，并于三个月后开始正式恋爱。认识我的旁观者说："你二十四岁了，对爱情的迟钝神经终于开窍了！"我反问："这有什么可奇怪的呢？"既然是我第一次尝试到了恋爱的滋味，为什么不开窍？婷婷是那种又乖又灵的女孩，整个人都放射着青春的光彩，脸蛋透着天然的娇媚，性格也非常好，小家碧玉却又不失温存聪颖。

恋爱之后婷婷很坦诚地告诉我："我希望自己可以找一个可以终生依靠的人，换句话说我对未来的先生是有一定的期许的。"言外之意我不算太明白，但是当时我是这样回答的："你有什么样的期许我都不怕，总之我认为自己就是你未来丈夫的样子。"婷婷笑嗔："你跟我真是完全不同的一类人啊！"我就趁机回答："那太好了，说明我们天生性格互补啊！五行中就有这种说法！"那时我在看一些五行相关书籍，嘴里十句不离一句五行。

实际上是这样的，婷婷出生在上海传统的书香世家，从小家教严格。她本身的思维里就有一些条条框框，比如哪些事情是可以做的，哪些事情是不可以做的，也正是因为这份自律，我格外被婷婷吸引。而我呢，我的家庭教育一直比较自由活泛，从小接受"放养式"教育，所以当婷婷听我讲述我的童年时，颇为惊讶，当然也流露出十分向往的情绪。

在我们约会初期，我了解到，婷婷外出游玩通常会制订出行计划，包括天气、行程、时间等等，为的就是不做无用功。然而和我在一起后，她多半会征求我的意见："明天我们去哪里呢？下次我们去哪里呢？你认为怎么安排比较好？"我当然按照我的想法来，信马由缰想到哪是哪，每次都让她来规划多累啊。我说："你想去哪？"然后她讲出一个去处，或者讲了几个去处，我提议马上就打车过去，一天逛不完，改天继续逛，想到哪就去哪。这种情况下我们一般都玩得十分尽兴。

有时候我们一起出去游玩会碰到许多年轻情侣，常看见很多男生在烈日下问女朋友："你要喝点什么？果汁还是汽水？矿泉水可以吗？"这时候，是出于害羞也好，出于不耐烦也好，那些女孩子会皱着眉头回答：
"不知道，随便吧，都可以。"我与婷婷看在眼里，相视一笑。记忆中，
相比站在售卖亭前问婷婷："你要喝什么？汽水还是矿泉水？"我更愿意
将已经买好的矿泉水或者果汁递到她面前。也许得益于我曾经看过一些
书，也许就是不想搞得太复杂，因为我知道多数女孩其实都有选择困难
症，而婷婷尤其害怕选择。她接过水，喝一口，告诉我："你怎么知道我
想喝水？我刚好口渴了，白水最解渴！我们真的心有灵犀哦！"她的开
心让我更加自信，我就在一旁傻傻地笑，其实我也不知道她更想喝什么，
只是觉得她可能口渴了吧？就是这种刚刚好，让我们彼此感觉到快乐、
舒适。

有时候，我就是想她想得厉害，会打电话或者亲自去找她问："今天
怎么样？工作还好吗？心情好不好？"似乎她的一切喜怒哀乐都极大地
牵动着我的情绪。然后她呢，就刚好那个时刻希望得到我的鼓励和关心，
有时候是工作上的不顺心，有时候是生活上的小情绪。后来时间长了，
她老说："我感觉你好像是神啊，你是怎么知道我刚好需要你呢？你每次
出现的时间真是都刚刚好啊！"我故作淡定回应："因为我刚好就是上天
派来给你的啊！"其实这是我的真心话，她让我忍不住去疼爱。

婷婷和我的性格很一致，我们一静一动，十分互补。刚开始她觉得
我很生动，担心我和她在一起会乏味。可后来我们就知道不会，她虽然
宁静不多话，但是有很好的感受力并且聪慧，并且很理解我，事事都能
为我考虑周全，这是我在女人身上最看重的因素。

我们两家其实相隔非常远，她家住在上海市中心，我常常需要横穿
大半个上海才能见到她。我那时刚好考虑换工作，就和她开玩笑："婷婷，
我觉得现在的工作没有一丝突破了，我想换工作。要不我就到你家附近
找份工作吧，这样能天天见到你。"她说："只要你不觉得辛苦就好，毕
竟你现在的工作挺稳定的，换了可惜吧？"那时候我还在夏普公司做采
购员，收入不错，甚至偶尔有灰色收入。虽然这份工作已做得轻车熟路，

但是那时候我确实迫切想换份工作，换个环境。一来房地产行业崭露头角，姐姐建议我试试；另一方面，我想换个离婷婷更近一些的工作。换工作前婷婷对我说："你想换就换吧，年轻人应该勇于挑战新事物。"

在得到婷婷的支持后，我离开夏普，放弃收入颇丰的采购工作，成为了某二手房销售点的一位基层销售员。骑着"小毛驴"风里来雨里去，特别辛苦，而且因为初涉这个行业，毫无经验，很长一段时间内我都在吃以前的老本。

坐吃山空的状态下，婷婷处处为我精打细算，约会的地点基本成了她家楼下或者我公司旁的路边。不论工作再忙，我都会尽可能抽出一点时间去见她，哪怕只是见一面就走，不知道为什么，就是想见到她，仿佛她的拥抱能够化解工作中所有的辛苦和怨愤。

有一年夏天，我真是穷得叮当响。周末难得休息，我骑着"小电驴"去婷婷家楼下找她，顺便带她出去吃个饭。当时她出门匆忙身上也没带钱，而我身上只有吃饭的几十块。一路上我心里念叨："千万别被交警发现啊，发现就要罚款了。"因为按那时的交通法规规定，非机动车不能骑车载人。可是刚好那天就有交警在路边巡视，我俩在半路被扣下，身上那几十块钱全部当作罚款交了。饥肠辘辘的我俩推着"小电驴"走在炎热的街头，太阳晒得公路"滋滋"作响，婷婷笑着说："咱们还是推回去吧，别骑了，不然再让交警抓住我们可没钱再罚款了。"我点点头，心里歉疚极了，默默发誓："一定不要让这个女孩在街头这样受罪了。"实际上后来有一段时间，我们还是经常骑着"小电驴"被交警扣下。我们如此"屡教不改"，一是因为可以省车费；二是因为可以有更多时间在一起；三是因为我的私心，婷婷胆小，我喜欢她坐在后座紧紧抱住我的感觉。

而再次回忆这段恋爱往事时，我的心中时常充满甜蜜和感激。我感恩上苍，让这么好的一个女孩用温柔之钥，开启了我的未来之门。

我由于骨子里向往浪漫，常想在爱情中给婷婷一些惊喜。但又因为在爱情里天生"笨拙和粗线条"，所以许多惊喜被我制造成"惊吓"。不过无论如何，婷婷曾经表扬过我一句话让我觉得自己是世间最幸福的男人。她说："我觉得优秀的男子骨子里既有女性的细致体贴，又有男子汉气概，你就是这样。虽然你常常给我惊吓，但是不得不承认你与众不同的性格给了我一段奇妙的爱情感受。"在一个男孩最需要肯定的日子里，一个顶好顶温柔而又不计得失的女孩就这样悄悄融入了我的生活、我的血液。

月夜，婷婷挽着我，边走边哼着歌儿。她告诉我她是一个特别缺乏安全感的人。我心疼地问："那你希望我怎么做？""我就希望你能一直陪着我。"她的答案简单得不得了，却让我深深心疼。那一瞬间彼此心灵之花火仿佛纳入星空，化为绵绵的情意席卷着我的每一寸肌肤。

那时候做了房地产已有一段时间，单位的年轻同事经常相约一起出去聚会、游玩。而我却只想着攒着工作之外的一丁点时间去找婷婷，哪怕只是在她家或者她单位的楼下看她一眼就走。同事就笑我："没见过像你这样去看女朋友这么勤的！"有时婷婷对我的突然到来感到意外，汗流浃背的我在楼下喊："婷婷，婷婷！"她拖着凉鞋，从楼上跑下来气喘吁吁，倚在墙边问："你怎么中午跑过来了？跑来跑去多累啊！"我说："我想你啊，还有半个小时上班，我们聊十分钟，哪怕抱抱也好。"她靠在我肩上什么也不说，有时她会说："有你陪伴，我觉得什么都不缺了。"

交往一段时间后，我在"房地产"事业上渐渐步入正轨，那时候开始有了点小积蓄，当我拿到第一笔大单提成的时候，我下班后跑去找她，毫不犹豫地将这钱交给婷婷保存。她感到十分惊诧，问我："我们还没有结婚，你就那么相信我吗？"我告诉她："以后我所有的钱，交给你管，我负责赚钱养家，我负责遮风挡雨，我的一切都是你的。"虽然那确实是很小的一笔钱，但是婷婷感动极了，这些钱一直被她存着，后来成为了我们结婚基金的一部分。我当时的想法是，这个女人将要和我共度一生，我所努力的一切都是为了她，也都会交给她。虽然在日后的生活中，婷婷并未在经济上过多地依赖我，甚至在某段时间还比我赚得多，但是我愿意将自己最赤诚的一切交给她。就像我的父亲，愿意将一切交给母亲

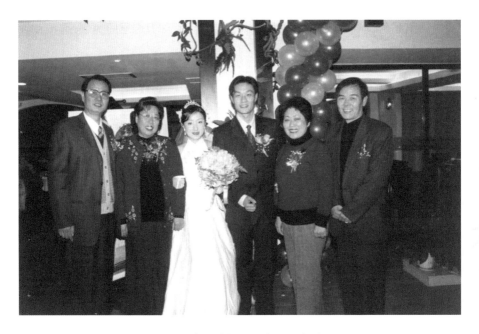

2004 年，我们和双方父母合影

那样。

　　交往三年，彼此因为家里原因、工作加班或出差，也有分开的时候，但是总的加起来不会超过半个月，真的是每天竭尽全力地碰面。婷婷身边不乏众多优秀的追求者，但是她一直坚定不移跟着我。我笑问婷婷："阿朱为什么喜欢的是阿牛，而不是张无忌？""因为阿牛不是张无忌呀。"婷婷告诉我。

　　我们的恋爱不算曲折，一切似乎都是顺理成章。向她求婚前，她曾问我："虽然我承认结婚需要找一个适合自己的人，但是我心里还是觉得婚姻必须是高质量的，真正以爱情为基础的，这是我的对婚姻的要求，我绝不能忍受两个不是特别相爱的人在一起生活。你是因为到了该结婚的年龄而结婚吗？"她似有心事看着我，因为我知道她对未来的丈夫有着一定的期许，而且她一路成长以来做事都是循规蹈矩，有自己的原则和底线，所以内心深处依然担心我是因为到了结婚年龄而和她结婚。但那时候我心里明明已经非常确定了啊，这个女人就是要与我共度一生的人，绝不是因为什么到了该结婚的年纪。"我爱你几乎到了想永远不和你分离的地步，这样还不应该结婚吗？"我问。我与婷婷都属于对爱深思熟虑的人，虽然知道人世间不可能所有美好的感情都可以白头偕老，但是在那一刻，我们都认定了彼此。

2004年年初，我们是水到渠成结婚了，那天的她特别美，一身雪白，还围着一个白色的毛披肩，宛如我们初见的那一刻。这天的她更像一个高贵的小公主，简直把我看入迷了，直到今日我还记忆犹新。在交换戒指的那一刻，我们承诺会爱彼此到地老天荒，因为我们深深知道无论如何彼此都会用尽全力去爱对方、支持对方。婚礼上婷婷伏在我的肩上说："和你在一起我觉得一切都是刚刚好。"对于这样的"刚刚好"我是一辈子都不会辜负的。

婚后我们没有经历"贫贱夫妻百事衰"的窘境，即便生活并不富足，但是有情饮水饱在我们身上真切体现。那时候因为我们工作的地点离双方父母的家都很远，所以小夫妻单独出来住了。让我特别感动的是，婷婷作为一个从小养尊处优的小家碧玉，突然素手羹汤系着围裙下厨为我做饭，而且在为了让我能多吃饭，变着花样给我做吃的。其实我知道，她在认识我之前，虽烧得一手好菜，可因为工作繁忙父母疼爱，在娘家很少下厨，可是我又帮不上她的忙，只得鞍前马后为她捶背捏肩"献殷勤"，仿佛这样才能让她体会到我的感激和爱。疲于奔命的日子，每天傍晚回到家，吃着热腾腾的饭菜，风卷残云，把一天的饥饿与疲惫和着婷婷的爱全都吞进肚子，还不忘由衷夸奖一番："老婆做的饭真的太美味啦！"然后屁颠屁颠地跑去洗碗，婷婷就捧着一杯茶坐在边上陪我聊天，不得不说很享受这种简单快乐的日子。

不过婚后几年我与婷婷的工作都发生了一些预想之外的变化。很多人往往以为我们爱上一个女人、和一个女人生活在一起后便是了解这个女人了，但是我们往往忽略了一个真理：我们最熟悉的事物，往往是最不了解的。不过没关系，有爱还怕不理解吗？

楚璧隋珍　宁静致远

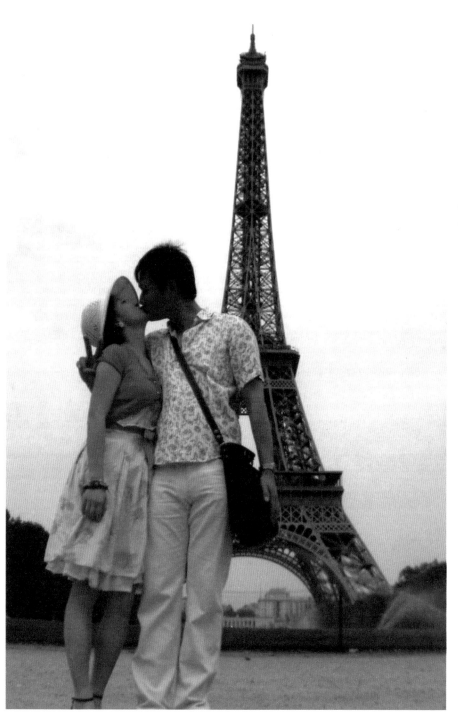

2006 年，楚宁与婷婷在巴黎

2009 年年初，湖南广电集团欲在上海设立分公司，她被聘为上海分公司的财务主管，是第一批创始员工。这些年来，她严谨的工作态度和出色的业务能力让她逐步晋升为公司财务总监，属于公司高管层，手下负责的分子公司及项目也越来越多。说是朝九晚五，可逐渐地好像只有上班时间没有下班时间，还经常去湖南总部出差。而我此时又在新的工作领域摸索，情绪和收入基本也处于一个特别低落的阶段。她的辛苦我看在眼里，十分心疼，但又不忍心劝她放弃自己热爱的事业。我说："婷婷，你要是太累了就休息一阵子不要上班。"可是她天生自强自律，不工作，只做家庭主妇的生活也不是她想要的，所以我能做的也只有尽可能更多地支持和陪伴。

楚宁是个直率又随性的人，而婷婷则是个优雅的细节控。生活上很多时候我俩还是有点不一样的，比如我大费周章从外面买回来的礼物多数并不能博得她的芳心，尽管在我看来这些礼物简直太棒了。但是有一次，婷婷被我的礼物打动了。

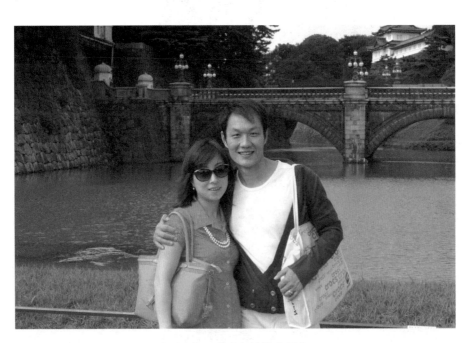

2010 年，楚宁与婷婷在日本

有段日子我出差较多，不可避免地错过了婷婷的生日，但我还是在外地抽时间精心准备了一份生日礼物。我特地去找了一些天河石珠，刚好孔雀蓝也是婷婷喜欢的颜色，我拒绝工匠帮我做成成品的建议，非要自已亲自动手，还专门选了个爱心形状并刻着LOVE字样的金珠子镶嵌在手串中间，全心投入"爱的礼物"的加工。用了整整一个下午，手串做好了，这串手串的每一颗珠子都经过我精挑细选，黄金配饰也是从不同的金店淘来，然后亲手排列组合串起来。

太太接过礼物打开后，看了第一眼觉得并不是她喜欢的类型。我像一个做了好事以后讨着要糖吃的小孩一样，特别自豪地道出了这串手链的由来和制作过程：一方面，这是由我亲手制作的；另一方面，其实因为太太那段时间工作压力较大，天河石的功效有助于摆脱负面能量，增强信心和勇气。婷婷听了以后特别感动，说："虽然这个金子有点俗气，但是你的用心打动我啦！"我一听，乐坏了，赶紧给婷婷戴上。很长的一段时间，太太一直将这串"爱的礼物"随身携带，这也让楚宁开心不已。

不可避免地，夫妻间也有龃龉时刻，但事实证明这些因素已转为催化剂，让我们的爱情更牢固。有段疲于奔命的时间，夫妻常因某事观念不合而冷战。我有一个特别"皮厚"的方法就是，强拉着婷婷沟通交流，即便有时候没什么可聊，我也得找点话题和他沟通。她有时太累就躺在我的身旁什么也不说，静静听着我讲，因为疲惫，听着听着就睡着了，偶尔发出"嗯""啊""好""不行"之类的呓语。但是我却能明显感觉到彼此能在这种沟通中成长和爱的升华。

因为梦想驱使，我在2009年透露自己想放弃坚持了好几年的房地产事业，选择成为一名专职的瑜伽教练时，婷婷当时有些顾虑。实际上这个时候我们已经有了儿子"嘟嘟"，我已经是一名父亲。而专职瑜伽教练到处授课，但并不能保证有稳定的收入和光明的前途，这让她对将来的生活感到担忧。我不知如何解释，只是接触瑜伽后，发现自己喜欢上了瑜伽，并且喜欢那种"身心合一"的感觉，也喜欢那种人与人之间的"正能量传递"的感觉，而这些感觉我曾经在其他职业中无法体会。所以我坚信自己更适合从事"瑜伽"行业。

面临选择的那几天，实际上内心特别焦虑，虽说楚宁的工作一直都是在自己兴趣之内，但心里最在乎的还是婷婷的感受，她一反对我就有些犹疑。那时我的恩师魏立民也表示如果我就此放弃瑜伽，太浪费我的才华。

柳暗花明的时刻又来了，果然就在某天早上婷婷突然对我说："我想清楚了，你想好了就决定吧，一直以来你都是以自己的兴趣爱好在选择职业，不论如何我看到了你其实都做得很好。我知道你有这方面的才干，说归说，但我还是支持你吧。"我颇为意外，但心里早料到她会这么说，她毕竟是那么通情达理的女人，怎么会不明白我的心。在我成为专职瑜伽教练后，婷婷有次与我聊天讲："在我读书时，我的父母告诉我，女孩子学财务好，有个遮风挡雨的办公室，有张稳定的办公桌，后来我就做

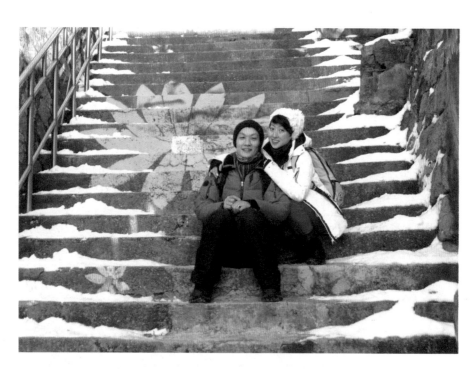

2012 年，楚宁与婷婷在韩国

了财务，并且从未改变过职业。可是你和我不一样，你都是想到什么做什么，喜欢什么做什么，而我当初又偏偏被你的这种不一样吸引了。我更羡慕你能将所有看起来不可能的事情做得那么好。"我听后特别感动，紧紧抱住她。婷婷的支持无疑给我打了一剂强心针，我更加坚定自己的方向。

2014年"楚宁瑜伽馆"在新天地开业时，婷婷面对那么多前来支持我的人，感慨万分。那天她所在的"湖南广电"也给我们送了一对大花篮。当傍晚时分宾客都散尽时，婷婷与我席地坐在空旷的瑜伽馆。她说："一切像做梦啊，你当瑜伽教练这么多年，现在我们终于有了属于自己的瑜伽馆啦。"我说："还有什么感慨一并说出来，哈哈！"婷婷依偎着我，咯咯地笑个不停，许久才说："老公，你真是让我太意外了，没想到这件事你说做就做成了。你知道吗？我有时候特别羡慕你可以将自己的兴趣做成事业，而且做得那么好，如果换成我，我肯定不行。"我心里一阵狂喜，婷婷的肯定对我而言是莫大的动力。如果说楚宁今天有什么能说得出来的成绩的话，太太功不可没。

当然随着婷婷的事业发展良好，她成为财务总监后更加繁忙。忙到什么程度呢？为了调节她的身体，我在"楚宁瑜伽馆"给她建了张卡，并让她选择了自己喜欢的瑜伽导师一对一练习，她欣然接受。我说："你工作忙做不到每天来上课，那你就一周来一次可以吗？"她也欣然答应。起初她还能每个月抽空过来一两次，后来渐渐地几个月都没来馆里一次。有次婷婷难得有空，她在熙攘的街头打电话给我："老公，咱们瑜伽馆往哪走啊？太久没来我找不到门了，我好像迷路了！"后来这件事情被员工们笑了很久，大家都说："老板娘忙到没时间来瑜伽馆，以至于不认识自己馆里的路了。"这绝不是夸张，真的就忙到了这种地步。

再后来回到家，我们几乎不再有空聊起工作的事情，而我又无法替她分担工作重担，只能默默陪伴。有时候我会故意找一些与自己工作有关的事情和她分享。比如我讲："有公司找我合作，我要投资，你觉得好不好？"婷婷并不否决，她说好啊。但马上会提出一些疑问："你们的商业模式是怎样的？靠什么盈利？运营计划书呢？可行性分析报告呢？投资回报率是多少呢？"我的回答统统是："没有，不知道，先做再看吧。""那就没办法了，你要找我聊商业模式，我只能拿出最专业的建议了，如果只是你的兴趣爱好，那按照你的兴趣来就好了！"实际上到后面，所有事情多半都是依着我的性子来，婷婷表面上会给我"泼点冷水"，但她在内心里一直坚定地认可我的事业。即便有段时间我起早贪黑经营的瑜伽馆处于赔钱状态，她依旧会真切地对我讲："你从不以物质为出发点，也不以营利为首要目的，而是始终保持着你的热情，以瑜伽的传承与创新为己任，传播大爱，这点让我特别感动。但事到如今你也应该考虑：如何扭转这个局面，成为瑜伽行业的领军者，提高你自身品牌的商业价值？"她的这番话深深触动了我，她是位有着大智慧的"贤内助"，也确实，在我事业最不景气、收入最低微时甚至是婷婷在支撑这个家的大部分事情，但她从未有过任何抱怨，更不会劝我放弃，自己任何时候都在安安静静地扮演好"妻子"与"母亲"这个角色，这份支持何尝不让我感动？让我更有动力去为我们的将来努力打拼。

我们真真是属于完全不同的两个人。我热情似火，她冷静似水，谁说水火不相容？实际上，我们之间刚好是：火给水温暖，水让火宁静。有时我对未来有某个新的规划和想法，然后去找婷婷商量。她由于职业惯性，又或许工作压力太大，在我拿不出实际的"运营计划书""可行性分析报告"时，仍旧会否定我的想法和决定，但往往到最后又是大力支持。我偶尔会为这种"泼冷水"而失落，但换位思考一下，婷婷本来就属于那种冷静理智的人，正是这份冷静理智才让我的冲动激扬不至于偏离轨道。

我当然也曾为她的理智而懊恼过。

记得有一年我应邀上了湖南卫视"我是大美人"这个节目，成为该期栏目的特约瑜伽导师。因为该节目属于婷婷所在的湖南广电，所以在湖南卫视向我发出节目邀请之前，婷婷戏谑地称："不行，我得向单位核实消息是否属实。不要让人误以为是我利用职务之便徇私。"她的弦外之音是，这是一档生活时尚类的节目，来参加的嘉宾和老师都是俊男美女小鲜肉，怎么可能会邀请你这种长得不帅的瑜伽老师呢？我说："那你就去确认吧，我是通过实力说话的。"后来我参与录制那档节目取得了不错的反响，婷婷乐开了花。

我与婷婷矛盾最激烈的一次是在我的第一本书《五行明心瑜伽》出版时。

我将"湖南卫视'我是大美人'的达人老师"这一内容刊印在新书的扉页时，婷婷竟然怒不可遏，他认为我不该这样做。她的公私分明、恪守原则我当然十分了解，但实际上那时我只是将这次真实经历放在书中，并没有其他宣传炒作的想法。婷婷不以为然，她天性严谨认真，认为自己作为这家机构的高管，是不能牵扯任何利益关系的。当我拒绝删除该内容时，她甚至以离婚相威胁："为了避嫌，你上我们节目的通告费我都尽量压到最低，公司收的广告不论口播或者植入，动辄几十上百万元，你这样一声不吭用我们单位做宣传，就是因为你太太在这里做高管吗？如果你一定要利用我的职务之便，那要么我立刻辞职，要么我们解除婚姻关系。"我知道事态严重，可是书已刊印出来，无法更改，我百口莫辩任由她"批评"，为了不"离婚"，我腆着脸问她："那不如我们去问问你的领导？"于是我俩坐到了她领导的办公室。领导是个十分通情达理的人，听我讲述详细情况后对婷婷说："楚宁老师确实是我们的达人老师啊，他上我们节目属于事实，所以书上这样写没有问题。"我心中一块石头终于落地，但因为婷婷的严谨和较真，日后我再也不敢莽撞行事，多少三思而后行。

与婷婷相恋三年，再加上结婚十四年，当然也会经历所谓的"七年之痒"，不过好在都是一些生活琐事，以及对各自事业的规划和看法分歧。所谓的"矛盾"从来没有一件事情与"异性"或"金钱"有关。她的工作其实接触的多为各领域优秀的男士，而我的工作性质决定多数时候在和女性打交道，但是这并没有成为我们夫妻双方纠结的理由。我们对彼此深信不疑，为了让她切实感受我的陪伴，但凡出差我也会抽出时间与她电话或者视频，她常说："结婚这么多年，你给我最多的感受还是放心和舒适。"我也认为这样的状态非常好。我们夫妇既相互信任依赖，又各自独立自强在自己的领域十分敬业，最令彼此敬佩的一点是，双方都不太看重物质上的东西，"三观一致"也是我们爱情得以保鲜至今的重要原因。

　　我们深信，一个主张爱情自由的人才会懂得真正爱一个人。如果双方的爱情足够牢固，心胸足够宽广，那么就有可能把各自的各种其他的因素和体验，化成夫妻双方共同的财富。

　　生活中她也会对我有一些要求，当然都是一些可以忽略不计的小事。我在前面的章节提过，自己从来不买衣服，婚前母亲买，婚后太太买。对于这些外在形象的东西我向来不那么在意或者擅长，这往往就构成了夫妻生活里的小插曲。比如我有个重要会议需要参加，这时婷婷会精心为我搭配一套合适的西服，从款式到色系都仔细挑选。临出门前，我兴高采烈亲吻过她，再背上我的双肩包，然后奔赴重要的会议。这时会从身后传来婷婷绝望的呼喊："老公，我给你精心搭了这么久的一套西服，不是让你搭配双肩包和运动鞋的！"而此时我已风驰电掣般消失在风中。以后当我再问："老婆，我今天穿什么呢？"她斜眼"嫌弃"地看着我："你想穿什么就穿什么！"别忘了，我有太阳一般的热情，一般的水灭不了我。接下来，我就自己随便穿了，短时间内只要婷婷不帮我搭配，我完全有可能连续一个星期穿同一件外套。

　　还有件轶事，去年暑假，母亲来我们家小住几天，一早起来母亲喊着肩膀疼，我赶紧用"木之舒爽肩颈"为她调理。刚好那几天婷婷为母亲买了个新手机，就拍下了这幅"母慈子孝"的温暖画面。后来我觉得这张照片很好，就发到朋友圈了。婷婷为此闷闷不乐，我问原因才知。

她说："这张照片我是拍下来存在手机里作纪念的。你要发朋友圈的照片，至少要穿件外套嘛，这样'衣冠不整'多不好看啊。"我也争辩了几句："一早起来，又是在自己家中，为什么要穿外套呢？这种抓拍的真实感觉就是我想要的效果！"见我执拗，婷婷也不再与我据理力争，生着闷气干别的事情去了。当后来朋友圈很多朋友留言："楚宁老师，你怎么穿着背心就发上来了。"我怪不好意思的，后来我也仔细想过这件事，在婷婷看来一个人一定要衣冠整整才能示人，穿着睡衣拍照公开在朋友圈，这是她无论如何也无法接受的事情。她追求一切完美的事物，也确实她从小是班长、少先队大队长、三好学生、学习标兵……所以她现在的一切个性皆与从小的教育和家庭环境有关系，因为她本身就是那样完美的个体，我要尊重她的完美以及追求完美呀。

而我呢，与她的完美相悖，天生不修边幅，觉得没有那么多条条框框，喜欢怎样就怎样。通常我去外地讲学、旅行，不管该地多么的杂乱，我拍下后毫不考虑地就发朋友圈。久而久之，婷婷也就习惯了，她常无可奈何地投降："也许这就是你的风格吧，谁叫我当时喜欢上这个真实的你？现在看不下去了我只能选择屏蔽你了！"我说："好啊！你不愿意看就不要看啦！"事实证明，她从来没有屏蔽我，不仅如此，她常常在"暗中"关注我的朋友圈动态，并提出建设性意见，偶尔我也受用，我不能因为自己的不完美去拒绝别人的完美嘛！我故作调侃地问："老婆，你不是要拉黑我吗？"她凑过身来小声说："我不拉黑你，你所创立的'五行明心课程'不就是在接纳了人的共性特点基础上，更强调了人的个性差异吗？"我听后一脸云淡风轻，心里偷着乐。以我做过的许多情感案例来说，男女双方很多时候都以自我为中心来诠释了各自对爱的理解，而因为双方对爱的本心的理解不同而导致了彼此受伤。所以从这个层面讲，婷婷无疑是刚好懂我的。

我们夫妻时常会在朋友圈互动，因为彼此深深明白自身的爱的本心，又能明了对方爱的本心，所以在生活中一点一滴的龃龉中，我们更加认可对方，也更加坚定对彼此的爱。

　　也许是工作太累，压力太大，婷婷的身体这几年一直呈亚健康状态，心肺功能一直不太好，其他问题也越来越多。在我和医生的劝说下，她答应暂时退下来，休息一段时间。因为体质的特殊性，和瑜伽运动相比，医生更建议她先去多做一些有氧运动，以提升心肺功能。那时候她想去健身房办卡，但又一直有些纠结。她问我："老公，咱们自己就是开瑜伽馆的，我作为老板娘自己不练瑜伽，跑去健身房健身，是不是砸自己的场子啊？"我如实告诉她："很早之前，我就告诉过你，瑜伽并不一定适合每个人，做什么都不能一家独大啊，自己适合练习哪种就选哪种，不要有太多思想负担，只要结果是好的，练什么我都陪着你。"听我这么一讲，婷婷的顾虑打消了，我陪着她去健身房找了私人教练，有针对性地帮她制定训练计划。这个过程中我也参与其中，毕竟作为丈夫，我更了解自己的太太，而且严格说起来，我也算是她的私教之一。卸下工作重担后，婷婷对运动的兴趣提升了不少，也正因为"因材施教"的练习，她的身体状况有了明显好转，整个人的气色都焕然一新。那天婷婷对我说："身体不好的时候，我常常会觉得自己命不久矣。现在有了健康，我觉得这样慢下来也挺好的，这几年一头扎进工作很少关注身边的事情了，你现在事业稳定，也越来越忙，不如我就干脆退下来，好好照顾你和孩子吧。"我十分赞成，但还不忘笑她："这样你完全可以长命百岁啦！我们就能一起慢慢变老，到处游山玩水安享晚年了！"

　　上次带婷婷去参加"未来商习院"的首届思董会，就是以"楚宁"品牌作为案例分析讨论将来的发展模式，所有与会人员群策群力积极出谋划策。婷婷感慨万千，一来为我身边有着这样一群尽心帮我的伙伴而感动，二来也为我这么多年的独自打拼苦苦坚守有了回报而欣慰，总之我的悲喜，我的成就，我所有的一切，是我的，也是她的。她说："老公，我对你心悦诚服，对我们的未来也更有信心了。"我嫣然而笑，觉得生命中再没有比这更高的赞扬了。

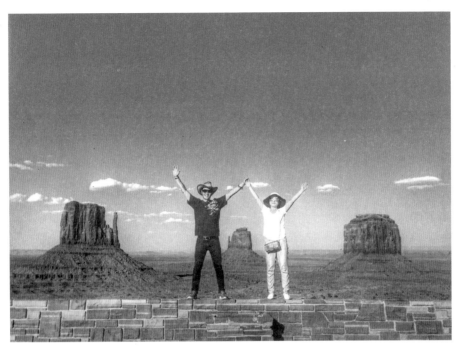

2017 年，楚宁与婷婷在美国

　　也许是因为职业的属性，曾任企业高管十多年的婷婷身上或多或少有了一些"女强人"的影子，但作为丈夫，我始终明白，那是工作赋予她的某种属性，也是她所属的"金型"人格属性，在我看来她最看重的角色是"楚宁的妻子""嘟嘟的妈妈"，所以当坚强包裹着她的温柔，我只能报之以更坚定和更温柔。

　　婚姻生活是一个相互让步的过程，纵然有争吵，也是往一个方向统一的过程，这需要双方彼此认知，婚姻确实令人成熟，但当中主观能动性的作用也不可忽视。十七年相守，十四年婚姻，说来奇妙，有时候我也感觉自己从地老天荒开始就只爱着这一个女人，不管彼此是多么的不同，当两个人爱到刚刚好的时候，真的好像一辈子都应该在一起。

　　有次在一个读书会上闲聊，朋友问我："楚宁，你觉得哪本书对你的影响最大？""影响最大？应该是我太太这本书。"我几乎脱口而出。大家纷纷调侃我："楚宁，你可真是酸啊，问你书，你老说你太太做什么？"

这当然可以算作一个玩笑，但是玩笑中有真实。我坦然承认，我深爱着我太太，并且一生只认定这一个女人。

在我看来太太就是一本书，在这本书里，曾写着天真、单纯、追求、奋斗，写着爱、写着情……初识她，是朦胧的诗，让我心驰神往；结婚后，她像流畅隽永的散文，给我疲惫生活中最真实的满足；她理性包容、独特优雅，她让我成熟、成长。楚宁已经习惯了工作之外所有生活都是太太在打理，我依赖她，这实在是天地间最正常不过的事情，没有什么可羞惭。也许这漫漫岁月中，我离太太曾经期望的"一定的期许"还有一些距离，但是我认为昔日的爱情分量已然战胜一切。也许是我爱得比较认真，因而太太的出现、陪伴给我的生活带来了很大的影响。有必要强调，我觉得一个男人的一生，必须要通过一个好的女人才能成长，这也是阴阳之道。

总之感谢命运之神，恰好地把最合适的女人带给了我，并陪伴我见证着今生今世最恰好的幸福，我要说那是平凡世间，一种难得的、平静而又充实的幸福。对于这份幸福，今生我有承诺重于山，即便路途遥远，我亦谨守心中那份诺言。

# 4.3 父子一场

> 　　每个孩子长大后都会有他的疆场，大有大的天地，小有小的方圆。有人精耕细作，有人纵横捭阖，而我的嘟嘟，不管他的疆场在哪儿，我们希望他心中有爱。
>
> 　　　　　　　　　　　　　　　　　　　　——楚宁

　　2007 年，太太顺产生下儿子嘟嘟，我做了父亲，感谢上苍将嘟嘟赐给我们，使我全部的父爱在这世间有了着落。

　　从嘟嘟会说话开始，我和太太都成了他的秘书，辛勤地记录他的"言论"，当然我们都是欲罢不能想要做这件事。等嘟嘟长大一些后，我发现

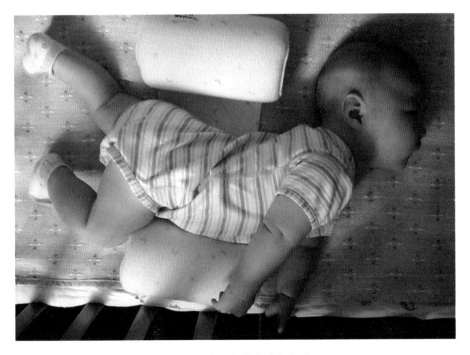

嘟嘟 2 个月大就会瑜伽体式

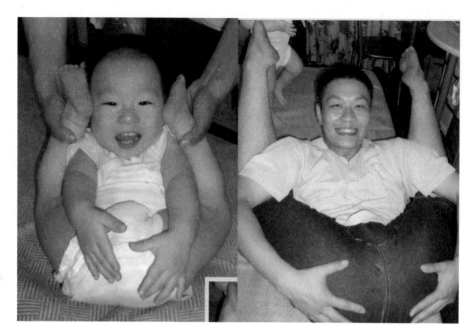

瑜伽父子

孩子真是天生的哲人和诗人，他的奇思妙语令我无比惊喜，我从中读到了未受污染的人类心智的本源。比如他会突然对着窗户的落叶感叹："要是世上不会有枯萎就好啦！"嘟嘟两岁半的时候，太太给他讲童话故事，他趴在沙发上，眼睛则诧异地盯着妈妈手中的书，问："妈妈，这书里面，都是字，故事在哪里呢？"我和太太被他问得哭笑不得。有时他见我在看书，也会好奇地在书上来回"寻找"着什么，我问："嘟嘟在找什么呢？"他则很认真地回答："我来看看爸爸到底在看什么。"实际上我常被他的天真无邪逗得哈哈大笑。嘟嘟在四岁时，已经认得许多字，我们在给他读童话故事时，他会自己拿过书，找出我们读的那些故事。看着他专心致志的样子，我常常感到无比欣慰。

因为我的遗传，嘟嘟小时候身体并不是很好，经常生病，一生病就吊水，我抱着小小的他，见他在我怀里又乖又安静，心中便会很难过。每次嘟嘟生病，太太就在一旁眼泪汪汪，这样一来我就更心疼，一瞬间的想法总是："我对孩子什么要求也没有，只要他健康。"嘟嘟的病一好，他又会回到以前的生龙活虎，快快乐乐。每每这时，我总在想，面对这么天真快乐的孩子，他们健康快乐多好啊，世间父母为什么会要求这么多？

除了身体健康，我们同样希望嘟嘟善良。父亲在我儿时教育我："一个人若秉性善良，就是你再调皮都不会走歪路。"所以他总那么任由我闹着，却从不担心我会走入人生的歧途。谢天谢地，我的嘟嘟，虽然他从未停止顽皮捣蛋的脚步，但骨子里是那种纯澈的良善。第一次坐地铁他便知道给老人让座；第一次买东西他便知道要双手给人家递钱；第一次和我一起坐在瑜伽垫上便会双手合十；第一次看见流浪小猫会要求带回家……他在小小年纪便懂得感恩、敬畏和爱。也正因如此，所有接触过嘟嘟的朋友都会说："楚宁，虽然你的儿子像你小时候一样特别顽皮，但这个孩子的情商真的高出你一大截。""哈哈！"我常常不吝啬表现出一个年轻父亲的得意。

我小时候，也是个很顽皮的孩子，父母不太刻意要求学习成绩这一块，更注重我的发展是否全面、生活是否快乐，相比其他父母的各种要求和期待，他们给我们的教育是身体力行地陪伴，而我父母对我唯一的期望是我健康并且做个有爱心的人。相比我的资质平平，太太小时候和我略有不同，她很优秀，在学校一路过来都是大队长、大队主席、红领巾领事会成员、班长、团干部什么的。与我在一起后，她常对我说："我是好学生，所有的老师家长都看着我，很多同学都以我为榜样，他们都觉得我应该是这个样子的。所以我不能让他们失望，我就一直很严格的要求自己，致使童年丢失了很多快乐。所以有时候觉得活得很累，反倒很羡慕你的童年。"我说："好啊，那以后咱们的儿子也散养！"楚宁是个很认真的人，说散养就散养。

嘟嘟四岁时，会因为和我对扔橄榄球而玩得不亦乐乎。嘟嘟七岁时，见我练太极拳，他也会凑在旁边瞎比划，我也很乐意将他当做一个大人，告诉他太极拳是什么。

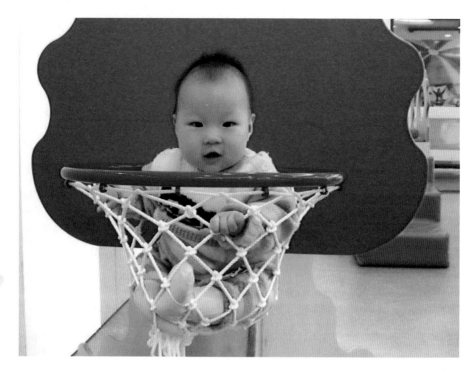

8 个月的嘟嘟

　　有一年出差路过机场时，我觉得有个遥控飞机很好玩，匆匆一瞥后买下送给嘟嘟。回来后太太责备我："机场买东西太贵了！"随后在网络店铺搜了一堆一模一样的遥控飞机，价格却大相径庭。我买的时候，往往不会考虑那么多，只是一心想："这么好玩，连我都喜欢，嘟嘟一定会很惊喜的！"果然，嘟嘟拿到遥控飞机爱不释手，玩累了，他就把遥控飞机收好放在自己的"百宝箱"。我呢也真是童心未泯，等他回房间睡觉了，就会偷偷拿出他的遥控飞机，自己在客厅玩得不亦乐乎。此时太太笑嗔："唉，有时在我眼中，真感觉同时养了两个儿子，一个大儿子，一个小儿子。"

　　在对孩子的养育态度上，我与太太是一致比较宽松的，我们觉得一个人的情商比智商更重要。首先，我们都希望嘟嘟健康、快乐；其次，希望他秉性善良；然后才是学业。

　　孩童的学业固然重要，面对中国的应试教育体系我们也无可奈何，但我们更希望教他做个品学兼优全面发展的孩子。在他幼小时期（幼儿园和小学阶段），周末在外报的班都尽量避开语数外，主要是以兴趣为主，比如围棋、乐高、高尔夫等等。

嘟嘟上幼儿园时，有一些朋友经常对我说："楚宁啊，你家嘟嘟的特长是什么呀？你们给他报了什么才艺班？"这时候我往往这样回答："我家嘟嘟的才艺就是玩，没有报学习班，他想学什么就学什么啊！"朋友摇摇头："你们这样可不行，光玩可不行，孩子的兴趣爱好要从小培养，这样才不会输在起跑线！"我一点也不赞同中国家长所谓的"起跑线"，童年就是玩啊，不玩做什么呢？痛快而随心所欲地享受童年之乐，在玩耍中学习文化知识、学习对社会的观察、学习怎样去做一个心中有爱的人，这样不是很好吗？虽然，我与太太对嘟嘟也有硬性要求：必须要坚持每天阅读一小时，还有必须要有公益心。可是随着越来越多的朋友提出不同的建议，我开始怀疑是不是真的不该这样教育孩子。

有一次，我睡到半夜突然醒来，将太太推醒。一本正经地问："婷婷，你觉得我们对嘟嘟的教育是不是真的太宽松了？"尽管太太睡眼惺忪，但还是十分坚定地告诉我："我希望嘟嘟现在是个快乐的孩子，他现在心智发育健全，又很快乐，这有什么问题呢？"我点点头，安心地睡下。自此，更加放心大胆地"放松"嘟嘟，我也发现放松中的嘟嘟不仅快乐，而且比其他同龄孩子更有主见。

记得嘟嘟上幼儿园时，少年宫组织了一次儿童歌唱比赛。他一放学回来就很自豪地通知我们："爸爸妈妈，我报名参加歌唱比赛了！"先斩后奏的节奏让我和太太捏了一把冷汗。因为我们的儿子嘟嘟天生有点五音不全，但偏偏又钟爱唱歌，面对孩子的天真和热情，我和太太犯难了，若以"唱歌不好听"阻止他参加比赛，怕挫伤他的积极性，所以我们还是以支持参与为主。经过和老师的商量后我们选了一首简单的英文歌曲《Do Re Mi》。令我们完全没有想到的是，平时那么贪玩的嘟嘟每天都特别认真的和妈妈学唱歌，他对此十分重视，并在一个星期内迅速学会了这首歌。因为嘟嘟的幼儿园离家有点远，我们用每天上学和回家路上充裕的时间，手拉手一起练习哼唱着这首歌曲。比赛前，他开始有点紧张，一直在反复问："爸爸妈妈，我到时候想怎么唱就怎么唱对不对？万一忘了歌词了怎么办？"太太则提前给他打了预防针："唱歌不在乎是否好听，比赛也不管是否得奖，只要你能勇敢地站在大家面前，像现在这样唱出这首歌。更重要的是，在唱歌的那一刻，你是否感到快乐，享受那个当下就好！"嘟嘟记住了这句话，比赛时他唱得很认真，尽管意料之中他并没有获奖，但在我们心里，嘟嘟的用心和认真就是最棒的！后来，我们仍然会经常手拉手边走边唱，偶尔还会相视一笑，这些都将变成他成长路上的美好回忆。直到现在嘟嘟依旧有点五音不全，但他真的很喜欢唱歌，每次看他哼歌的样子你会知道，他很快乐，这就足够了。

2013年9月，嘟嘟成为一个小学生，开学那天他自己早早起床洗漱，穿戴整齐后准备背上书包去学校。其实我与太太早就准备好了，也一起出门双双来到电梯口，他很惊讶地问："爸爸妈妈，你们怎么……"我说："今天是嘟嘟正式成为小学生的第一天，这么具有纪念意义的一天，爸爸妈妈当然想陪嘟嘟一起去学校。"他非常开心，拼命点着头。到了学校门口，校锣鼓队和许多老师们列队欢迎新生入学，他果然适应能力极强，看到前几天办理入学时认识的小伙伴已经欢快地打招呼了，和同学一起兴高采烈地迈进学校。突然，他又回过头，挥手向我们告别，歪着脑袋说："爸爸妈妈再见，你们放心吧，嘟嘟会乖的！"那一刻，我的心简直融化了，我握着太太的手对她说："儿子生命中的每个第一次，我们都不应该错过。"有些事情我当真引以为自豪，就比如嘟嘟来到这世间的第一口奶，是我喂的，嘟嘟第一次上幼儿园也是我们一起送的，甚至他第一次挣脱双手颤颤巍巍地独立走路、第一次下水游泳、第一次骑自行车……他成长中的许多第一次，我都没有错过。

上小学后，嘟嘟更表现出孩子善良天真的一面，他常常会自己思考问题，他做事有自己的道理，他还时常妙语连珠，让我这个做父亲的简

楚璧隋珍 宁静致远

直自叹不如。

嘟嘟七岁时，我牵着他走在去外公家的路上，走到半路，他突然停下来指着路上一棵树说："爸爸，树在痛，很受伤，你快想个办法！"我一看，原来是一根羊肉串的棍子插在了树干上。看着他皱眉的样子，（终于体会了辛金克甲木的感觉）能清楚感觉他那份感同身受的疼痛，我一瞬间败在了他那双无邪的眼神下，快步上前从树上将棍子取下来，这时他轻轻抚摸了大树然后舒展眉头说："我帮你谢谢我爸爸！"

嘟嘟八岁时，我和他讨论幸福的问题，他竟然说了句我也赞叹不已的话，他说："爸爸，我觉得这个地球如果没有幸福，就会毁灭，所以我们要多制造一点幸福。"我问："要怎么制造呢？""用心里的爱去制造啊！"他将手比划在胸前，做了一个心的形状，烂漫天真地说。我点点头，孩子这话虽简单，但于我而言意义深远。

孩子眼中的世界总是如此纯澈简单，往往我们大人的世界却太过复

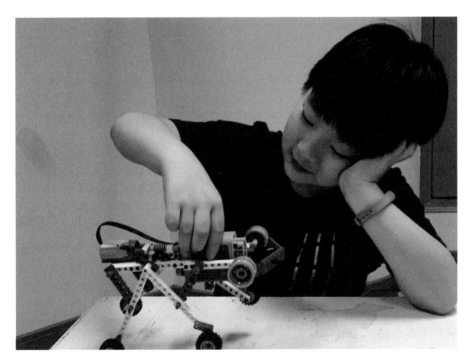

7 岁时做乐高积木思考中的嘟嘟

杂。嘟嘟在一天天地长大，相处的过程中，有时不知究竟是我教育他，还是他在教育我。不过，我承认，在作为嘟嘟的父亲后，我获益良多，虽然偶尔暴躁，但还是愿意静心为更多孩子做点什么。2014 年做了一期以"孩子的世界"为主题的五行明心沙龙，嘟嘟作为特邀嘉宾，获得好评如潮。

毫无疑问我和太太都很爱嘟嘟，但父母给予爱的方式不同。太太照顾孩子无微不至，总是温柔以待，但嘟嘟是个非常顽皮的孩子，犯了错少不了经常挨揍。我有阵子工作压力特别大，工作中的负面情绪难免带回家，而嘟嘟总是轻易撞到"枪口上"，我火气一上来拎起来就打。虽然事后我也很难受，但下次他再顽皮我还是会打他。可嘟嘟真的是很乖很善良的孩子，父亲偶尔的暴脾气并没有换来他的敌对，反而他还是很喜欢我。甚至有次我因为一件小事教训他时，他突然冒出一句："爸爸，我已经为你练成了金刚不坏铁头功！"如此自嘲，令身为父亲的我惭愧不已。

有次嘟嘟学校布置作文"我的爸爸"。我特意"偷看"了他的作文，窃喜，原来爸爸在他眼中的形象很高大，简直无所不能，不过，文中表现最多的、也是最重要的一点是爸爸愿意陪他一起玩。我心想："说明我们的教育方法对嘟嘟很奏效啊，看样子他玩得很快乐！"于是，我带他去游乐园就更频繁了，他天生具有冒险精神，常常主动要求我带着他去玩那些勇敢者游戏，这也正是我所感兴趣的，而太太胆子比较小，她总是躲在一旁给我们父子拍照。我们一家每次玩得尽兴而归，嘟嘟则牵着我的手说："爸爸，我发现只要有你合作，所有的游戏我都能很快过关，以后是不是所有事情你都会协助我呀？"我告诉他："对于游戏，爸爸可以和你协作完成，你的成长中爸爸也会尽自己所能陪伴，可是嘟嘟渐渐地长大，人生很多事情以后还是需要嘟嘟自己坚强去面对的！"他似懂非懂地点点头，不久以后还会自己偷偷跑到厨房为我们做早餐。虽然鸡蛋并没有煮熟，但是我和太太因为嘟嘟的懂事而感动不已。

要说起父子之间的趣事，那真是举不胜举，林林总总都是玩，而在

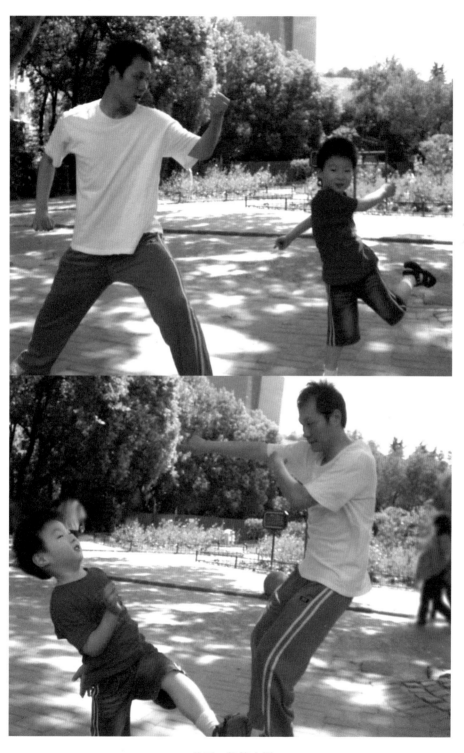

父子一起练太极

玩的过程中我发现嘟嘟一直在长大。

嘟嘟三年级时，有天放学后气喘吁吁跑回家告诉我："爸爸，我们班鹏鹏说他想做你的儿子。"我目瞪口呆，继而开玩笑地问他："鹏鹏为什么要做爸爸的儿子呢？你没有告诉他在家里爸爸不让你吃零食吗？""零食是小事，因为爸爸你从来不要求我考第一名啊。鹏鹏没考到前三名回去就会被他爸爸揍！很惨的！"说到此处，只见他很得意地拿出我给他买的遥控飞机自顾自玩起来。我假装严厉地问："你的作业有没有做完？""早就做完交给妈妈检查啦，我可不会让鹏鹏有机可乘。"

我对孩子的学习成绩真没有要求，考第一能代表什么呢？你总是挤破头去挤第一的话，会有失落感。第二名也很好啊，我小时候玩游戏，老爱扮演英雄和老大，过了段时间，我就发现自己的性格适合做老二。我的嘟嘟，他学习用功，事事努力，这就够了，我可不希望他小小年纪就卷入激烈的竞争旋涡，如果这样我只会认为自己在以父亲之名绑架他，而不是爱他。

老实说，我对那些所谓的"应试教育"十分不赞同，一想到现在的孩子有着堆积如山的功课就难受。孩子一考试，父母却如履薄冰，还没开始考，搞得整个家庭食不甘味，寝不安眠。考完以后如果平时第一名的孩子获得了第二，那也要被指责，然后再投入到没完没了的复习和提高中。小学升初中、初中升高中、高中升大学，然后是留学等等，真是一步不敢怠慢。除了事事争第一，紧张的童年生活让孩子们根本不知道童年还有另一种学法和活法。所以，我不想嘟嘟在本该美好的童年时代失去那种玩的情志。

不仅让他玩，我还跟他一起玩。我常常跟嘟嘟讲自己小时候的故事，有时他听得尽兴还缠着爷爷给他讲爸爸的童年。一直以来，嘟嘟和爷爷也是很好的朋友。嘟嘟精于电子设备，爷爷有不懂的问题就"请教"他，他喜欢缠着爷爷讲爸爸的故事。嘟嘟有时从爷爷家回来会问我："爸爸，爷爷说你们小时候，就像一群放在野地里的鸡，不像现在鸡场的鸡，定

楚璧隋珍　宁静致远

时喂食喝水，而是农村那种鸡，早上起来一掀鸡窝门，哗，全放到野地里，晚上自己就回来了。"我说："是的，爸爸小时候，爷爷就像现在爸爸养你这样养爸爸。"他就调皮地问："爸爸小时候要做作业吗？"我假装行峻言厉："当然要做，一次不做作业罚一个星期不能出去玩！"他似乎明白了我的意思，不一会乖乖就会去做作业。其实我们小时候确实如此，鸡栖于埘，日之夕矣，早上出去，到了晚上又全回来了，就这么散养着，自由撒欢，当然我们那时还是会规规矩矩地上学和做作业。放学后，书包往肩上一甩，结伴去某个同学家玩，有时候一块写作业，天黑了、饭点到了，自己再回窝里，真是不像这个时代的孩子。

不过话又说回来，一方水土养育一方人，一个时代有一个时代的活法。在知识爆炸、信息爆炸、图书爆炸、人口爆炸的年代，让现在的孩子返回到我们那个年代的生活方式中显然不可能，也不可能行得通。所以还得看孩子们自己是怎么想的，尊重配合他选择自己喜欢的一种就好。

2017 年四月份，几位会员来跑来和我讨论孩子的教育问题，几个家长比较犯愁，原因是不管怎么培养，孩子就是不够优秀。我问："所谓的不优秀，指的是哪方面？"得到的回答竟然是："孩子总也考不到前几名啊，相比别的才艺很多的孩子，显得资质平平。"当这些父母将原因归结于自己不优秀后，紧接着问我："楚宁老师，你在家里属于严父的角色吗？"严不严父我不知道，但是楚宁一向提倡让孩子自由发展，让孩子从兴趣爱好入手，去培养他（她）的特长，而不会过多地以我的标准去判断他是否优秀。为什呢？孩子从浑沌中孕育而生，本身就是一个奇迹，更精彩的是他的未来又有无数可能，而为人父母的我们思维和行为模式已经固化，如果硬要以我们的立场来要求的孩子，那样孩子就成了我们的复制品。这个世界上有种东西叫命运，在我们父母的身边的很多事情（特别是不好的事，我有无数的案例可以举证）都会在孩子的人生道路上重新演绎。

所以我特别对那些重视自我觉察的父母表示钦佩，同样也对那些不能自我察觉的父母感到担心。

关于亲子教育，不久前在和好朋友聊天时，被深深触动了。她说："楚宁，我的孩子前几天被一篇作文难住了。"这令我难以置信，因为我很清楚这个小孩的优秀，其作文水平一流，曾经得过很多奖，平日见他都能出口成章，怎么可能被一篇作文给难住呢？后来她对我说了该篇作文题目，我顿时怔住了，作文的题目叫——"我的爸爸"。

因为我知道，他的丈夫多次背叛婚姻，朋友在忍无可忍之下决定带着孩子离婚。好几次孩子生病想让爸爸回家看看他，爸爸呢，回家看了儿子一眼，玩了会儿手机，不到五分钟就离开了。这样的爸爸，让孩子怎么写呢？

当楚宁正要打抱不平时，好朋友的一番话，让我百感交集。她说，我又不能让孩子对爸爸有不好的看法，只能告诉他："亲爱的，让我们把眼睛闭上，忘记现在的爸爸，忘记他的脸，我们想想以前有那么一个男人，会陪你看书，一起骑车郊游，一起看电影……"

看着朋友很平静地说出这段话，我瞬间有了代入感，感觉自己仿佛成了这个孩子，无奈、不解、委屈、孤独、愤慨等等复杂的情绪全部加诸于身，泪水不自觉的就流了出来。谢天谢地在她的开导下，孩子终于写出了这篇作文，还得了优，我不禁触目兴叹。

我几乎是义愤填膺地写下这段故事，之所以写下这个故事，也是楚宁自省的过程。孩子是我们父母的延续，也是独立的个体，而且有个奇怪的现象，有时父母之间的问题如果没有解决好，会移嫁给孩子，然后会有更多的问题衍生，所以让我们学会爱与包容，为了自己也为了孩子的更广阔的未来。同为父母，我们应该多做正能量的事情，说句不好听的话，出来混，都要还的。

我的嘟嘟在上一次的作文中这样写道："爸爸是一个普通人，但是他有一个金色的梦想。我们一起玩，一起闹，他虽然有时候脾气不好，可是我就是好爱他，因为他是嘟嘟最好的朋友。"虽然老偷看孩子的作文是不对的，但楚宁还是会很自豪。

　　所以我一直认为教育孩子的过程就是我们自我学习的过程。假设一下，比如我们和孩子共同去玩某个游戏，在这个过程中孩子获得了快乐，我们自己也能重温一次孩提的经历，这样不是很好吗？最好的结果当然是，孩子在游戏中不仅收获了真我的快乐，而且找到了自己人生的方向。多么简单的事情，只是一个游戏而已，能花费你多少时间和精力？为人父母的我们为什么不愿意去做一做？

　　除了玩，孩子的价值观也特别重要。

　　嘟嘟从小就有过敏性鼻炎，一到晚上鼻子就不通，还有哮喘，这令我和太太总是小心翼翼地对待，尤其不让他乱吃零食。他有时很不理解，就问我："爸爸，为什么别的小朋友可以吃零食，我不行，我就吃一点也不行吗？"我有时对待孩子缺乏耐心，懒得和他去解释这些，便说："不行，你不要吃就对了。"

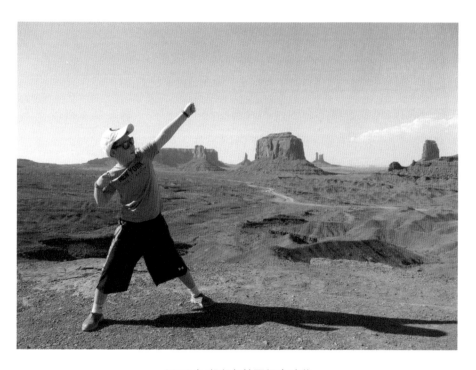

2016 年嘟嘟在美国纪念碑谷

但是他又比较馋，去年发生了一件事情。有天有个孩子对我说："楚宁叔叔，你家嘟嘟找我借了两块钱，你转告他我还有钱，他暂时可以不用还啦！"我听后颇为诧异，因为对于嘟嘟的日常所需，我们都会一并满足，他借钱能去干吗呢？下班回家后，面对我的"审问"他从实招了。见他站在我面前委屈地说："爸爸，我就是想吃零食了。"我虽然表现出了作为父亲的不开心，但是并没有打他。其实按照我的急性子，很容易"动手"教育，但一想到太太让我动之以情、晓之以理，我转而对他说："作为一个孩子呢，嘴馋想吃东西很正常，但是碰到问题要和父母沟通，不要隐藏欺骗，藏是藏不了的。如果说我现在打你，会引起你的反感，但是现在这个问题我希望你记住，不要忘记，这顿打先留着。你想吃零食，可以从家里带、找我们要都可以，但是不要去外面瞒着我们借钱，这是不对的。"他噙着泪一言不发，承认错误后自己去做作业了。我又去房间将他拎出来，不仅如此，我还对他讲："结合现在我们在网络上看到的各种"女大学生裸捐"新闻，真是令人心惊胆战，那些女大学生，为了自己的虚荣心、不符合自己身份的高消费，瞒着家里去外面借高利贷。你看看后来造成了什么结果？你这样瞒着父母和那些女学生有什么区别？"嘟嘟被我教训一通后，羞愧地低下头。我吓唬他："如果再有下次，借一次打一次。"见我态度那么凶，太太埋怨我不该和孩子说这些太过成熟的内容，她认为孩子有错稍微教育下就好，你不要将他当个大人，不必要牵扯社会上一些事情。但是我觉得，孩子的思想很简单，在学校借钱就是他嘴馋了不想让妈妈知道，但孩子是不知道很多结果的，一次两次没关系，久而久之会产生那种不好的思想。所以我们要引导他树立正确的社会观、人生观和世界观。

我还告诉嘟嘟，我小时候偷书卖钱买零食吃的故事，他听后笑得前仰后翻，一直说："原来爸爸也嘴馋，哈哈！"我依旧假装很严肃的样子，不理他。这件事情不仅没有影响我们父子的感情，反而使他对我更尊敬了。后来再也没有背着我们找同学借钱买零食，偶尔想吃了，就和我们

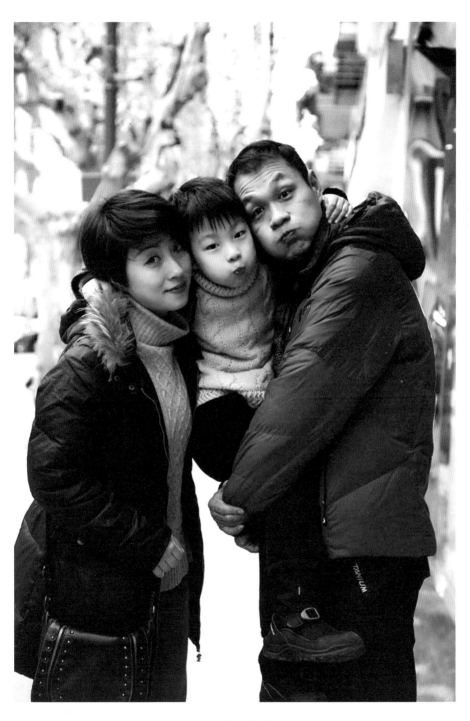

我们的小家庭

申请，有什么事情也会和我们商量，如果我们不赞同，他权衡再三后也会放弃。

其实我一直有意识地将他当做一个大朋友来对待，许多大人未必懂得的道理，嘟嘟都懂。2017 年楚宁在未来商学院听了一节徒步旅者雷殿生的课，这位世界徒步最远的人，他在现场讲述自己十年间徒步中国、穿越罗布泊、被狼群围堵的生死旅程，十年淬励下的世态人情和战胜自我的心路历程，使我大为感动，从现场回来后，我带回雷殿生的书《十年徒步中国》打算和嘟嘟一起分享。可是令我没有想到的是，我当时将书放在茶几上，匆忙出了几天差回来后，嘟嘟竟然告诉我，他自己看了这本书。我大为欣喜，问他里面讲了什么，他说："里面有一些很冒险刺激的事情，我很感动。"当然，后来是我陪着嘟嘟将这本书看完，这是他人生当中看的第一本人物传记，一页页文字，他几乎是屏息凝视地看完。突然有一天，嘟嘟对我说："爸爸，这个人走掉了 19 个脚趾甲，穿烂了 52 双鞋，经历了 19 次抢劫，40 多次差点被野兽吃了，太了不起了！"我问他："那嘟嘟觉得这本书是在告诉我们什么意思呢？"只见他十分坚定而严肃地告诉我："我们要做坚强的人！"

我很欣慰呀，因为嘟嘟懂得的道理越来越深刻。

随着孩子所获得的日益增多的信息中，往往会问到许多我们总想避讳的话题。很重要的一项，就是死亡。诸如他从哪里来，死了会到哪里去之类的问题嘟嘟不止一次问过我们了。面对这种情况，起初我会尽量回避，让他不要瞎想这些问题。可是久而久之我发现，不论我讲不讲，对待"死亡"这类事情，其实恐惧的地震已在他的心灵地表悄悄产生着。直到后来我感觉再也回避不了他的时候，告诉他："爸爸也不能回答你这个问题，我得先去研究研究。"他点点头，略带失望地说："好吧，那爸爸快点研究出来。"直到今年 4 月份，我的祖父去世，在所有人的悲伤难抑中，嘟嘟好像明白了死亡是怎么一回事。从祖父的葬礼回来后，嘟嘟问我："爸爸，太爷爷是再也没有了吗？"我告诉他："是的，因为太爷

楚璧隋珍　宁静致远

爷已经很老了，去另一个世界，这就是生命轮回。"接着我还用道学浅显地给他讲了一些生死轮回的故事，他醍醐灌顶一般又回到自己的小房间，没过几天自己写了篇关于"生命"的随笔交给我看。一开始我以为嘟嘟会长期陷入目睹"死亡""离别"的痛苦中，可是我错了，孩子毕竟是孩子，生命的蓬勃生长使得他们绝不会想不开，他的兴奋点很容易转移，第二天太阳一出来他们依旧充满欢乐。孩子在面对人生重大也是最令人困惑的问题中保持勇于面对和积极开放的心态令我特别惊讶，我认为，这也是灵魂生长中重要的一课。

我希望像我父母教育我一样，去教育我的儿子嘟嘟，让他有一颗善良的心，做一个积极向上的人。尽管当今社会竞争激烈，但并不是才艺多多、重点学校、五百强企业才是唯一的出路，在我看来只要不走上违法犯罪的道路，只要人格健全、心地善良，就是一个成功的人。孩子长大后，我亦并不希望他条条框框地过一生，比如大学选择医科，毕业后做个老师又何妨，比如他大学选择计算机专业，后来又决定做个企业家又何妨，兴趣所致，认真就好。甚至在他成年时，我会告诉他："你已经长大了，你完全可以喝最烈的酒，爱最深情的人，做最怡然自得的事情。"

我常常问嘟嘟："你长大最想做什么？"随着年龄的增长，嘟嘟每次的回答都会不一样，有时是医生、有时是老师、有时是科学家、还有时是像爸爸一样做瑜伽老师。不管怎样，我都十分高兴，因为他想从事每一个职业的出发点都是向善的、能帮助人的，而从没有说过自己长大要赚多少钱、要打败谁，对于一个童心未泯却有殷切期盼的父亲，这些回答让我十分满足。

楚宁做过的所有工作完全出于兴趣爱好，嘟嘟长大后，我同样希望他可以用兴趣爱好去做一件值得终生奋斗的事情。

"男儿何不带吴钩，收取关山五十州"。每个孩子长大都会有他的疆场，大有大的天地，小有小的方圆。有人精耕细作，有人纵横捭阖，而我的嘟嘟，不管他的疆场在哪儿，我和他母亲都希望他做个心中有爱之人。

# 4.4 都市里的隐居者

以出世之心，做入世之事，吉凶难卜的岁月里，我不介意在繁华的大都市做个踽踽独行的隐居者。

——楚宁

楚宁出生在都市，并且在都市中度过了迄今为止的大多数岁月。

在新天地淡水路上，沿着韩国在华旧领事馆往弄堂里走，你会看到一排排高大的门庭、一件件古老的门扣、还有一片片剥落的油漆，推开其中一扇有点厚重的木门，你就到了"楚宁瑜伽馆"。

只要电话响起，楚宁都恨不得亲自飞奔去地铁口迎接奔我而来的学生和朋友。从繁华的街市走来，再见我一身便装笑脸相迎，多数学生放下包，会感叹一句："楚宁老师，一直以为您是位隐世高人，原来也是寻常装扮与亲和呀！莫非这是大隐隐于世的最高境界？"这时我往往会卖个萌，告诉他／她："我正在此处闭关修炼啊。哈哈。"

后来有人问楚宁："练瑜伽最要求清静，为什么你将瑜伽馆选在新天地这么热闹嘈杂的地方？"我讲："为什么不可以选在新天地呢？修行可以在世间的任何角落，修习到了，外在的清净或嘈杂有时并不那么重要啊。"

说起我和"楚宁瑜伽馆"的缘分，算是一见钟情吧。为什么会选择新天地这个地方？还是因为它的概念，一来"新天地"是中共第一次代表大会召开的地方；二来因为它的名字，"新天地"必然会给我开辟一个新的天地。

2013 年年底，当手上有了创业资金后，我首先看的就是这个馆址，那时它还是个空旷的大房子，破旧不堪，但是这种质朴的破和旧，让我

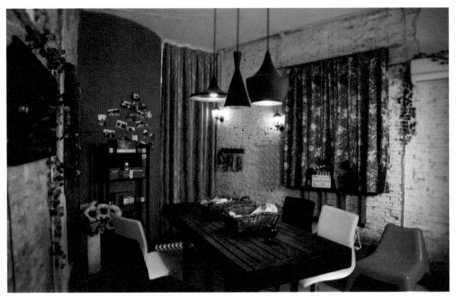

楚宁瑜伽馆

舒适，我一看，觉得这就是我要的瑜伽馆。没有什么特别的理由，就是看着舒服。后来太太陪我去看了另外几处场地，都没有多大感觉，所以最后敲定就是这里了。开瑜伽馆之前，什么也没有研究，包括市场调查、人群分析、消费档次之类，一律没做功课，当时仅仅考虑到：这个地方离地铁口好近，以后来找我学习的人一下地铁就能找到我了，再者朋友们来此找我喝茶聊天也很方便呀。除此之外，我相信天时地利人和，那时正值甲辰月，我的命理显示可投资，那么我就定下了刚好合眼缘的地方。

其实在我们的内心世界中，都在寻找某种期望的感觉，是的，就是感觉，当找到这种感觉后，心会告诉你，就是它了。所以2014年年初，这儿成了我的根据地，很多志同道合的人，奔我而来，聚集于此。从此以后，来这里的人越来越多，他们对我说："你这是繁华上海的一方静土。"

楚宁喜欢每天步行在新天地的街道上，一步一脚印，每一步都会是一个新的天地。

后来有家杂志对我做了一期专访，当谈到我的瑜伽馆选址时，他们这样写："走进楚宁瑜伽教室，恍如改变了时间年轮，浮华浮躁都会在这里泄落。"我听后大为欢喜，说明我这里是让人感觉舒服的。

歌德说过："历史给我们最好的东西，就是它激起的热情。"转眼我在这里开馆已有三年，真是要感谢我的这些团队伙伴和学生，他们带着很真诚的热情在陪伴、肯定楚宁做这样一件事情。我们在这个不足一百平方米的小天地里度过了弥足珍贵的瑜伽时光，我们曾经齐头并进、欣喜欢乐，也曾义愤填膺、正气浩然，总之这个地方激起并见证了我和我的伙伴们极大的热情。并且我要说，我们还将继续在此完成心中的下一个梦想。

当我在困顿中、拼搏中、在欢欣和烦乱中，一想到自己的诸多追求和期待，一想要感叹曾经的苦闷和哀叹，便会静静坐在我的馆前，看着头上的星空，看着倏忽而过的云，便会什么也不想了，心境空明。

苏东坡说过"寄至味于淡泊"一类的话，我也曾在年少时疯狂追逐这种境界，后来发现要达到这种境界显然不那么容易。楚宁算是书生下海，创业的目的除了养家糊口外，更多是在将二十年总结的理论体系进行落地实践的过程。然而在这个过程中必然要有推广、宣传，甚而是所谓的炒作，这一"炒作"必然缺少一定的"淡泊"。但我想，我不能"淡泊"，酒香不怕巷子深，那是在过去，而现代社会，信息覆盖太频繁，我可不希望我的理论尚未落到人心便被淹没了，如果不被人所知，我这样辛苦集结整理的健康体系还有什么意义呢？人生就是一场无法读档重来的游戏，一想到这些，楚宁认为人生需要轰轰烈烈，做事但求无愧本心。所以从事业这方面来讲，都市里的楚宁又不够淡泊。不过，楚宁不淡，但是真。

好在随着年龄的一定增长，楚宁在努力推广的过程中也不免尽人事、听天命，这样一来也好，最大的收获是有了时间，可以静下来思考人生。

当然，年龄不能担保淡泊，说到淡泊，最难戒掉的是急躁。举凡名声、地位、学问、经历，还有一副多愁善感的心肠，总希望能将自己认为好的东西传递给别人，总希望有更多人能够理解我，有时多多少少会显得有些急躁。比如我接连写了几本书，很多人往往觉得不太淡泊，甚至有人觉得，好的东西你可以放在心里，不需要大肆宣扬。

世事的无常使得古往今来许多圣贤主张隐退自首、清静无为、无动于衷，我往往不太赞同。相比那些看透了世事沧桑、吵着要去隐居山林、每天对这个世界生无可恋的样子，楚宁更喜欢看到我的学生们朝气勃勃地做事业，轰轰烈烈地去爱一个人，酣畅淋漓地喝酒唱歌，毫不压抑地做任何自己想做的事情。你不要忘了，生命是自己的，每个人都是一座巨大的宇宙，不要因为生活在吵闹的都市而让心也随之浮躁，更不要因为外界的打扰而忘记丰富自己的内心，每个人都该有足够丰富多彩的内心世界，而这个内心世界才是你自己宝贵的财富，有了这些财富，即便身外世界再嘈杂，你也可以做到内心的宁静，这种宁静，依我看来，就是都市中最好的淡泊。

我的学生常常会挑一个特别的日子与我聊聊他们的人生。年轻人，

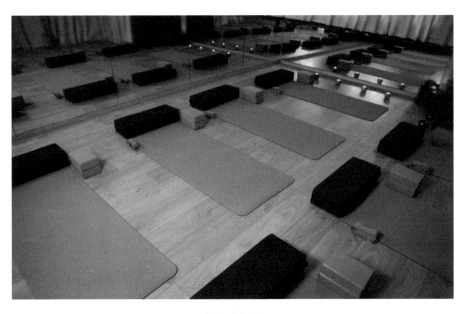

楚宁瑜伽馆

常常有困惑，他们也许是事业上遭受了挫折，也许是同事间的勾心斗角，也许是情感上遭受了挫折，也许是喜欢的人移情别恋了，也许是生活上遭受了挫折，也许是经济压力不堪重负……还有一些学生，在酸甜苦辣经历了一遍之后问："楚宁老师，我觉得人生很没有意思啊，生活的成败得失、酸甜苦辣我都一一尝尽了，成功和幸福也不过如此。"楚宁要说，在一世生活当中还有比成功和幸福更重要的东西，那就是凌驾于一切成败福祸之上的豁达。

我记得有一个叫孟凡的优秀男孩，他来找我学习五行。他说："楚宁老师，我是从事文创工作的，但是这两年我突然变得浮躁迷茫，算命的说是我生活环境的问题，他说我必须离开上海，离开这个繁华之地。"我接收了这个学生，在一段时间的系统学习后，他领悟了"五行明心"的课程，在这个过程中，楚宁很幸运地见证了他的改变，在认知自己并做好规划后，他并没有离开上海去隐居，而是勤勤恳恳留在这繁华之地开拓新天地，他现在发展得很好。

事实上这个男孩的情况很好解释，当一个人的本心和行为模式与社会环境相契合时，我们就会感到幸福，也就是传说中的心想事成；而不一致时，我们就会感到痛苦，严重时甚至会感到整个世界都在崩塌，继而产生逃离这个环境的想法。所以，我们认知到自己的本性，找到适合自己的行为模式，疑惑自然解开。生活的环境固然有一定关系，但是认识到自己的问题并解决它就好，根本不存在什么隐世之说。

所以我说，年轻人不要动不动就将"我要隐居山林"之类的话挂在嘴边。好好把握眼下的生活，不要过于去追求那种"我要隐世，我不喜欢这个浮躁时代"的感觉，刻意追求淡泊宁静，久而久之生活会沉闷、压抑，甚至产生一种莫名的消沉，何必年纪轻轻就要看破红尘。

未必要看透红尘躲到深山成一统才叫隐居，才能获得一颗宁静的心。况且我根本不相信这个世界上真的有看破红尘而完全遁世者，如果有，他业已涅槃成佛，不属于这个活人的世界。

不过我可以透露一个小秘密。楚宁也有过曾经被外界环境困扰的年纪，也曾为了心中压抑想逃到深山老林修道去。那不是在我少时身居混乱的居住环境时，而是我在所谓的事业上遭受低谷时，2002年从事房地产之初，以及2013年创业之初，都是我人生的低潮，那种挫败感也偶尔会令我想要放弃，我甚至和好友开玩笑说，我要去山里隐居一段时间。那时我不想参加任何社交活动，害怕看到别人成功，虽然我也特别勤奋地工作，但是久久得不到外界的封赐和肯定，心里很苦。那些日子我身体十分疲惫，所以外界小小的打击也会对我酿成巨大的冲击。沮丧中，就会不可避免地想到遁世修行，我还天真地告诉别人："我只适合悟道，这个世界太浮躁，我不适合生活在这样浮躁的环境中。"一些遁世的心态陪伴我度过了一些昏暗的日子，我现在明白了，之所以那时非常在意外界的一切，根本上是我还不够认知自己的内心，也根本没有认清生活的本质。说到底，还是将自己看得太重，这是病，只有病好了、康复了，才能精神抖擞。而康复要有个过程，那就是努力认知自己、提高自己，不要抱怨和挑剔环境，全部问题都在自己。

但是话又说回来，人很难达到宠辱不惊的地步，你看楚宁也曾不坚强。不过人生没有过不去的坎，我们始终要明白：无论如何，想冲出低谷，只有靠自己积极努力，逃到哪里都没用。那些因为生活疲惫，理想落空，成败焦虑，而有"我要隐居山林"等想法的，根本上都是尚未认清自己，尚未足够了解自己。

2016年在美国，我选在清晨时分鲜有人迹的时候在Plano社区晨练一小时，这时我可以完全地放空自己，在城市绿肺的环境中自由呼吸，偶尔可以看见路边的野兔、野鸭，那时我觉得能结庐在山间就好了，一亩薄田，一壶清茶，一盘檀香，一张古琴，还有一张瑜伽垫，悠闲自在。

谢天谢地，因为不断地求索，因为不言放弃，因为许多愿意帮助我的人，因为"五行明心瑜伽"和"天地人健康系统"，现在我已找到合适自己的位置，我奋斗了一些年，发现这里才属于我，我所有追逐的脚步都在这里有了着落，脑海已经无限清晰。

如今，在大都市里，我的日子过得很简单，也很清淡，每天书写、上课、研究我的瑜伽，万变不离健康传递，我带着"传递健康"的简单思维，傻傻地在都市重复我的本职工作，但我并不孤单，也不觉得枯燥无味，因为这些事情我很喜欢。

我做计算机工程师、采购、房地产销售、瑜伽老师、五行老师，我写书，都是因为我自己喜欢。甚至在做每一件事情的时候，从没想过以此挣钱，兴趣所致，我只是傻傻地想，如果我把这件事情做好了，让人家肯定了，我已心满意足。但是当我某天发现自己所做的这些事情能够挣到一些钱，能让家人过稍微好点的生活，那真是一个特别意外的事情。事实上我之前一直没有发现这一点，一直以来我就是只顾埋头工作，做自己喜欢的事情。因为热爱，在做这些事情之时，楚宁的内心是非常满足而骄傲的，它们曾经占据我的全部心思和时间。

以前我常跟我的学生讲，不要谈钱，我们只要去做自己热爱的事情，并且十分努力去做。后来发现把自己热爱的事情做好了，赚钱是个很简单的事情，赚钱成了工作的附属品，我们根本不用在怎么赚钱这上面花大量的功夫。

但是话又说回来，虽然是赚了一点钱，可是我觉得花钱是很累的一件事。我的活动范围很小，除了教瑜伽就是见朋友，或者和家人去郊外走走，熟悉的也只有我家附近的两家商店，足以应付我的所需花销。在花销这方面我永远缺乏应有的想象力，比如"我要去买件什么样的衣服""我要去买点什么吃的"，这种想法在我身上显然很难，都市中那些让人引以为傲的豪华场所我也无暇探究。但是我又总会在心血来潮时从出差的旅途为妻子买上一串天河石，然后花大量的时间手工串好，继而在一个普通的日子将这个用心准备的礼物放到妻子面前，她一笑，我就觉得世界都是甜的；要么我还会在机场买下匆匆一瞥的玩具送给儿子嘟嘟，然后和他一起玩，他玩累了，玩腻了，我就拿起来玩。好在有我的妻子和儿子，让我尚且知道要怎么去花钱。

说来说去我很感谢上苍，在如此繁华的都市里，让我这样一个不"识"人间烟火的人，单凭做着自己热爱的事情就能确保衣食无忧、养家糊口，无需要在生计面前斤斤计较甚至做违背自己本心的事情，这都是繁华都市带给我的收益，这是何等的恩赐啊！每当这些时刻，我才不会想着遁世，这种真真切切的烟火人间多好啊！

我说过，人不可能是脱离他人与身边的圈子而独自存在。拿楚宁自己为例，我在这个大都市里有着一帮合乎性情的朋友，他们来自五湖四海，他们从事各行各业，在这个繁华都市，我将这些友谊视若珍宝。

我对交情的看法是：相互尊重，亲疏随缘，或者君子和而不同。我相信一切好的友谊都是顺其自然的、真情流露的，这种友谊不需要刻意

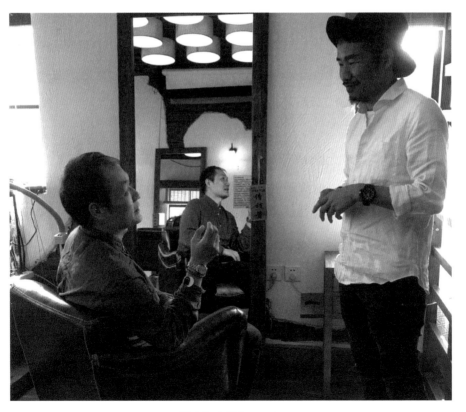

楚宁与老朋友 Kevin

维系与强求。再好的朋友也需要有距离，那种隔三差五吃吃喝喝、过于热络的友谊往往使人陷入空洞无物中。楚宁珍惜的朋友，有一些是十年、二十年前的旧交，他们是瑜伽人、企业家、艺术家、医生、文学创作者等等。比如我唯一的瑜伽老师魏立民，数十年我们师徒各有自己的圈子，但一直保持亦师亦友的关系，老师数十年如一日对我怀着兄弟般的关怀之情。比如我的唯一的发型师Kevin，十多年前我走进他的发型工作室，因为聊得投机，从此认定他就是我的发型师，不仅如此，我的太太也成了他忠实的顾客。Kevin也是我交往多年的朋友，有时我会去找他喝喝茶，聊聊各自的境况，也许我们对彼此的行业并不了解，但这并不影响我们探讨各自对未来的憧憬。十多年来，我的头发越来越少，同时也在逐步考验他的技术，但每一次他都能让我看到一个全新而满意的自己，这份跨界的友谊从未产生过隔阂。比如我的学生佳鸣与陈丹，他们和我学习五行知识，我将自己当作他们的兄长，他们也曾真诚无暇地帮助我，陪伴我在这条求索的路上默默前行，这份莫逆交情从未出现过瑕疵。比如我的兄弟刘刚，当他送上一块"楚宁瑜伽"的牌匾后，我的缘分到了，我欣赏他身上那种广交天下朋友的豪气，也感谢他毫不犹疑地将我带入了一个更广阔的天地。

在都市与好友会晤是一件快事，可以偶尔清茶浅酌，也可以醉得酣畅淋漓，甚至还可以像年轻时那样为了一个问题而争执不休。因为行业不同，我们的理论归宿常常不相同，但正是那种同样怀抱着热烈奋斗的理想让我们走到一起。因为对生活的热爱与对事业的激情趋势我们成为彼此思想上的同行者。如此说来，我感谢上苍让我在闹市中拥有他们。

我不否认，这两年随着场景和角色的不同，楚宁渐渐更多地参与了一些社会性的活动并且确实呈现了各种不一样的"楚宁形态"，但是坚固的内心总不会轻易改变，我想即便经历再多热闹，楚宁内心仍然是从前那个既简单又淡泊的少年，因为我发现，在都市中积极奋斗与在奋斗中保持宁静淡泊是并行不悖的。

又坦白讲，人过中年，也会感慨逝水不回，也会担忧前路未卜，但是当我在自己的瑜伽馆，在浓浓夜色中，看到我的学员挥汗如雨、认真学习时，我那颗稍有浮动的心会骤然平静。

古人说，真君子是以入世之态度做事，以出世之态度做人。

所以去消化那些成规习见，世上哪有什么隐世之说，一个人在精神上真正成熟后，是会返璞归真的，你拥有爱的人、爱的事业，找到自己本心的防卫，这个时候不管在哪儿，你都会重获"结庐在人境，而无车马喧"的宁静之心。

2017年有一天夜深人静时，我独自漫步在灯火通明的人民广场，一路打量被五光十色的聚光灯照射的高楼大厦，这番景象千古如斯，毫无特别之感，却让我发现都市最美的时刻，是在白昼和夜生活的喧嚣都沉寂下去之后。

卷五 「楚」备未来

「楚」

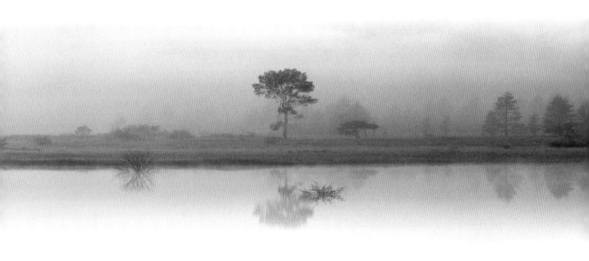

## 5.1 居于草木之间的兄长

人在草木间，自知草木情，一草一木，拙扑温润、鲜活自然，既不忘心底风云，也能读懂杯中乾坤。

——楚宁

刘刚是我重要的朋友。这是我下面五千余字的基本背景，同时他还是一个天才的大 Sales，虽然具有某种救世情怀，但从来不掩饰对金钱的热爱，这种率性人格，也是我喜欢他的重要一点。不过我要说，楚宁从一个瑜伽老师变成现在的"半桶水"企业家，刘刚功不可没。

刘刚长我几岁，也是改革开放后的第二代。2014 年恰逢马年，也是自 1894 年来的第三个甲午马年，刘刚与他的伙伴们用极高的热情和智慧，创立了"草木之间"茶文化公司，而我与刘刚合作，半缘茶叶半缘其人格魅力。他是一个对社会有强烈使命感的人，在我看来，真正的使命感无非是，对自己选定并且正在从事的工作保有一种高度热爱。遇见这样的人，我的血缘本能就会把他们认做亲兄弟。

说到与刘刚的相识，要从 2015 年讲起。

从印度瑜伽节回来后，特别是"印度停电事件"，使得我在圈内小有名气。加之受邀录制《辣妈学院》和《我是大美人》节目，很多人认识了"楚宁瑜伽"。说实话，内心深处还是有一些优越感的，走在外滩茫茫人海中，总觉得自己接近成功了，可是这种优越感没多久就变得支离破碎。

事情还得从好友一句话讲起，他说："你只是在不断地上课、写书，你看你馆里连个像样的品牌 LOGO 都没有，你应该试着将自己的品牌做成企业啊，做成有自己标签的文化。"我听后觉得很有道理，虽然之前也一心准备把 GI 瑜伽做大，实际上太太也是这样建议。可是一说到将品牌做大，必然牵涉很多经营管理之道，这恰恰是我的短板。于是，我又像一个断了线的风筝，在空中飘摇，不知会落在哪一块地上。

有一天，师妹对我说："楚宁师兄，我聚合了一批思想新锐的文化人，有个人或许可以帮你出主意，改天带你去见见他。"于是，在我们下一次开会的时候，师妹将刘刚带来了。

刘刚是上海人，高大的个头，声如洪钟，铿锵有力。简短的自我介绍后他开始认真听我们的会议内容，并对"楚宁瑜伽"面临的很多问题提出了自己的看法，然后滔滔不绝地讲，我平静地听着。

他的很多想法与我不谋而合，他的企业意识和商业模式新颖独特，我喜欢能让我思考和笑的人，刘刚这两者俱全。所以当即一拍桌子，决定请他来做我们的企业策划人。那次会议因为刘刚的加入，开得豁然开阔，温暖融融。

私底下，刘刚问我："你了解商务模式吗？"我羞愧地回答："我知道什么叫做现金流，但还不知道什么叫做具体的商务模式。"他点点头告诉我："我感觉楚宁瑜伽是个好品牌。"

毕淑敏说过："合适你的事业，不靠天赐，主要靠自我寻找……因为我们对自身的认识，也是抽丝剥茧，需要水落石出的流程。"我业已找到自己一生的事业，但总容易走到某个阶段的瓶颈期，现在我要关注的是如何将 GI 瑜伽做大，这种迷茫中的思考因为刘刚的出现，显得微妙而充实。

后来有次他邀我去喝茶，地点就在他的"草木之间"，在我们各自讲述完自己的创业经历后，置于我们之间的一壶清茶在刘刚优雅的礼侍下，汤水的色泽和味道已经趋于清淡、平和起来。他说："茶叶是一片神奇的树叶，在自然中是以生命的形态存在的。它生长于土木，沉寂于金火，复活于水中。刚刚开始生长嫩嫩的叶芽时，人们把它摘下来；当炒制成一种叫做茶的东西后，生命第一次沉寂于金火之中；在开水的冲泡下，茶叶又复活了二次生命，淋漓尽致地展示，精彩地活在热水中，把自己的色、香、味、形竭尽全力地展现出来；经过数次的浸泡，汤水渐淡，茶的生命就又一次结束。"

情到浓处，我也即兴回答："人的一生其实也和泡茶一样，初泡的茶汤只有浓郁的清香和淡淡的回甜，这就像人的幼年和童年，衣食无忧，欢乐无边；渐渐的茶汤俨了，色泽浓郁，开始有了茶的苦涩，就是人到中年了，上有老下有小，生活的重担之下开始回归了本真的面目；人到老年，茶叶泡到尽头，经过一生的拼搏和追求，来过了，做过了，一切都看淡了，就像茶汤一样味淡了，色浅了，喝着就如同白水一样。一壶茶的一生就这样完了，一个人的一生也就这样结束了！"

与刘刚认识后，我每天清晨都在做笔记，为自己的五行明心的认知课和导师课做准备，同时也处在攻破壮大 GI 团队的盲头无绪之中，每每发现一个有系统的线索来，第一时间去找刘刚交谈，大有洞烛先机、谈言微中之妙，所以一谈总是老半天，对他聊得忘我的商业经，我洗耳恭听，每每惊叹他的管理才能和处世智慧。

也许是因为趣味相投，他开始将我带入他的朋友圈和商业圈，我走马观花似地了解他的圈子，每每感叹于他的人脉广阔。

他呢，看我流露出来的羡慕之情，倒也不怕得罪我，直言不讳："你是两耳不闻窗外事，一心只是做瑜伽，以致与社会脱节啊，你当真以为酒香不怕巷子深吗？我告诉你，再香的酒，三十米以外根本闻不到。"我听后也不否认，我确实把自己锁在一个固有的思维里面了，认为我就是一个瑜伽老师，我创立自己的体系，然后写书推广出来，让更多人知道，都来练习瑜伽获得健康，这就够了。可是我没有想过，要怎么去让更多人知道。此时，我尚不知道"楚宁瑜伽"的空间还有那么大。但刘刚的话在我脑子里已经很清楚了，意思是："你应该将楚宁瑜伽这坛好酒给酿好！"有一段时间，我们兴致盎然讨论如何做一个商业模式。和刘刚谈商业，需要的不是勇气、智力和判断力，就是你真的觉得自己是对的，这一点很重要。可我除了信奉"健康理念"，老是讲不出什么所以然。

除了讨论商业模式，我们一直不怎么联系，但是彼此都关注着各自的情况进展。有了清晰的方向后，我开始逐趋于平静的湖面，不断地求索进步，坚信在前方等待我的，必将是我一直期待的那些懂我的人对我的认可。

第一次合作在 2015 年 7 月，刘刚邀请我去参加他的新茶发布会。我当时脑中一直在想那样一件事：现在全国有 7 万多家企业，劣质茶叶充斥市场，各种农药超标，被除草剂污染的茶园四处可见，人们喝茶原本是为保健康，但结果却喝出了胃病、肾病等各种疾病，这真让人头疼啊。而他的"草木之间"健康有机茶，到底是不是一股清流呢？他看出了我的心思，便问："楚宁，要不这样，将我的茶叶与你的瑜伽结合，让人们在练习瑜伽后喝上一杯有机茶，岂不快哉？"我一想，自己尝试了一段时间，觉得效果不错，就抱着试试看的心态合作了，几次巡回公开课上推广了"草木之间"的茶，会员练完瑜伽再加以有机茶叶辅助身体排毒，反响不错，我也特别欣慰。而刘刚也将"楚宁瑜伽"介绍给他的朋友们。

"草木 + 人 = 茶"，所以在练习完"舒爽肩颈"后，因为身体内的排毒系统、免疫系统启动，会大量发热，这时候建议喝一杯绿茶（绿茶五行属"木"），一方面帮助身体降温，一方面可以帮助排毒，人由内而外地感觉很舒爽。

五行明心体系尊崇的是万物有灵，尊重身边一切导人向善的事物，因为他也许就是你的一部分。刘刚和他的"草木之间"恰好符合楚宁这一理念。

真正认定刘刚是我一生重要的伙伴是在 2016 年 6 月 20 日，世界瑜伽节前一天，我正上完当天最后一节私教课，夕阳还未落下，有人"砰砰砰"地敲门,我一开门,见他气喘吁吁地站在我面前,肩上扛着一块与他个头一般大的物体。他满头大汗示意我掀开红布,我一看,是一块金丝楠木的牌匾,书了"楚宁瑜伽"四个字。一瞬间,我几乎热泪盈眶,我心里说,我一直在等这个匾啊,没想到是你刘刚给我送来了。这是我期待已久的时刻,此后那块匾一直挂于"楚宁瑜伽"馆的教室中央。

周作人在《喝茶》中讲道:"喝茶当于瓦屋纸窗之下,清泉绿茶,用素雅的陶瓷茶具,同二三人共饮,得半日之闲,可抵十年的尘梦。喝茶之后,再去继续修各人的胜业,无论为名为利,都无不可,但偶然的片刻优游乃正亦断不可少。"而刘刚那儿,正是喝茶的好去处。一来二去,我也喝茶上瘾了,或是浅尝,或是自省,或是驿站,或是回归,结束一天的课程后,在草木之间总能让心灵得到片刻的休息。有时我去后,他会特意约上二三好友,跟我传授生意经,我必须要承认,因为接触到的人更多,那段时间我的视野更宽阔了。

不得不佩服刘刚天才般的品牌意识,2012 年,刘刚在参加"亚洲品牌展"期间,了解到云南某公司拥有的古茶园的面积超过了 3000 亩,还有一个占地面积 5 亩多的有机茶厂及一个茶科技产品研发中心。他当时就想:"这个公司有技术与产业基础,我自己有有品牌国际化营销方面的多年经验,不如联手推出一款世界级的茶叶品牌,让其不仅有极高的品质,还有合理的价格。"于是很快他便启程去云南实地考察。

这趟云南之行,古茶园美丽纯朴的自然风景彻底征服了刘刚。在上山过程中,他发现了茶山上随处可见的甲虫,这让他吃惊,因为茶叶会生蚜虫,而甲虫则是吃蚜虫的,在这样的一个古老的茶园里,居然仍保留着这样一套完整健康的生态系统,这也从侧面证明了当地茶叶的有机品质,确实名副其实。两年后,他和伙伴一起创立了"草木之间"。

我想起有位作家说,草木是一种文化,一种大文化,假如将草木从中国的文学作品、艺术作品中抽掉,剩下的将是一片褴褛,甚而是一片空白。所以我对他的"草木之间"抱有巨大的好奇心,而他又愿意满足

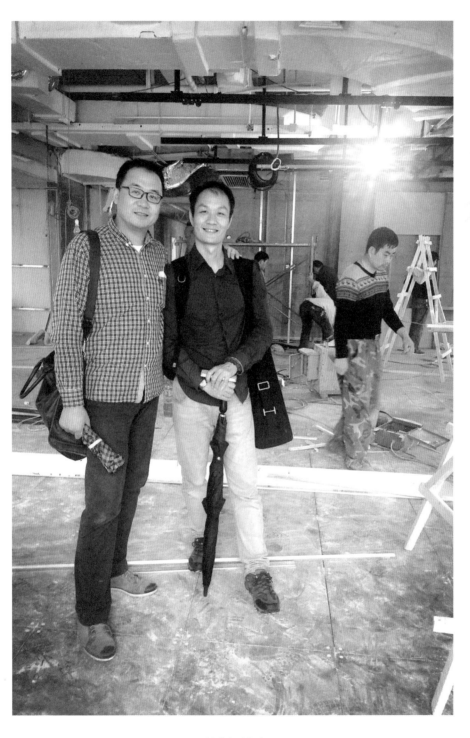

楚宁与刘刚

我的好奇心。

他从不避讳谈钱，承认自己挣了一点钱，同样也呛过满鼻子商海的水。以我判断，在创业路上，他遇到过许多挫折，但每次他都能化险为夷，都能从容不迫地解决问题。实际上他在工作中的魅力，才是能吸引人的地方。工作中的刘刚富有激情，热爱工作，顾全大局，不计较个人得失，善于和不同类型的同事合作，从来对事不对人。

他信奉经商之道，即为人之道，人都做不好是发不了大财的。小胜靠智，大胜靠德。只知道追逐利益，是常人的行为；而更懂得分享利益，是贤人的作为。有利益能想到分享给别人，就能得到更多的真爱和更好的人缘。独占是小人心机、分享是君子胸怀。做人的最高境界是有利分享，精明的最高境界亦是有利分享。

他也常说，这是个最好的时代，也是个最坏的时代。当你做事的速度足够快，执行力足够强，你会深信，这的确是一个最好的时代。因为每个人都能通过各自的长处、技能、兴趣，找到一个足以使自己安身立命的去处。当你做事的速度太慢，你会抱怨，这时代简直坏得不像话。钱都被人家赚了，红利期的好处都被先行者瓜分完毕了，风口上那只飞翔的猪永远不是自己。我常常为他的幽默比喻忍俊不禁，但也确实为他的商业胸怀而佩服得五体投地。

刘刚是个有正义感和创新精神的企业家，楚宁是忠于本心致力创新的瑜伽老师，欣慰的是我们二人不谋而合的理念是"追溯本源，关注健康"。不仅如此，我们之间很多方面十分契合，比如刘刚当时创立"草木之间"时说："我们的目标就是让全世界快捷、时尚地喝上中国好茶。"而楚宁当时创办五行明心瑜伽时的想法是："我的目标是，让更多人通过自我认知和瑜伽练习，快速地找到自己的问题并获得健康的身体。"

刘刚认为："随着现代人们生活节奏的加快，速溶茶已经是人们首选，我的茶就是利用真正的有机茶叶生产的速溶茶，以此为契机走出去，让全世界都能喝上真正的中国好茶。"而楚宁觉得："随着现代生活压力的

楚璧隋珍　宁静致远

变大，各种身体问题已经潜伏上身，创立舒爽肩颈就是让中医和五行插上瑜伽的翅膀，让更多人知道并立竿见影地受益。"

他所倡导的经营理念是诚信、尊重和创新，他的企业宗旨是以传递健康、传播茶文化为使命，向客户推荐健康饮茶方式。而楚宁瑜伽的宗旨是以弘扬中国传统文化为使命，插上瑜伽的翅膀让更多人获得健康的生活方式。

他告诉我：茶呢，慢喝最为适宜。如太急促或匆匆忙忙地喝，紧张的心绪，无法使茶气安然地在体内发挥功效。正如气功功法中最讲究的是"以意行气"，匆忙之行为，必然心神不稳定，思想不能集中，无法以意行气。即使茶气在经络中起作用，但意识涣散，也无法将茶气纳入经络之中而运行。

他从礼茶中总结顿悟自己已经走过的人生和未来岁月，我从瑜伽中寻找人与人之间最本心的对接。茶是人与自然的关系；瑜伽是人与世界

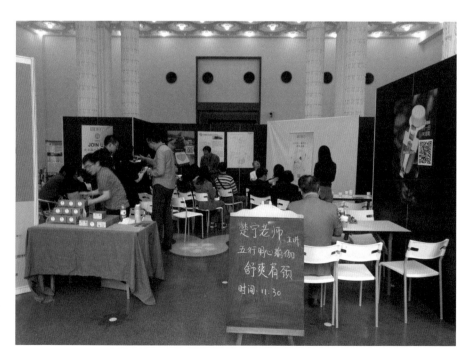

楚宁在"国际茶仙子大赛之臻品展"公开授课

的关系。越想越微妙，在这种微妙中我们的合作却越来越坚实。

"溪流琥珀三千里，水洗白沙一万年"，回忆起来不免感叹于我们相同的成长背景，相同的磨砺和沉淀。二十余年的求索和挣扎，荡涤着我们内心灵魂的根基，就如同大漠风沙磨砺着和田原石，如同风霜雪雨催生着茶树一样，只待风沙过后，玉映日月，严冬远去，茶吐初春。

台湾作家林清玄说："喝茶的最高境界就是把'茶'字拆开，人在草木间，达到天人合一的境界。"天人合一，代表着人与自然世界的和谐共处，也就是指人应该回到草木中间去，若没有真切体验，是悟不出此番人生道理的。这一点我与刘刚的观点又不谋而合。

当下，人们都在提倡"回归"，要回归到大自然中去。这里所说的"回归"，我想就是尽量远离红尘俗世的喧嚣，回到草木中间去。看那些环境优美的住宅小区，看那些绿地如茵的城市绿化，看那些种花植草的天井阳台，无一不在表达着人们要回归到草木中间去的心情。而那正努力从窗台延伸到办公楼外的一抹吊兰，更让人看到了这种回归心情的迫切。

一盏又一盏的茶通过味蕾蔓向心间，友谊在这茶汤中越来越醇，品咂之中回味无穷。

草木之间有做人的道理，我们坚信人生一世，草木一秋。生长在草木之间，最后又长眠于草木间？无论经风历雨长成参天大树，还是坎坷多羁后始终是一棵卑微的小草，到头来，终不过是这天地万物中的一草一木。

草木之间有真正的朋友，君子之交淡如水，一杯清茶见真情。虽不能朝夕相伴，如影随形，却能真诚相待，心照不宣。

草木之间有生命的规律，人生不过百年，不可虚度。人生就像品茶，有苦有甜，正因为有苦才更懂得珍惜，正因为有曲折坎坷，苦尽甘来，才更能感悟到生活的真谛。

"草木之间有一人"正好是个"茶"字。一个"茶"字，多么意味深长，一个"茶"字，蕴含着多少为人之道、处事之理。刘刚怀着对一草一木的爱惜、一草一木的崇尚、一草一木的钟情、一草一木的眷恋，用人品和实干能力为自己赢得金字招牌，这是楚宁佩服并且一直在学习他的地方。

据我所知这个世界有两种人，一种外人对他的描述比他本人活得更生动，一种是他活得比外人描述得更生动。一般我喜欢后者，因为后者活得比较生动。在我见过的各种人里面，刘刚在第一阵营。另外我要特别感谢刘刚的慷慨引荐，让我结识了未来商学院的冯晞博士以及一批有着前瞻思想的伙伴，让我见到了更广阔的天空，这将会在后面章节提到。

有人这样拆解"茶"字：人在草木间。不论对错，但这种拆解很有意思，人在草木间，自知草木情，刘刚和楚宁，都是居于草木间的这个人，一草一木，拙扑温润、鲜活自然，既不忘心底风云，也能读懂杯中乾坤。

## 5.2 坚持的倔"匠"

> "匠心"是技艺修为，更是一种内心坚守，专心于一点，施力于一点，穷尽一生、孜孜不倦，既然忠于目标，便只顾风雨兼程。
>
> ——楚宁

曾看过一则致"匠心"的广告，当中有句广告语，令我印象颇为深刻。那句话这样说："人生很多事情急不得，你得等它自己熟。"这种岁月的沉淀，这份需要等待的耐心，说的是中国匠人的坚守，也是浩瀚人生的机缘，而我与樊珊姐姐的相识，正是源于彼此对事业的坚守与天赐的机缘。

樊珊是"匠门国际"的女掌门，也是我现在的事业伙伴之一。我习惯叫她樊姐。

2016年6月6日的上海，风和日丽。响应国家号召，樊姐的"匠门营"正好开业，我作为刘刚的朋友受邀同去参加这个重要仪式。就模样来说，樊姐与我想象之中大相径庭。她短发、娃娃脸、皮肤白里透红，为人温和，面相也善，所有的五官都很饱满，一副和颜悦色的神情，鼻梁上架着一副眼镜，与其说是女企业家，我宁愿将她看做是一位女学者，温柔的谈吐间满是睿智。

樊姐团队的兄弟姐妹都称刘刚为师兄，不难看出刘刚与樊姐私交甚好，相互介绍完后，他们就像亲人般交流彼此的近况，我们几个被"冷落"在一边了，而我猜大概又因为刘刚的气场太强大，当天陪同去的、包括我在内的另外几个人被自动"虚化了"。活动接近尾声时，樊姐才抽身出来和我聊了几句，在此之前我们并不熟悉。短短半小时的交流，让我对其印象愈加地好，因为是本家（我本姓樊），又因为聊得投机，所以我们便以姐弟相称。

后来大家也没怎么联系，我会在朋友圈关注她的动态。那段时间樊姐的"匠门营"刚起步，所以她一直特别忙，一方面在做政治文化活动的推广，一方面在紧锣密鼓地做"匠人匠心"的推广活动。我了解到这个活动是由北京文化部授权，足见其受重视程度。那段时间她其实是在推一些中国的传统文化和老一代艺术工作者，意在体现一种"匠心精神"，所以我一直也很关注，甚至去网上搜集了大量关于"匠人匠心"精神的资料。当时"匠门营"主推的有农品匠、文艺匠、影视匠、品牌服务匠、行为艺术匠、手工艺匠、社区服务匠、创始匠，楚宁呢，会不自觉地将自己对号入座。樊姐每天会在朋友圈分享一些活动中的真人真事，当中有一些让我特别感动，我常以日记的形式记录下来。

2016年11月11日，我接到樊姐的电话，她在电话中欢快地问我："楚宁，我这边有个匠人匠心精功精造的华人论坛活动，不知道你有没有时间过来参加？"我当时想，在这个全民狂欢却躁动的日子，却涌现出这么一小股令人振奋而期盼许久的清流，太难得了。紧接着脱口而出："有时间，其实我也是匠人啊！"其实当天我在浙江还有个私人活动，并且已经准备出发了，言既已出，我立马和浙江那边解释清楚然后退了车票。我赶紧打电话给团队的伙伴庞迪、妙妙和Apple，我们像打了鸡血般在地铁站集合，那天大家心照不宣地穿了白色瑜伽服。"楚宁团队"以幕后工作者的身份出现在匠人匠心精功精造的华人论坛活动中，当时真的就像"匠门营"的一分子，这个集体特别让人有归属感。让我特别热血澎湃的是，活动全程的主题都是"不忘初心，唤醒世界""坚守民族情怀，传承中华匠心"，每个环节都扣紧着我的心弦。

那天特意用手机记录下樊姐的一段发言，她说："若想实现匠人匠心这一伟大梦想，中国到了草木皆兵的时刻，就好比这1111的日子，必须要树立四道匠门，一个人一道门，匠门犹如心门；一个产业一道门，匠

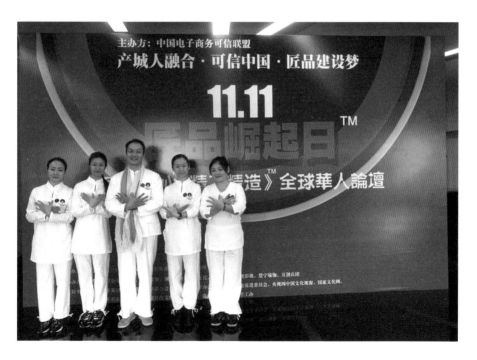

楚宁瑜伽团队在"匠人匠心精功精造华人论坛"合影

门犹如品门；一个城市一道门，匠门犹如城门；一个国家一道门，匠门堪称国门。而采用这个创新的论坛形式，其目的是想通过镜头语言告诉全球华人，个人虽然渺小，但至少可以做好一个点，这个点做对了，大家就能做好一个面，就能共同掀起一场21世纪的方法论，就能用行动证明传承的实现、民族产业的复兴、民族品牌的国际化。"

也许是论坛以独特的表达方式和镜头语言呈现了楚宁内心对传统文化和经典国粹的唤醒决心和力度吧，这种"天涯遇知音"的感觉竟然让我激动得哭了。

到后台樊姐一直说："不好意思，让你们辛苦了。"见她笑容可掬，我说："为什么不好意思？你们在那么努力地推中国传统文化，我又有幸来参加，很开心啊！"我和团队伙伴是真的很开心，让我更加感动的是，这个活动是樊姐自己出资筹办的，而且当时现场很多来帮忙的志愿者真的像在做自己的事情一样做好这个活动，不得不让我感叹："这才是落到实处的匠心。"那天会议结束后，樊姐在文章中这样写道："有这么一群身影，他们轻盈，他们乐观，他们健康，他们秉着一颗匠心，他们以朝阳的姿态绽放着笑容，他们就是楚宁瑜伽团队。"此刻我有一些虚荣心，仿佛自己"匠心"已是名副其实了。

2017年1月份，在苏州路过一处老宅子，烈日下，见工匠师父正在专心致志修葺墙面，豆大的汗珠落下，不由得想起古代的工匠们，以一颗单纯的匠心，在漫长的文化苦旅上探求真知。古人怀着一颗敬畏自然的心，精雕细琢，留下了许多不朽的传世之作，创作者对自己的工匠职业也体现了无比的尊重和自豪，所以对自己的作品质量与工艺要求充满了虔诚，对每一个经手的物件都有一种追求完美的心态，作品自然令人叹为观止。

当下人以追求最大利益为目的，讲究效益，活儿不好话来诌，广告铺天盖地，卖嘴皮子的专家比比皆是，有金刚钻的凤毛麟角，匠人不专业技术，以赚钱为目的，一大帮自诩学者文化人之辈指手画脚忙得不亦乐乎。一个浮躁的年代，缺乏一颗静心专注追求卓越匠心精神的当下，好的产品，好的作品，没有堪配的载体，灵魂何以安存？

所以当务之急是回归匠心，精雕细琢，立根本职，精益求精啊！

回来后我与樊姐聊到这件事，对于"匠心"精神，我们各自说了自己内心的理解和感受。她说："造心是个漫长的工程。有智之人也许会在片刻之间竣工心灵的宫殿。无智的人可能须发皆白还在打着地基。我们这些中间之人也许要穷其一生将心细细打磨，才能保持心的玲珑剔透。"我则回复："没有一片乌云可以遮盖'心'空的太阳。没有任何风暴可以摧毁'心'的宫殿。"

不由得又想，漫漫旅程中，我们的心也会与房子一样墙漆剥落，尘埃聚集。我们不是该如匠人般一直为自己的心扫其尘埃、去其糟粕，让自己的心历久弥新吗？

日夕悬盼中，2017年2月底，樊姐再次给我打电话："楚宁，我觉得你就是个不折不扣的匠人，今天我想正式与你谈合作。"我哈哈大笑，心里特别得意，这么高的赞扬，我当然要得意。那段时间我从朋友圈得知樊姐还在做项目落地，而且她在2016年5月份做了"精彩老人"之《匠人匠心》项目，让我尤其敬佩。

看完"精彩老人"之《匠人匠心》的跟踪报道，其实楚宁一直在想："什么最有价值，怎么样让老匠人的手艺更有价值？真的，时间的沉淀是很有价值的，但通过现代商业方法，让传承与创新并行，老树开出新枝芽，将中国传统文化不断挖掘出新的价值，才能更好的将中国文化传承下去。"

我爽快地赴她之邀约。当时约在人民广场附近的一家书吧，樊姐早早就在等我，见面第一句话是："好久不见。"我很不好意思地笑着说："其实好几次经过你们公司楼下，没好意思上去打扰，哈哈。"她像是很诧异的样子。紧接着，在书香和茶香中，她给我讲了半个小时的故事，关于她做"匠人匠心"的初衷，我当时真的是感动，樊姐说话辞藻并不华丽，但正是那种朴实的娓娓道来触动了我心底那根弦，她的真诚令人刊心刻骨。见我擦眼泪，她有点措手不及地给我递上纸巾，继而用那种很不确定的语气问我："你怎么了，楚宁？"我说："我没事，我只是感动。"因为她那天要跟我谈的项目是"一手牵老，一手牵小"活动，都是感性的人，动情之处心里被触动。老人方面我知道她在2016年5月时做了一个"精彩老人"之《匠人匠心》的活动，今年准备开启"牵小"活动。当时我几乎又是不假思索地说："我愿意。"她被我逗笑了，问："我都还没说什么，你怎么就愿意了呢？"我说："我愿意加入你们。"因为我做的是主动健康这块，所以樊姐找到我，我业已猜到大概是邀我一同参与这项"一手牵小"的孝贤活动。

当天聊的不过都是寻常话题，但她那一声声心里的声音，令我泪流满面，我也聊了一些自己对"匠心"的看法。夜幕时分，大家有些意犹未尽，依依不舍，但双方都感到空前的感动和欣慰。

第二天，我去匠门营"报道"了，就这样，楚宁成了匠门营其中一匠，负责健康这一门，还担任"蛋问"活动小组的营长。

大家熟悉以后，常常把茶话桑麻，樊姐有时开玩笑："楚宁，当时去找你时并没有抱那么大的希望你会加入我们平台，因为第一次见你，你有点内敛冷酷，没想到你是那么内心柔软的人。"我回答她："因为我们内核一样。"其实加入"匠门营"我确实没有考虑太多外界因素，当时一方面是和樊姐性格相投、理念相投，另一方面是我觉得自己刚好有这方面的能量，有这个平台为什么不去帮助更多人呢？心里想的全是将这份健康理念永远传递开，我手造我心，不管多久，楚宁绝不偷懒，矢志不渝。

3月30日我被邀请去苏州地下姑苏城（后改名为：卧龙街）参观古文化遗产，看到了很多孩童时候的东西被完好地收藏，仿佛一下子被拉回到孩童时代，难抑心中雀跃，感叹："什么是文化，文化就是用时间堆积起来的啊。"

"匠门营"之前一直没有具体推过某个人或某个企业家，它一直在推广一个"孝贤"概念，一种"工匠"精神，团队理念也不是谁能引领谁、谁要屈服谁，而是一群草根的阶段性自我成长证明。直到今年我们合作后，大家觉得我的"天地人健康系统"很好，有意识在帮我推。

　　结合楚宁的五行理论，"匠门营"已在逐步推广文创这块，因为我们觉得，中国古代不乏匠人文化，别具匠心、匠心独运、能工巧匠都是对匠人的赞美。然而，需要耗费大量时间精雕细作的传统工艺，在快节奏的现代生活中渐被冷落，传承日益艰难。中国游客在日本疯抢"日本制造"的新闻屡见不鲜，令不少有识之士反思"中国制造"怎么了？浮躁、快速、便捷、欲望，充斥着这个时代，匠心离我们越来越远。从 1 到 N 的复制，快餐文化下的简单满足，流水线下的千篇一律，这是中国制造的现状，所以我们希望做自己的"匠人产品"。

　　樊姐说："匠心，需要我们拥有一颗敬业的爱心，还需要我们打开脑子，发散思维，调动脑筋。但愿我们把潜藏的智慧都挖掘出来，开动脑

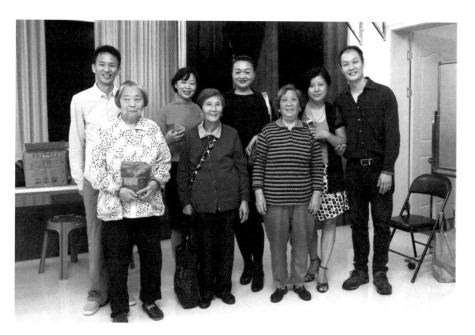

楚宁与樊珊（右二）在"匠人匠心"公益活动中合影

筋，解放思想，丢掉跟风的坏习气，走出去，引进来，创造出我们丰富多彩的生活。"

"工匠精神"百喙如一。很多人认为匠人是一种机械重复的工作者，其实匠人有着更深远的意思，它代表着一个时代的气质、踏实和精益求精的精神，现代社会的进步与"匠心精神"一点都不违背。

"匠心，是一种个性化的定制，是一种柔化的生产；这种精神不是冰冷的机械产物，更不是固步自封的保守做法，恰好相反，它要求匠工们勇于创新，懂得顺应时代而变，不变的是对高品质的执着追求，并且锲而不舍地坚持下去。师心自用不是匠心，生搬硬套不是匠心，画蛇添足不是匠心，自以为是更不是匠心。而跟风则与匠心无缘，挖空心思更与匠心不等。"这是楚宁与樊姐在合作的过程中，碰撞出来的感悟。

生活中，樊姐对自己的挑剔程度很高，在她身上没有家长里短的流逝，也没有鸡毛蒜皮的琐碎，浑身上下都是那种"事业之心"的碰撞，无时无刻，她的话语中不是"匠人匠心"。这种对事业爱到极致、专注到极致的"匠心"让我仰慕至深。

樊姐又是个有大胸怀的人，她还常拿自己的名字开玩笑："木叉叉木大是个'樊'字，注定樊门女武将一枚，一王一册是个'珊'字，注定著书立说。"生活中更是处处见她智慧，比如："一个真正做事的人，根本不在乎别人骂他（她）还是夸他（她），有如木工手中的刨子，只要坚持刨，出来的都是花。"有时遇到事业上的小挫折，她也会劝楚宁："万般耕耘，方得正果，天底下没有真正的强者，每个人都只是一个渺小的砌墙者，手里握的唯有砖瓦，只要坚持砌，规矩地砌，墙终究会立起来的！新年伊始，握手所有砌墙者们，珍惜手中属于自己的一砖一瓦！"一言一语无不说到楚宁内心深处。

私底下，我用自己所学的五行风水理论为樊姐的时空盘做了分析，并提具体的规避，取得的成效还不错。认识之后，她常说两句话，一句是："楚宁，我发现你这个人做事和我一样特别轴。"还有一句是："楚宁，这个又被你算准了，原来这和健康理念真是相通的。"我呢，不善言辞，每次只有一句："还不是因为我们内核一样。"其实这是真心话。

2016 年，在为东北的刘克平做完舒爽肩颈治疗后，与之结缘，后来常听夫妇二人念叨家乡有只知恩的丹顶鹤，被救之后归巢报恩守护着那里的农人和黑土地。因而他们为了表达自己对此灵物的爱，就把自己当地生态湿地上产出的作物品牌命名为"鹤之恋"。我向樊珊姐提议："姐姐，如此人杰地灵物知恩的地方，咱们应该去看看，正好我也想代表瑜伽人去感受一下那里的天地！""好啊！"樊姐欣然允诺。于是便有了我与另一位"营长"的黑土地之行。

这片土地，果然黑得不一般！一直有感于天地万物的楚宁，禁不住奔上阡陌，欣喜地捧起一把黑土亲吻起来。"这味道真是沁人心脾啊！天地之神圣，我等何其渺小，没有理由不知感恩！"

这次黑土地之行，我们有幸见到那只鹤，它因受伤后被当地农户救下，放飞后时常回到这里"看望"黑土地的人们，它用无声的情意，向世人传播着悠久的古文化"点滴之恩，一生相守"，楚宁俯身抚摸着这只灵物，望向这片被通灵之物守护的黑土地，瞬间又令人心生几分敬畏之情。人杰地灵物知恩，这不正是楚宁想要的吗？黑土地之行后，楚宁当即决定将百人瑜伽大会搬到这片黑土地。

同样将匠人精神奉行到极致的还有本书真正的促成人——北京辰麦通太图书有限公司董事长伍英女士。2017 年 3 月，伍董事长在朋友的引荐下，专程从北京到上海拜访我。因为同样怀揣一份帮助更多人的信念，我们一见如故。得知我已出版两本瑜伽专业类书籍时，她开门见山地说："楚宁老师久仰大名，你在瑜伽领域所诠释的匠人精神让我感动，我欣赏你的执着，想邀请你参与我的《巨人之路》项目，这是我规划了一辈子的项目，并且我一生只做这样一件事。"一句"一生只做一件事"瞬间触动我去了解这个项目。在伍董事长的简单介绍下，我得知该项目定位于中国各行各业的佼佼者，旨在通过出版传记的形式帮助中国企业家做好

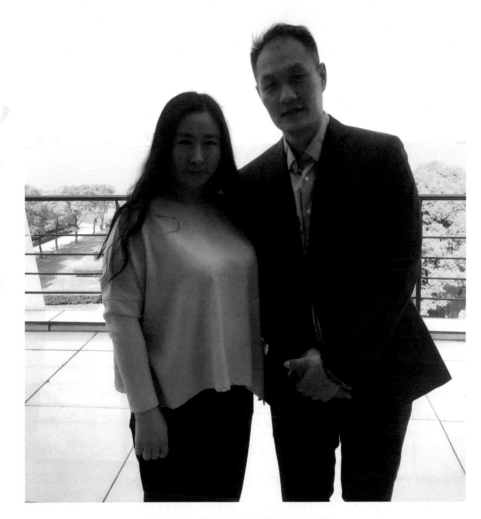

2017 年，楚宁与伍英董事长在苏州

个人及企业的推广。而坦白讲，当伍董事长对我讲完她创立《巨人之路》项目的初衷以及人性化的落地执行方式后，我已跃跃欲试，但当时楚宁心中尚有顾虑："我现在才四十岁，出自传书籍会不会太早？实际上我希望我的第三本书仍旧以专业知识为主，而不是自传。"伍董事长笑着回答："你数十年如一日坚守在自己热爱的事业上，为了什么？不就是一直立志帮助更多人获得健康吗，现在你已拥有自己独一无二的课程体系和实践方法，并且已经著有两本专业书籍，当下只有让更多人知道楚宁的专业，才会有更多人获得健康呀！我们之所以执着坚守，不就是要让人看到并且获益吗？"如此匠心令我感动，同样也为一个女子有这样胸怀天下的魄力而佩服。

因着同样的初衷与执着，2017年4月我与《巨人之路》项目达成合作，于是便有了我的第三本书《楚璧隋珍 宁静致远：一位瑜伽行者的心灵自传》。

2017年，楚宁与匠门营合作社区公益项目，辐射500个社区，服务10万社区老人与老匠人。同年与国家会计学院和青浦区政府合作，录制公益视频，传递健康理念，项目辐射人群已超三百万。

这两年，楚宁愈发体会到，"匠心"不仅是一种职业坚守，更是一种技艺修为，专心于一点，施力于一点，穷尽一生、孜孜不倦，过程虽苦，内心却十分平静享受。既然忠于目标，便只顾风雨兼程，在"匠心"之路，楚宁依旧会怀一颗赤子之心，略尽绵力。

> 这群人的思想永远走在前面，人人可以展开翅膀，凌空翱翔，但不管多么特别，他们的实践之履始终勤勤恳恳、平地而行。
>
> ——楚宁

人生途中，总遇贵人，这方面楚宁无疑是幸运的，经由兄弟刘刚的慷慨引荐，楚宁有幸结识未来商习院院长、零点有数高级副总裁冯晞博士。他是无与伦比的精神天才，幽默而富有创造性，以不同形式在我身上产生很多的影响。

我还清楚地记得与冯晞博士第一次见面的情形。那是 2015 年 10 月份，刘刚正好在做一个意大利的冰激凌项目，冯晞博士作为受邀嘉宾来参加，在刘刚的引荐下，我有幸与冯晞博士相识。他给人的第一印象是思维活跃，话语不多，但当大家谈到他所感兴趣的话题时，他便精彩纷呈做了一番讲话，使在座的人都感觉到是一种享受。

对于冯晞博士，我是先闻其名再见其面。见面前便听过一个关于他的小故事。在一个高阶聚会上，某商习院学员找冯晞博士聊企业前景，那位企业家主要从事"门"的经营，传闻当时冯晞博士连着抛出三个问题，分别是：你经营的是什么？你经营的是什么？你经营的是什么？该企业家被问得一头雾水，随后开始反问自己三个问题："我卖的是门吗？我卖的不是门吗？那是什么呢？"后来据说，该企业家在冯晞博士一翻指点迷津后如梦方醒，对自己的事业仿佛突然有了突破性的规划。离席时，该企业家恭敬奉上一张 20 万元的支票，要求以"咨询费"支付冯晞博士。而冯晞博士委婉拒绝，语气轻缓地说："这是一个概念的时代，在未来，拥有无限可能，只不过要思考，要敢想，要创新，要颠覆。"对于

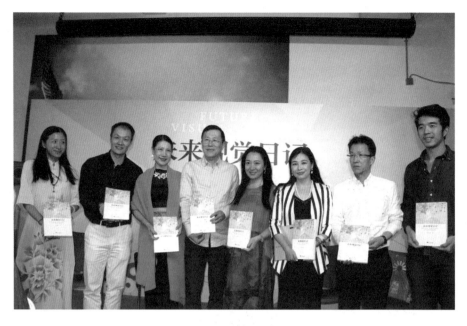

《未来视觉日记》上海新书发布会现场

冯晞博士提出的现代企业家要学习思路与创新的概念，楚宁深以为然。

得知冯晞博士与一批志同道合的伙伴创立了一所商习院，而这又是一所旨在培养未来思想企业家的颠覆式商习院后。楚宁便问了几个与"颠覆思维"有关的问题，冯晞博士知无不言，他的建议十分简洁精到，而我则以自己的新书《五行明心瑜伽》相赠，他感叹："很少见瑜伽老师写书呀！"我笑笑，怪不好意思的。相聊甚欢后我与冯晞博士互相留联系方式，此后我们一直在社交网络互动。对于冯晞博士，我有一个特别的感受：他时时沉浸思考之中。

2016 年 4 月，冯晞博士找到我，他说："楚宁，未来商习院准备为学员出版一本书，我想邀请你以瑜伽老师的身份参与撰写，这本书集结当代各个行业菁英的真实、励志、感人的故事，旨在激励更多的年轻人关心未来、洞见未来、理解未来、探索未来。"我欣然应允，得知这本《未来视觉日记》将在 8 月出版后，楚宁马不停蹄地准备材料，忙里偷闲开始撰写，字字斟酌、句句推敲，三个星期的时间几易其稿将一篇 1500

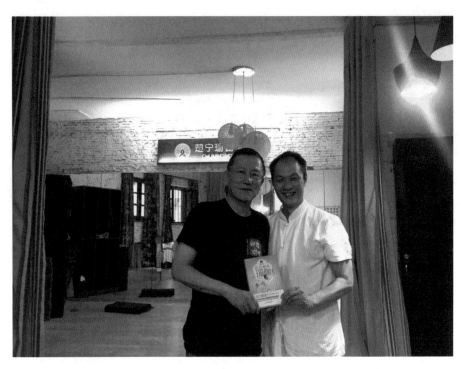

楚宁与冯晞博士合影

字的稿子整理出来，当将"瑜人愚心"交到冯晞博士手中时，他惊叹于我超乎常人的行动力。冯晞博士说："楚宁，你做事真的很认真，而且你做事的逻辑性特别强！"我怪不好意思地说："商习院不是正要求有这种精神吗？"

6月份我斗胆邀请冯晞博士前来体验，令我没想到的是，冯晞博士在我发出邀请后的几天，从国外回来后，拔冗赴约来到楚宁瑜伽馆。

冯晞博士体验过楚宁"木之舒爽肩颈"后，为立竿见影的效果而震撼，他舒展身体说："你的东西还真与众不同。"这次体验过后，冯晞博士欣然为我第二本书作序，并向我提出邀请："楚宁，你来给我的商习院学生上课吧！未来商习院定位的是一批的有思想的企业家，我觉得你做瑜伽很不一样，很适合加入我们。"

2016年12月9日，楚宁有幸被未来商习院聘为导师。常言道："奖励最大的意义，并不在于奖励本身，而在于其中所透露出的对于某种价值理念的肯定。"楚宁正式受聘于未来商习院为导师顾问，手捧沉甸甸的受聘书，觉得有千斤重，我有些泪眼模糊，喉咙哽咽，更感觉这份嘉奖是对楚宁的肯定，同样也鞭策着楚宁瑜伽在未来的路途中更上一层楼、更好地造福于社会。

我怀揣一颗勇敢的心，庄严而神圣地走向"未来商习院"导师席，充满了信心，因为我坚信未来。

人活一辈子，无非学一辈子，知识的海洋无穷无尽，我想每个人都应该同时是老师与学生，每个人都有自己的领域，抵达者便为师，而后再不断地学习。冯晞博怀揣一份真诚邀请楚宁加入未来商习院这个大家庭，在一段时间的观察思考后，楚宁加入了未来商习院，因为楚宁向往未来，在商习院我和企业家们一起上课、一起活动、一起旅行、一起分享、一起思辨、一起共事，在未来商习院，优秀者不会再仰望，而是相逢。

之所以加入未来商学院，不仅因为这里首创"五思维人"全触景深

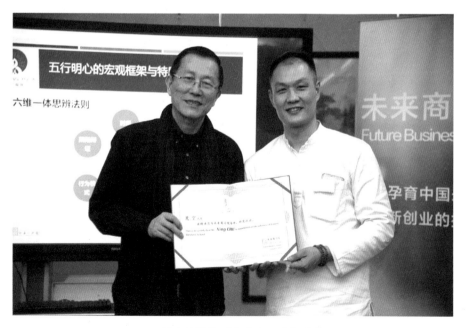

楚宁被聘为"未来商习院"导师

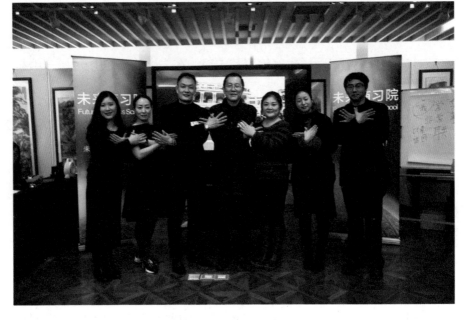

楚宁团队与冯晞博士合影

度思维模式课堂——邀请享誉国内外的科学家、艺术家、设计师、人文哲学家成为导师顾问，聚焦培养企业家前瞻性、创造性、系统性、批判性和颠覆性五种思维能力。还有个很重要的原因是，他们有个研究"未来学"和"趋势学"的板块，致力于探求不可预知的可能，与楚宁理念一致。以习为主，以商为辅，习商未来，我真要说未来商习院是个触景生"思"、"思"不自禁的地方。

恐怕没有人比楚宁更幸运了，在未来，大家是在创造性的环境里合作，这是一种不可名状的幸运，事实上，这也正是楚宁事业上的大幸运。在未来，人人可以展开翅膀，凌空翱翔，同行的这群人，他们思想永远走在前面，但不管理想多么特别，他们的实践之履始终勤勤恳恳、平地而行。有时楚宁会有这样的错觉：不管我的步履多么坚实，总感觉跟不上大家思维发展的速度。

2016 年，由商习院举办的思董会上，楚宁携太太与两位五行明心导师班的学生前去学习听课，那天参加会议的都是各行各业的菁英。

当时楚宁的"天地人主动健康"体系还仅仅是存在于楚宁脑海中的一个概念，而我除了老老实实做个瑜伽老师，实在想不出还有什么身份适合我。而当天下午商习院很多学员齐聚一堂，开了个生动的座谈会，各自带着精辟的见解只谈"楚宁"品牌怎么做，这些学员都是各行各业的精英，有时想听他们一节课、一个策划方案往往支付高额费用也未必能如愿，此时为了一个"楚宁品牌如何做"的课题，尽心竭诚地无偿为我出谋划策，令我十分震撼和感动。很欣慰，我的两位爱徒陈丹和佳鸣在最后的学习总结上也令冯晞博士与企业家们赞叹不已。

一场"头脑风暴"后，冯晞博士一语道醒梦中人："瑜伽人人可以教，瑜伽馆有你的团队做，但是楚宁个人的 IP 得你自己来树立。"我霎时清醒："瑜伽馆很多，楚宁是独一无二的。"谢天谢地，这个思路一出来，一切就通了，"天地人健康体系"也是在这个时候成形。

那天回上海的途中，太太感叹："一直很羡慕你可以将兴趣爱好作为事业，也很钦佩你的坚韧执着。一个人的梦想究竟可以走多远，取决他的努力与沉淀，更需要天时、地利、人和。真是感恩你人生道路中出现的那些伯乐与贵人，希望在招手，未来的大门已慢慢敞开……"太太突然的感性令我颇为意外："在商习院何止是学习，简直是接受了一场华丽的洗礼。"

我清楚地知道多数瑜伽人在为每节课 100 元的课时费而辛苦；在为整天到处跑场而奔波劳累；在强撑着疲劳的身体而不敢减少课时。却不知道那是因为我们做的别人也能做；我们并没有认知自身瑜伽的高度；我们并没有提升自身的品牌价值啊。

作为瑜伽人，我们心思显得太简单，虽有一颗奉献的爱心，却缺少必要的商业思维和逻辑。而我所掌握的五行命理看起来很神奇、很玄乎，可知天时地利人和，但始终太宏观。在这节思董会后，一种更高意识形态的"天地人商业逻辑思维"课程便在楚宁脑海有了雏形。在"枭神夺食"岁运并临的时间里，在金木相战的空间中，楚宁对人生和商业思维又有了更深一层的理解。

楚宁做事情重"原点"与"初心"，以致后来做许多决策均从这方面展开，有"未来商习院"这个平台的支持，我感觉一切做得很轻松。

楚宁深深感受到，纵使个人有天大的本事，如果没有机遇，没有伙伴的帮助，不过是一粒没有机会发芽的种子，感谢这次相遇，以及未来的伙伴们，当我这颗种子发芽了，那么就应该顽强地生长，期盼日暖风和。

很幸运地，楚宁加入商习院不久后又有幸结识英国曼彻斯特大学中国中心创始人傅潇霄老师并与之合作，这样一来我既获得了友谊，又坚定了梦想。

有时商习院企业家的家人发烧都会找楚宁，这些问题于我而言是举手之劳。整个商习院对我的理论还是有一些震撼的，有时他们对我说："你不是医生，但是可以做到很多医生做不到的事情。"我听后就特别满足，不是讲我有多么了不起，而是我将自己所学习的中医和瑜伽结合竟会让这么多人受益，这令我特别快乐。

作为零点有数集团与国内外战略合作伙伴创建的一所颠覆式的新生体，未来商习院课程服务分为十二大模块，涵盖四大内容：未来学堂、咨询服务、创业创投、国际交流，并时常针对此举办交流会议。

2017年1月，未来商习院第六期课程于上海诺莱仕游艇会火热举行，楚宁以导师身份参加会议，课程在设计上做了很多创新。茶歇过后，楚宁分享自己的"五行明心先思"课题，讲述六维一体思辨法则与"我"的心法。这套理论有别于普通瑜伽，而是结合阴阳五行学、中医学、哲学等学科，通过对自己的思维总结，询问自身初心，并分享"时间我们没有选择权，我们只有决定权"的心得。会后，楚宁现场示范、指导学员体验五行明心瑜伽木之舒爽肩颈的瑜伽术，使大家达到身心的舒缓。

2017年2月在楚宁瑜伽馆附近一家"猫的天空之城"书店，我约冯晓博士与另一位立志经营"最温馨浪漫钻石品牌"的好友一起探讨创意。

楚璧隋珍　宁静致远

不甲
巨人之路

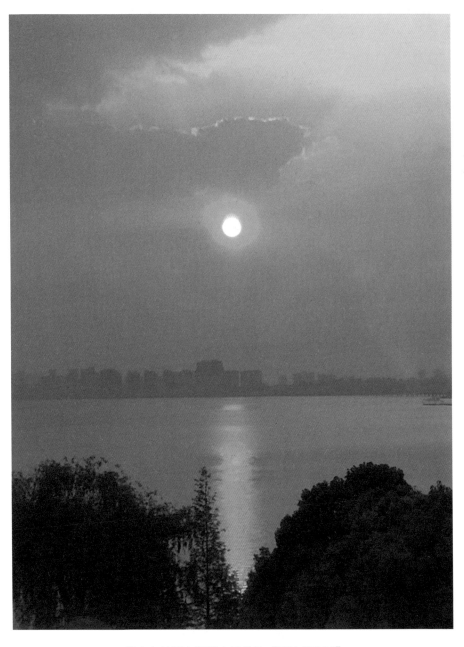

楚宁在梦雨老师课上抓拍的"天地龙珠图"

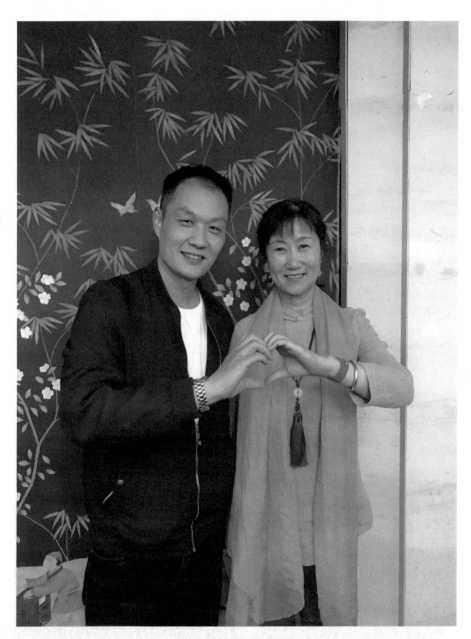

楚宁与梦雨老师合影

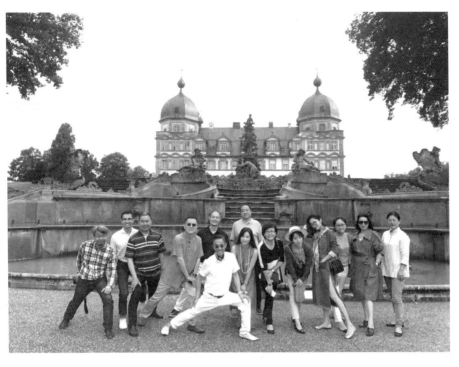

楚宁与未来商习院伙伴在德国

冯晞博士首先抛出"未来"和"概念"，然后因着一个话题延伸出无限种可能的创意。目标必须帮助人有所行动，鼓舞人从此往某处前进，才算有用，整个下午我和好友简直脑洞大开。毫无疑问，与冯晞博士聊未来，学习的必定是思维、先知、先思、先行，要做的必须是颠覆，要联接的是宇宙高能态和落地模式。

　　2017年，在苏州与会期间，爷爷辞世，楚宁作为家中长孙，匆匆赶回上海送爷爷最后一程。送走爷爷，即刻马不停蹄回到苏州会场参与精彩课程分享，当楚宁赶到会场，抬眸远望时，眼前突然出现一幅异样的画面，一瞬间云层盖住夕阳，随之夕阳透过云缝洒出，大地沐浴在余辉的彩霞中，云絮在飘，焰红似火，所有人像浸润在轻纱般的美梦中，"天一生水，地六成之"，毫无疑问，这是来自天地的灵性祝福，楚宁当即拿起手机拍下这珍贵的"天地龙珠图"，并即兴作诗"龙吐珠，财入口，辰酉合金心安宁"。梦雨老师在课上提到的"龙嘴手印"在此画面中全部显现，当天在场的未来商习院的学员与导师，以及"巨人之路"的伍董事长、作家黄小邪都见证了这一天地人和的珍贵时刻。楚宁知道："这渐渐暗淡下去的光，是对下一个黎明的铺垫和企盼，是太阳暂时告别大千世界的既简短又经典的象形话语，也是爷爷在天有灵，给楚宁的祝福。楚宁的眼中溢出泪水，那时楚宁刚好在准备"天地人主动健康"课程分享，现在细细想来，那一幅宁静的画面胜过千言万语，又是那么高深莫测。这幅聚财聚人聚资源的"天地龙珠图"如今已被楚宁打印出来裱于工作室中。

好风凭借力，送我上青云。柳絮飘摇，借风凌空，飘来荡去，终无根系。而风筝不然，它不仅依靠风力、浮力，还凭拉力、张力，于是乎一线牵扯反而腾空。楚宁愿做风筝而不愿做柳絮，如果说楚宁是一只风筝的话，未来商习院则是一股东风。

前不久 89 岁的李嘉诚在汕大毕业典礼上说："在高增长机遇巨浪中，愚人见石，智者见泉"、"懂得'善择'才是打造自己命运的保证"、"良知是成就尊严和有存在意义的明灯。"而瑜人楚宁以一颗愚心遇见未来。

现在楚宁有一个自己的公式：正能量 + 对的人 + 执着的信念 + 天地人主动健康体系 = 无限未来。在未来，我依旧会致力瑜伽的革新，以"天地人健康系统"为基础，立志帮助更多有需要的人。


**未来·童话**

揭开幕帘，

看见了心中的童话世界，

贵族城堡，

梦幻庄园，

小红帽的舞蹈，

中古纪元的音乐，

在今天，

梦想成真。

轻轻的，我关上梦幻庄园的大门，

一切，已然不同，

因为那深入灵魂的音符，

心灵的泪光，

思想者的呢喃风语，

时空的交错回放，

过去，现在，未来，

在此刻，重叠。

回首看顾，

童话国度的幕帘缓缓地降下，

展望远方，

金色的阳光照耀在大道上，

是未来，是希望，是家。


2017 年 7 月楚宁写于德国

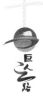

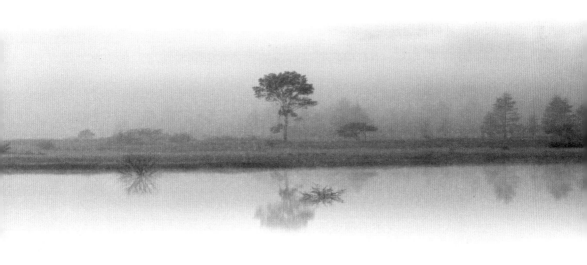

# 卷六 天地仁杰

楚璧隋珍 宁静致远
CHUBI SUIZHEN NINGJING ZHIYUAN

## 6.1 见天，见地，见人

> 知天时，求地利，修人和；以无极之心筑有为之身，用有限之时创无上之势，才能仁者无敌。
>
> ——楚宁

一千年前，苏子泛舟赤壁，曾慨然自叹："寄蜉蝣于天地，渺沧海之一粟。"沧海之中只有找到生命的坐标，行所当行，止所当止，才知何去何从，才可进退从容。

我从不否认一个有自我心灵追求的人，在世间闯荡了一番，有了相当的人生阅历后，终会逐渐认识自己并找到属于自己的位置。但世界无限广阔，属于每个人的现实可能性终究有限，我们该如何在世界之海抛下自己的锚，找到最合适的领域？

这一直是楚宁的课题。

作为一个活过三个本命年的人，楚宁已与生活战了三个回合，渐渐地发现人生有三大矛盾很难解决，即与环境的矛盾，与人的矛盾，与自己的矛盾。所以这几年，我一直希望从中国古哲的"天人合一"思想出发，用瑜伽作为落地模式，创立一套独一无二的系统，用以解决这些问题，这是创立"天地人主动健康系统"的初衷。

几年前书未付梓，体系尚未成形时，我常对人讲起我的伟大计划。友人与我开玩笑讲："楚宁，你得明白孕育作品的神圣，在作品写出之前，你怎么老是谈你酝酿中的东西呢？"我说："我传达天地人系统，我写书，

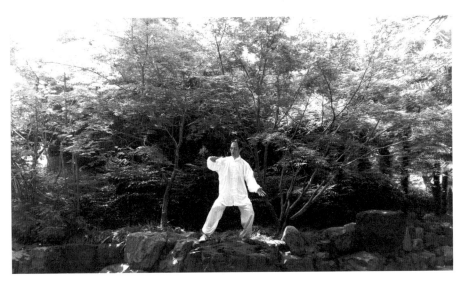

楚宁在练习"五行明心"瑜伽

并不是为了影响世界,而是为了安顿自己,帮助别人,所以我不怕这些东西会变成言谈而白白流失。"现在回头想想,我做这一切除了帮助别人外,也不免有那么一点私心,那便是:我想让更多人看到楚宁精神。

"楚宁精神"大半已融入"天地人主动健康系统",那么何为"天地人主动健康系统"?

楚宁花了 20 年研发的"天地人主动健康系统",根植于中国的五行学和易经,结合未来学、趋势学、思辨关系学,并囊括许多命理因素,包括时间预测、地理风水、心灵重造、大环境把控等。这套系统是集"时间"、"空间"、"身体"、"心灵"(思维)、"行为模式"、"阴阳辩证法则"六维一体的思辨法则。

常言道,我们所处的世界远比肉眼所见更神奇,而通过仪器所观察到的未知世界也未必是全貌,如此说来真是太复杂了。但是,当你拨开所有迷雾,会发现我们生活的现实维度却只由十片"叶子"构成的,十片叶子亦即"十天干",它是十种构成世界的基本能量属性(这点在我的《五行明心瑜伽》中已有详细描述)。而这十片叶子无论如何组合,都要和"我"有关,也就是说要和人发生关联、一切以人为本才有意义。所以楚宁用二十年时间打通人的意识形态与客观世界的通路，并建立相关课程体系，以书本或者授课形式将它呈现给大众。

通常在启发性的六维拓扑性结构的课程演讲中，我会将重心放在身体上，"身体"是整个健康体系中最重要的部分，理解很简单，若身体健康这个环节出问题，那整个天地人健康系统的地基就动摇了。以我的学生 JIMMY 为例，用了三个月时间，将这套体系用于生活当中，他已深刻体会当中功效，近 3 个月的时间里瘦身 8 斤，身体基本问题解决后，心灵层面得到了更大的提升。

在此我还是想简单谈谈这套体系。

"天地人主动健康系统"体系共分三层，即"主观意识形态层""客观思维方式层""现实维度层"。

我以为人之所以为人，为万物之灵，是因人比动物多了爱恨、欲望，这种欲望又包括对外界物求的欲望，渴望心灵被关怀的欲望，这种爱恨欲望，我将它称之为"主观意识形态层"。我的第一本书《五行明心瑜伽》第 21 页有这么一段文字描述："每个人对爱都有自己的理解，说起来复杂，其实基本模式只有几种，我将之称为人（爱）的本心，那是抛却所有外界束缚的内心中的第一需求，也是跨越时空界限的爱的基本定律，是一切爱恨情仇，喜怒哀乐的源头。"

所以不妨理解为，"主观意识形态层"是整个"天地人"构架的最高层。

"天地人"构架的第二层则是"客观思维方式层"，当中包括八大类思维模型与 64 类具体思维模式。"主观意识形态层"与"客观思维方式层"均高于现实维度并产生相互影响的作用。简而言之，每个身体都是一个正负能量交换的战场，如果主观层偏负面，那么思维方式就会往负面靠近，反之通过外界干涉将其思维方式往正向引导的话，那么主观层又会随之变得充满正能量。

当这两层相互影响并作用后，就会投射到第三层"现实维度层"，形成行为模式，进而形成各种类型的关系。而为了便于理解，我总结出了点、线、面、网、局的思维系统，亦即心灵认知点，思维模式线，行为模式面，人际关系网，人生大格局。

"天地人健康系统"的定义是：首先要认可并接受自身主观意识形态和客观思维方式存在有一定的缺陷或不足，从认知出发，全方位学习并掌握整套天地人健康系统的客观规律和思辨法则，在生活中总结得失成败，全身心投射正能量的意识形态和辩证思维模式，以积极健康的心态来布局并规划自己的生活，最终成就自身的人生大格局。

其中"认知并承认自己的不足"至关重要，某种程度上来讲，我们都只活在自己的世界里，自我投射面无非是我们希望或者能够看到的部分，而这部分通常只占"客观存在"的百分之三十。但是认知会永远停留在这个程度上吗？当然不会，通过学习并掌握"天地人"健康系统，我们可以投射到70%–90%，极限的理论值则是98%。

我们常常会犯一个错误，会以自己的主观臆断来选择，而楚宁却用"天地人系统"的思辨法则来决策。"天地人健康系统"认为天时，地利，人和都有一定规律可循。

时间规律亦即"天时"，也称时间的主动选择。时间就像是一个轮回，每60年为一甲子，根据时间的周期规律，我们可以把控事件的节奏。既然天地为一体，人在天地之间，就要顺应天时规律。上次在未来商学院的演讲中，我说："天时讲的是时间，地利讲的是空间和地域，人和讲的是身心健康、思维、行为模式修正。五行明心首重时间，对于时间，你我只有选择权，却没有决定权。其次是地域空间和身心修养，实际上对于这两个因素，我们开始有了一定的决定权。"

空间规律则是地利。地利则分作"地运"和"风水"两块，我们可通过对大势的掌握和局部风水的调整加强各种关系的对接，这点对企业家尤其有效。

人和规律便是思维模式，又分作"身体"和"心理"两块。叔本华说："正如火势需要风力相助一样，思想的火苗也需要激发才能点燃，天时、地利、人和缺一不可，而其中以人和最为重要。"鉴于命理在"人的主观意识形态"和"客观思维方式"的把控上严重不足，我结合天干地支和心理学对整个思维框架、主客观之间的协调关系、思辨模型进行了调整，并对此构建了八大思维模式，落实"如何做人""如何与人为善"。不过不必担心，生活中，就算与人发生矛盾也很正常，因为我们是凡人，自身或多或少都会有问题，静下心来就会发觉，当我们自身的问题修正好后，周身矛盾与麻烦自然减少很多，有问题并不可怕，可怕的是不知道自己有问题。

为什么要学习"天地人主动健康系统"？

在未来，社会阶层高度（尤见精英层）绝非仅仅由财富多寡来定义，而是意识形态与思维方式的较量。中国文化博大精深，我撷取精华创立的"天地人健康系统"正属于高意识形态课程，落地模式跳脱于命理而对

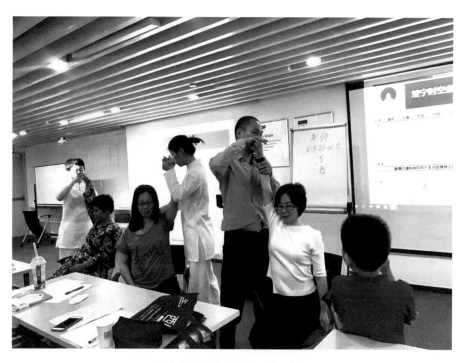

楚宁在曼彻斯特商学院授课

接瑜伽。旨在帮助各位朋友避开主观臆断的失误，在做企业前提前布局，节约企业成本，获得健康的身体，清晰自身定位，建立健康的人际关系，树立健康的财富观等等。

天地人主动健康体系帮你做出三个选择：主动健康的时间选择，主动健康的空间选择，主动健康的行为选择。

天地人主动健康体系可帮你掌握五大技能：主动学习，主动思考，主动分享，主动感悟，主动实践。

天地人健康系统旨在对话未来的自己，主动选择未来的自己。

而我所强调的"主动"，其实是一个身内宇宙的挖掘。我们本就拥有两个世界，亦即"身外世界"和"身内宇宙"，身外世界是我们能看到的物质世界；身内宇宙则是看不见的自我内心状态，身内宇宙的挖掘很关键。叔本华说："人应当每天内省，才不会被表象欺骗，才会时刻保持清醒头脑，预测未来或许会发生重大转折。"为什么乔布斯可以把"苹果"做得那么好？因为他擅于闭关内视、内省，才能在身外宇宙达到更大的突破。举这个例子是希望我们在探索、追求身外宇宙之时亦做好身内宇宙的建设，自我审视，自我提升，这便是我所强调的"主动"概念。而"天地人主动健康系统"课程便是用于联接身内宇宙和身外宇宙的桥梁。

比方以楚宁个人的例子来说，我家世代没有出过作家，父母均从医，从客观思维上来分析，我当然最该做的就是继承父母的事业、安分上班或者做个小生意，顶多开个瑜伽馆。但是当我藉由"天地人健康系统"看透自己的时空盘之后，人生定位发生了本质性改变，虽然我并非书香门第出生，也无专业老师指导，甚至小时候作文成绩也是一般，但我将一切按自己的时空理论来做，因为时空盘明确告诉我：你得写书。所以从2012年开始，我专心于练习随笔，将自己所学习的五行及瑜伽知识结合，集结成书，书中没有华丽的辞藻，只有真诚朴实的记录，可是却出乎意料地打动了许多人，帮助了许多人。在本书之前我曾创作《五行明心瑜伽》《木之舒爽肩颈》两本书，合笔入盖之际虽没有侠客收剑入鞘的骄傲，

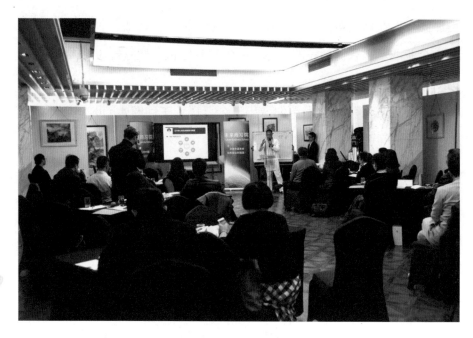

楚宁在未来商习院授课

但也算尽心尽力了，而这份心力获得了至高肯定。举此例只是说明命运并非一成不变，更重要的在于认清自己并作出把控。

倘若明了"天地人健康系统"，当"天时"不再是障碍，"地利"可以为我所用，"人和"汇聚精英资源，以境御术，我们都将是未来世界的主角，如此何愁找不到自己的命运坐标？所以让我们请天地空间为布卷，借时间经纬为丝线，以爱为主料，本心作裁剪，为自己度身定制一张时空画卷。

整个"天地人"体系构架由顶层往下延展，而落地显相却是由下往上而慢慢铺陈开，根本核心还在于认知。如果因为楚宁瑜伽，你的身体变好了，我更希望你能再考虑更深刻的问题："这一辈子需要的是什么？生命的意义是什么？要追求的终极愿望是什么？"我想，还应该是爱，朋友之爱、夫妻之爱、家庭之爱、社会之爱。"楚宁精神"从来就不是什么出尘和修炼，它更关注的是健康生活及家人快乐，所以，当员工对我说："楚宁老师，我很难过，几年没有看见父母了，我想他们。"那我会对她说："我帮你买机票，你回去吧。"别意外，我只是觉得不要让脚步快到都已和最亲的人疏远，这不是我们学习的最终结果。

回头去看，楚宁的身外（创业）之路与身内（心灵）宇宙相当统一，基本反映楚宁在困惑中寻求方向和走向答案的历程。楚宁一直在寻找那种状态，那种能够使我真正享受生活而不沉湎，那种真正看透世事又不至于太消极的状态，有幸借助"天地人健康系统"寻找这种状态。

经常有人对我说："楚宁，和你接触会渐渐发现，你的内心既宁静又饱有激情，你将人生看得明白却仍旧充满理想主义情怀，那些看似相悖的因素到你身上总结合得十分和谐。"我笑道："那是因为我一直在认知自己。"当然，楚宁不敢说自己真正达到了这种境界，但我自信正在形成一种比较成熟的生命态度，这种态度体现了楚宁精神与客观世界的恰当关系。

楚宁还坦白，我今天的生命状态与生活状态包容了我的全部过去。瘠弱而纯澈的童年，跳脱而单纯的少年时期，苦苦追寻答案的青年时期，早年工作时的勤勉和对人与人之间沟通感受的看重，婚后对家庭和爱情的责任与感悟，近些年对"天地人"的一种观照、领悟……生命各个阶段里内心深处时隐时现的哲学性追问和思考，仿佛都在为这种状态做着准备，很幸运，我在这种状态中找到了归宿。

## 楚宁主动健康感悟

一

我们要学会每天主动照镜子，主动思考，看看当我们对镜子表达情绪之时，镜子对我们的反馈是什么。

二

天时是有规律的，它像上海地铁四号线，永续循环。当然，对我们普通人来说，只需要知道自己的方向和终点站就好了。

三

境，指修养、内涵、品性、人文、艺术等；术，指方法、技巧、做事的手段等。哪个更重要，其实没有定论。绝大部分人对"术"更感兴趣，因为他(她)们需要先"活下来"。

四

创造力是人类最终可以成为万物之灵的立身之本，我们只是"新野蛮人"，面对茫茫宇宙，满目黑暗，我们需要以创造之光点亮前路。

五

世界上最大的谎言就是——你不行。楚宁人生虚度四十载，一路走来，也有无数高峰与低谷，但深信一点，前方之路必定光明。如果感觉脚步已经足够快，可以适当驻足，让灵魂能跟上来。

六

天之道，损有余而补不足；人之道，损不足而奉有余。在不同的领域，其思考维度不同，虽然，十片叶子是绝对法则，但其在不同层面与其他物理法则组相融合，才构成了精彩的大千世界。

七

天时，我们只拥有选择权，地利，我们可以拥有一定程度的改造权，最接地气的是人和，所以要认知自我并不断自我建设。

八

人生看起来错综复杂，但化繁为简，取其本质只有两个字——进和退。古人用乾坤二卦来诠释，用春夏秋冬来诠释，用生肖属相来诠释，我用天地人主动健康来诠释，说到底，就只是为了说明一件事，是"进"还是"退"。

## 九

我们的学科课程体系分三个层面：心法、理法、技术。心法层是一种提升心境的修心之法，是一种认识宇宙能量与自身意识形态并将二者联系的方法。理法层是为了健康生活，为了自我建设与调整的修身之法。技法层会涉及对生活有具体指导意义的各类方法，也是用于赚取报酬，取得物质收入，算是生活中的立身之术。

## 十

每个人都活在自己的思维时空纬度里，只有主动积极去向外联接，才能更大可能触摸到世界的真实。就像打 RPG 游戏，只有把周围的地图都跑遍，影像才会被完整记录下来。物质世界的地图容易开启，自身的思维地图却难。

## 十一

一日之计在于晨，一年之计在于春，说明了一点，万物始发于"木"，晨为"木"时，春为"木"季。天地人相辅相成，做人做事亦当以"木"性思维为始。其中"感恩"就是"木"最重要的环节。

## 十二

以木性慈悲的我，去关爱世界；以火性温暖的我，去照亮前路；以土性淳厚的我，去俯首铺垫；以金性冷静的我，去贯彻执行；以水性思考的我，去展望未来。每一个我是我，又不是我；是我的部分，让我去认知，接纳，感恩，回归；不是我的部分，需要引导，带领，指引，付出。

## 十三

思想既可以是助推我们前进的动力，也可以是束缚我们行动的枷锁。动力或枷锁，关键在于思维定式中，我们是否把主动的概念植入进去。

## 十四

保持主动健康的心态，每日都会有奇迹发生。专心致志地磨练好自身的实力，很多机缘自然会来。但不要迷信天上掉馅饼，因为饼常常伴随"陷阱"。我也是个很贪心人，但生活中养成脚踏实地的习惯，面对诱惑稍微会有一颗淡然的心。

## 十五

识己的精髓在于自我的主动建设；知人的精髓在于对他人的理解；处世的精髓在于角色的精准地位。坚持天地人体系的五大技能，人生将会有无限可能。

## 十六

天数五十，缺一而动，所以世上本不存在完美，而我们在做事时又往往会有完美强迫症，殊不知，由此带来的压力全部由身体承担，所以诸君不妨多照照镜子，窥见真实的自己。

## 十七

读万卷书不如行万里路，体验过后才会感悟，思想不该带有偏见的外衣，当人人"坦诚相见"后，你会对人与人之间的默契有一种新的体会。

## 十八

"真实"于成功是最有用的因素，路程再远，带着"真实"便不会误入歧途；"真实"是最特殊的存在，也是物质世界存在的基础；所以要做最"真实"的人。

## 十九

人生要学会做减法，六十甲子，归零，然后是一个新的开始。

## 二十

天地人的核心含义中，最强调的就是人与自然的和谐共处之道，尊天地自然者，必然会受天地自然的护佑和祝福。

## 6.2 Yoga Hero

### 瑜伽在于持续、不间断的修习

如果说哈达瑜伽是传承，五行明心瑜伽就是创新，没有传承的创新是无本之木，而失去创新的传承，将变成死水一潭。

楚宁在近十五年前随我学习哈达瑜伽之初，与同期学生相比并不突出，难得之处在于选择后的坚守，他在瑜伽道路上没有拜过第二位老师，没有像多数教练那样追潮跟风和乱花迷眼，始终认定哈达体系这一现代瑜伽之根，咬定青山，回归本源，这种执着在十多年后获得了回报，根植哈达之上的"五行明心瑜伽"在圈内脱颖而出，切实落地为会员解除身心的亚健康病因，收获良好的口碑，积累了大量的案例和样本。

很多教练，就像扛着铁锹到处挖井者，还没等探寻到深层泉水的甘甜，就早早地放弃了，缺少一种锲而不舍的工匠精神，最终变成了万金油、半瓶醋，可悲可叹。区别于瑜伽培训市场中不负责任的浮躁乱象，楚宁的瑜伽相关课程像一股潺潺清流，特点显著：不让效果慢慢来，而是直接改善，让身体从第一次课就感受到从所未有的舒爽，自动形成口碑，让事实说话，让客户见证，不夸大其词，不盲目承诺。不盲目培训教练，而是与学员签约，为学员负责，定向培养，让教练成为本课程系统的受益者和传播者，输出落地清晰，宁缺毋滥。不服务不认可课程价值者，定位于理念一致的高素质人群，只有认可了课程价值，学习才会用心投入，效果口碑更有保证，确保课程质量不走样。不需要随意发挥，课程标准化、简便化，菜单式练习，主被动结合，定期免费升级更新，避免了新学员自我编排的繁琐和效果不确定性。学完一期即可上手操作，方便开设私教。以上所述，并非"孩子看着自己的好"，而是亲身体验后的切身感受，相信各位读者体验练习之后，会得出同样的结论。未来，我愿意看到更多像楚宁与我这样的师徒档涌现，愿意看到更多的学生、新秀踩着我等国内第一代瑜伽人的肩膀，经过传承和积累成长起来，乃至走出国门，登上国际讲台（G1 国际瑜伽联盟提供这样的平台），造福世界伽人，那时中国瑜伽的春天，才是真正地来到了。

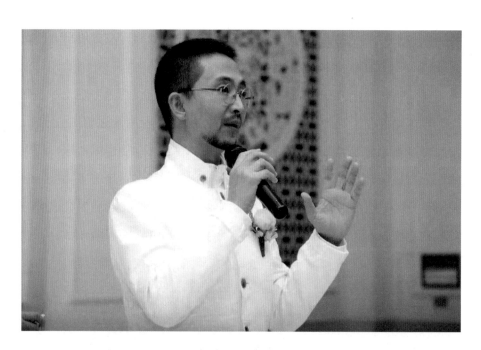

魏立民于上海闵行

楚璧隋珍　宁静致远

不甲
巨人之路

平静践行自己的使命，结果自然呈现。——《薄伽梵歌》（魏立民）

## 舒爽的智慧

《五行明心瑜伽》的作者楚宁要出第三本书了，我了解他对瑜伽的钟爱，对健康的关注，对创新的追求，对探索的执着。他所创立的舒爽肩颈瑜伽听起来很诱人，但到底效果如何呢？去年十一假期，我专门去了上海他位于新天地老弄堂里的瑜伽馆，亲身体验了一把舒爽肩颈，感觉八个字：爽了、通了、轻了、飘了。都市人今天的健康状况有目共睹，虽然大家似乎对追求健康的意识很高，但实际上健康行动很低；大家似乎健康知识很多，但实际上健康技能很少。高知低慧是中国都市人健康问题的真实写照，他们有很高追求健康的愿望，但付诸行动的智慧太低。因为很少有人能够把健康的知识上升为健康的信仰，再为了健康的信仰付出健康的行动，最后掌握健康的技能，保障健康的行动能够行之有效。真正关注健康的社会需要的是许许多多高知高慧的人们。比如，近年来肩颈病的发生日趋低龄化和幼龄化，其中与高频使用手机和长期低头阅读有关。大家都知道长期玩手机用电脑低头对肩颈有害，可有什么日常可行的智慧解决方案吗？楚宁的这套瑜伽做到了。他融合瑜伽、中医、道家的智慧，独创了首个主被动的舒爽型理疗瑜伽。这是一套简单、易用、舒爽、见效的体式，是一种体会、感受和觉察的过程，也是一种自我挑战和自我愉悦的过程。我们看到了两大古老的东方文化的融合，同时也体验到了两大古老的东方文化给我们健康带来的福音。感谢楚宁独创了这套实操性很强的舒爽型疗愈法，希望有更多的人能够体验它，希望有更多的人的能够受益于它。（冯晞）

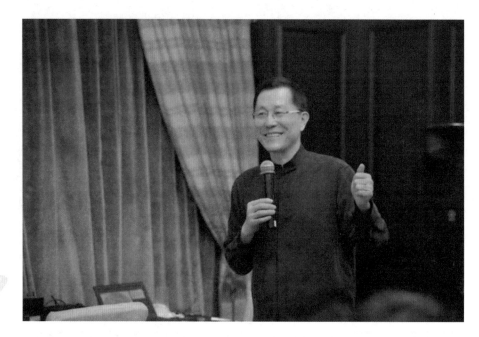

冯晞（未来商习院院长、零点有数高级副总裁，"五思维人"全触景深度思维模式创始人。美国杨百翰大学博士、美国犹他大学 MBA，拥有三十余年国内外咨询实战经验。）

## 每个人都应该找到属于自己的运动

如今，瑜伽在中国早已是遍地开花了，不仅被各类人群所接受，更有许多年轻人热衷于此。此时让我想起所认识的一位 70 多岁的老球友，我见他身体伸展自如，犹如青年人的柔软度，一问，原来他一直在练瑜伽。可见这瑜伽真的是老少皆宜，颇有功效。楚宁老师的新书是关于肩颈方面有关锻炼的知识，主要是通过瑜珈舒爽肩颈，使之恢复自如。这对于颈部有点毛病者是利好的事情。现在很多上班族，因为工作压力大、3C 产品用的时间太长，肩颈都是紧绷的，因而引起偏头痛和颈部、背部的酸痛，多做肩颈运动，就可以缓解紧绷的肌肉，消除疼痛。这于私，可以改善个人健康，于公，可以提高工作的效率，可谓何乐而不为也。还有个说法：多做瑜伽，身体柔软，体内的循环也会变好。我平日练习的自创热身操就有部分是用到瑜伽的某些原理，别人说我快七十了还身手

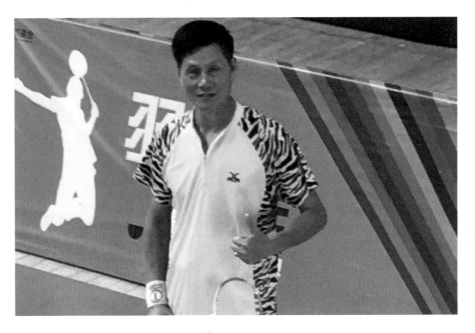

卓世杰（浙江省羽协主席、全球华人羽毛球联合会理事兼副秘书长）

矫健，我想这与热身操中的瑜伽因素应该不无关联。我也问了一起打球的球友，发觉很多打羽毛球的人在打球时不注意科学的锻炼方法，肩颈也着实出现了不小的问题。看来，楚宁老师研发的这套创新课程很有现实意义。因为工作关系，我希望能更好地带动身边的人提高大健康意识，不断加强自身健康管理，这也是符合国家提倡的全民健身精神的。虽然瑜伽来自于印度，但楚宁老师将中国文化融入于他的"五行明心瑜珈"中，将中国文化发扬光大，帮助更多人获得健康。体育运动可以促进人的身体健康、心理健康、人际健康、精神健康，体育运动必将发挥越来越重要的社会作用，这是毋庸置疑的。我相信，每个人都可以找到一项适合于自己的锻炼项目，而瑜珈也许是最适合你的一项运动项目。（卓世杰）

## 认识自我，从身体开始

　　自从三周前在未来商习院的课程中认识了瑜伽老师楚宁后，就开始跟着楚老师练习瑜伽。每周三次，我从苏州赶到上海，拜师学习。也许是受开始阶段明显的成果所鼓舞，我自己在家单独自己练上了。今年大年初一，早上我坐在家里的地垫上练一个需要扭腰的动作时，伸展过度，突然腰的两侧一阵绞痛。一开始我还站起来做些反向拉伸的动作以平缓先前的过度扭曲，但几分钟之后就不能动弹了，人一站起来，后背就一阵剧痛，最后只能趴在地上了，连翻身都有钻心的痛。怎么办？第二天我还要坐飞机远行，此刻连人都站不起来！无奈，我只好打电话向楚宁老师求助，在一番叮嘱之后，楚宁老师给我发来一条短信：告诉我你家的地址，我马上起身来苏州。那一刻，我好感动。我的问题不是老师造成的，是我自作主张的结果。两个小时后，楚老师进了我躺倒在地的书房。了解了我的情况后，楚老师信心十足地说道："没事，我保证你明天能上飞机。"楚老师不仅是瑜伽高手，还深谙中医推拿。一阵搓揉之后，还背抱着我抖动放松，这每个动作都需要很大的力量。楚老师既胆大，又心细，找到了经络就加力推压。一个小时的推拿做下来，我居然能撑着椅子站起来了。虽然还不能走动，但从躺到坐，再到站立，这已经是一个飞跃了。在一旁观看的儿子看呆了：原来一个人连站起来都会这么困难。楚老师从他对人体了解的专业角度这样评价道："人的身体本身就是一个奇迹，每做一个动作，都需要全身很多处的肌肉与关节协调配合才能完成。"

　　关于我的受伤，楚老师是这样分析的：每个人的身体是不一样的，每个人都要学会认知自己的身体。楚老师送了我一本他的书《五行明心瑜伽》，其核心理念就是人对身体的自我认知。瑜伽是男女老少皆可操练的健身运动，但有一个关键点：每个人的起点与基础条件是不一样的。楚老师一边按摩我的后背一边说道："你的后背肌肉特别硬，所以很多动

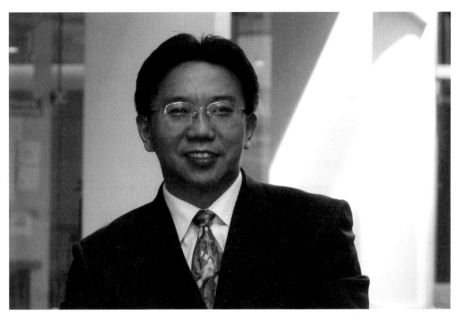

钱自严（美国高科技电子上市公司亚洲区 CFO；新加坡注册会计师；英国 CIMA 注册管理会计师；浙江大学商学院 MBA 客座教授）

作你不适合一开始就自己做。"自我认知，我在领导力课程中是把它作为开篇的基础原理讲的，但我的自我认知只局限于大脑，忽略了自己的身体。老师做的可能是 100% 的动作，而我，自以为只要做到老师的 50% 即可以了，而事实上某些动作我连 10% 都做不到。楚老师对我的评价是："Jimmy，你就是太认真，对自己太狠了。"狠与不狠的尺度怎么把握？不是对标别人，而是对照自己。自己是自己的最好参照。以前双手只能摸到膝盖，那就慢慢来，一点一点往下，能摸到脚踝就是一个飞跃了，没必要非要摸到脚尖。也许我们一直生活在一个标准的世界里，成人服药一天一粒，儿童减半，但一个体重 100 斤的儿童与 80 斤的成年女子如何相比？这条标准显然就有问题了。问题出在了"标准人"或"平均人"的概念上。

哈佛大学教育学教授托德·罗斯写过一本名为《平均的终结》的书。罗斯在书中提到"平均人"只是一个统计学概念，实际生活中根本没有这样的原型。只取十个身体指标，身高、体重、脸型比例、血压等，全部落入标准范围的人一个也找不到。这些理论似乎在证实一个早已存在的直觉：回归自我，不要到他人的体系里寻找自我。这次的意外受伤，我的教训就是自己立了一个外部参照，即使打了一个50%的折扣，依然不管用。

瑜伽也好，中医也罢，其实都在探寻一条自我与宇宙之间的交互通道，不管是能量的传递还是信息的交换，其真谛就是自我认知。所谓的感觉与节奏，或者说更神秘的能量场，都要靠自我的探索与总结去一点点揣摩、一点点体悟。像我这种着了凉都不知道添衣服的愚钝之人，是也该多一份警觉了。今年正好五十，五十而知天命，而天命中最首要的天机就是生理命数。知天命，就从自我身体的认知开始吧。（钱自严）

## 走进宽广的瑜伽世界接触瑜伽

接触瑜伽对于一个走惯正步的军人来说确实是一门全新的课程，需要认认真真地从零学起。几十年的军旅生涯适应了"风里来、雨里走"的艰苦模式，练就了"铁打的肩膀、粗壮的手"，这就是老一代共和国军人为国为民、无私奉献的真实写照。时代的步伐大踏步向前，崭新的事物源源涌入社会。年老的我们深感自己落伍了。我想是否也应该改变一种人生活法，敞开心扉去接纳先进的、精彩的东西，去接受新时期、新思路、新概念、新模式的洗礼，开创与时俱进的新生活。我和楚宁邂逅于石家庄大佛寺千年古树下。正如小楚诗中所言："如果没有那份缘，我们可能依旧是陌路。"然而恰恰我们却有那份缘，忘记年龄一起牵手同行。那棵1500年的古树见证："相逢是缘，相识是福"。仔细拜读了楚宁所著的系列丛书第一本《五行明心瑜伽》，带我走进了大自然天人合一的瑜伽世界。明白了瑜伽是健和美的运动，也是陶冶心灵的柔练，更是体式构建的几何和灵魂的缔结，可谓动中有静，静而动之，堪称一门精湛的艺术；瑜伽又是身和心的修行，让处于愚笨状态的身和心通过体式和呼吸联接得更加协调和谐，瑜伽的一呼一吸都是与天与地的"亲密接触"。步入瑜伽世界就踏上了健身、尊贵、愉悦的旅程——在敞开中找到宽心，在放下时找到舒爽，在回望时找到理解，在动感中找到宁静。瑜伽是内涵博大精深的学问，集多门学科为一体。我是工科院校毕业生，对数学、力学、结构学特别钟爱。回想 1964 年 10 月 16 日，在新疆罗布泊，我亲历了中国第一颗原子弹试爆。第一颗原子弹试验属于塔试，这座高 102.438 米的爆心铁塔如同巨人矗立在戈壁滩上。这尊铁塔的立体雄姿竟然与瑜伽人体挺拔的形态何等相似，而且结合的天衣无缝。可见，数学、力学、结构学在瑜伽中的运用比比皆是。楚宁是一个执着拼搏的 70 后，是瑜伽界的"全天候"，能文能武，理论、实践、著书、研究、创新无所不能。他具有雄厚的基础和娴熟的技能，他的公开课、讲座都有周密的设置，而且公益性很强，在瑜伽场馆他能身体力行，亲自示范。楚宁精心致力于瑜伽事业二十年，创立了"楚宁瑜伽"品牌。我有幸为第二本系列丛书《五行明心瑜伽木之舒爽肩颈》作序。楚宁提取了瑜伽经、中医术和道家学的精华，研发了"舒爽型理疗瑜伽"的练身方式，独创了"肩颈病舒爽型疗愈法"，解决了社会普遍存在的肩颈病痛难题，这是中医与瑜伽结合的一大突破。显然，瑜伽不只是垫子上的优雅，而是实用性极强的修持身心、健身健心的方法。当下，瑜伽式的生活已经纳入我的日程，瑜伽为我敞开了进入新生活的大门。希望楚宁未来能研发一套适合老年人练习的瑜伽教程，让老年人也走进宽广的瑜伽世界，来分享瑜伽带来的神奇效力，在方寸大的垫子上演绎不一样的人生。

（崔正翔，高级工程师曾任上海市杨浦区环境保护局总工程师，杨浦区政协第十届委员会委员，1964 年参试我国首次原子弹试验，1994 年被评为国家有突出贡献的中青年专家屡获国家科研项目奖项，曾为国防和环境保护事业作出重大贡献。）

## 最完美的瑜伽教练

　　有幸体验了一次楚宁老师的瑜伽私教。这课名曰"木之舒爽肩颈理疗"。我感到好奇，何为"木之舒爽"？作为一名医生，我会不由自主地用专业的视角看瑜伽。体式不难，却能明确暴露我的问题。在做每一个体式的同时，楚宁老师配合点揉滚搓等手法，顺应着我的肌腱和韧带，沿着相应经络进行按摩。当我做脊柱扭动式时，他一边帮助我扭转，一边点揉我腋旁的天池穴。一阵酸痛之后，我竟然觉得肩膀能轻松地打开了。他告诉我，心包经有些瘀堵，这个穴位要常按。他又顺着按压我正扭转突出的胸锁乳突肌，告诉我颈部可能会出现的问题。我暗自觉得，很少能见到能将中医经络学、人体解剖学与瑜伽如此完美结合的教练。我也深切体会到，他已经把身体的诊疗融入在每一个体式中了。这种与体式同时进行的经络疏通，会令效果更加明显。

　　在五行理论中，春季属木，是肝气旺盛的生发时节。楚宁老师特意融入了很多伸展的体式，并用身体柔和地帮助我拉伸，这种安全感使我

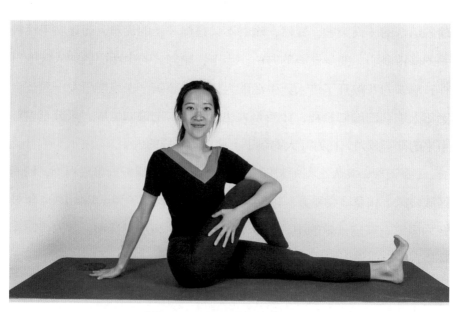

上海三甲医院医生丽莎大夫

很放松。我感受到，自己就像一棵挺拔的树苗，在温暖的阳光中尽情舒展身姿，美妙极了。在幽静的烛光和舒缓的音乐里，我听着自己舒畅的呼吸，放松身心归于宁静。一小时下来，我不觉得累，只感到舒爽。瑜伽，不需要多么高难的体式，没必要把自己折腾的汗流浃背。在宁静愉悦中便能收获身心的疗愈，这效果堪比良药。我想，这是瑜伽更高的智慧和哲学。（丽莎）

## 瑜伽不仅是一项运动

瑜伽不仅是一项方寸间的优雅运动，更是一种实用性极强的健康生活方式。在楚宁老师的影响下，瑜伽已经成为我日常生活的重要部分。

楚宁老师融合了瑜伽、中医和道家的健康养生精华，研发了"舒爽型理疗瑜伽"的练习方式，独创了"肩颈病舒爽型疗愈法"，是如今普遍存在的肩颈病痛的非常有效的解决方法。

有幸成为楚宁老师第一期"木之舒爽肩颈课程"的学生，在老师的指导下，深入学习了融合太极、五行、瑜伽精华的课程，通过简单直接、舒适且见效快的理疗手法和博大精深的五行理论的学习，深刻体会到瑜伽不仅仅是体式的练习，更是整体性的自我认知，找到适合自己的健康生活的方法，才能帮助自己和家人更好地生活。课程结束后，运用木之舒爽理疗手法，我不仅为家人和会员带去了舒爽的理疗体验，也在生活和工作中时刻注意自我调整，受益匪浅。

在很多人眼里，楚宁老师是一位阳光、乐观、充满正能量的瑜伽行者，而对我来说，他更像是一位智慧的人生魔法师。他对中国五行知识烂熟在胸，更难得的是他既能以"现代人"的视野来解读五行，又能将五行知识插上瑜伽的翅膀帮助更多人。如此五行既没有古今之隔，又不至于太虚无缥缈。相识四年后了解楚宁老师，才能明白他数十年如一日地坚持修习，正式因为他身上有种叫做梦想的力量。感谢楚宁老师，带

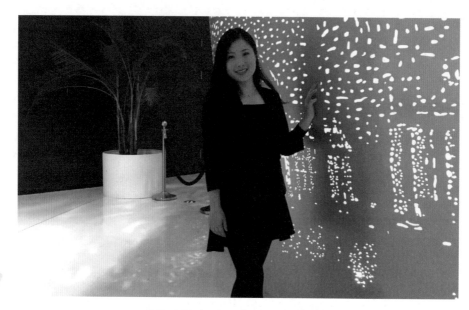

上海陈丹（五行明心认知课导师班）

**公众号：陈墨丹青**

手艺人探寻生活之美

给我勇气与智慧。

恭喜楚宁老师个人传记新书出版。也祝愿越来越多喜欢瑜伽的朋友走进楚宁的瑜伽世界，一起学习和分享楚宁瑜伽带来的快乐和健康生活。（陈丹）

## 不忘初心，一路前行

印象中的楚宁老师，初相识便被他属于丙火的那份阳光温暖到身心，再接触感受到的是老师正能量满满而又不失癸水的童趣与智慧，于是再走近一点点，看见老师身上乙木的周全与博学，到了更熟识些便能发现

楚璧隋珍 宁静致远

其内心酉金凝炼为煞，那个近些年不停下脚步的他，一直在和自己较着劲的那个他。最后站远些，最终发现那个精益求精之余苛求并不断逼迫自己的楚宁老师，其实一直在路上，不断认识自己、挑战自己。

回想 2014 癸巳之年初次相识，似乎冥冥中都有注定，自己与老师的月令同为癸巳一柱，也是那水火相战的年份，带来动静皆宜的缘分印证吧……而后，甲午年的播种，乙未年的选择，丙申年的忙碌，一直到老师今年丁酉年的挑战与机遇同在，这副画卷预知与实践同在。

可能就像老师一直说的，重要的不是结果，而是认知，但认知了自己，生命的画卷里有昨天，今天，明天亦同在了……

不忘初心，这是老师送给我的四个字，回想与老师一起学习与陪伴的历程，旅途中会遇到各式各样的人或事，但就像男女相识或其他事物发展的规律，一开始的萌芽渐起，到后来的循序渐进，慢慢过渡到情投意合渐入佳境，但最后可能事与愿违激情褪去，亢龙有悔而慢慢事与愿违天各一方。但楚宁老师一直教育我们当下没有对错，没有好坏，无论怎么选择都是一种必然，都会有该走的路，那样痛苦和犹豫就能更坦然

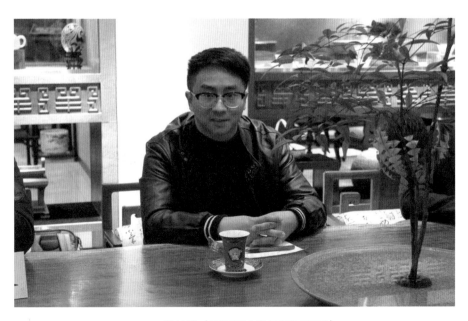

华佳鸣（五行明心认知课导师班）

接受，当不在拘泥于对错，事实并不重要，重要的是认知，内容并不重要，重要的是立场，一切都是最好的安排，在时间中寻找更好的自己，不忘初心。庆幸一直谨记老师的提醒与教诲，不忘初心，一路前行。（华佳鸣）

## 一下子就找到"死穴"

对于楚宁老师的全程私教课，我有些真实感受想和大家分享，首先就是手法的精准吓到我，一下子就找到我的"死穴"，平时的各种不适都一一对号入座，疗愈方面很显著：1.肩颈区域，一直认为自己肩颈区域还可以，但是按完后第一感觉是眼明心亮，觉得头脑很清晰，不再混沌不清，老师说这是由于肩颈区域的亚健康影响的脑供血不足，也可以很清晰的感觉到有小结节的区域；2.全身发热，面红耳赤，从骶椎到头顶，如果用瑜伽解释应该是气脉通透了吧；3.也是最吸引我的地方，瑜伽讲求觉知，今天这么一按终于了解了自己的身体，哪里需要改善哪里需要

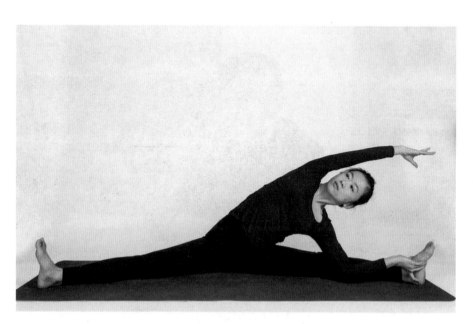

庞迪（楚宁瑜伽馆瑜伽导师）

继续保持；4.全方位认识，虽主打肩颈，但实际好多手法针对全身，印象深刻的是胃经，自知胃不好，果真那个酸爽啊，还有坐骨神经，可以帮助家里人改善了；5.被动拉伸变主动打通经络，顾名思义，私教课程更细节化更快捷达到想要的效果。（庞迪）

## 动静贯通，固灵集结

春天，万物复苏之季，我有幸加入了楚宁瑜伽的课程。伴随着起初的丝丝质疑，不知不觉已经上了多月，自己身体上循序渐进的变化也让病痛处如枯木逢春。楚宁瑜伽，以肩颈舒缓为重点的这套体式，有别于普通瑜伽。其致力于在主动运动中生发人体自身元气，并同时结合太极、中医点穴等理论，有针对性地进行一对一的推按拍敲。让我的淤堵不仅仅在主动拉升中得到缓解，更在同步的老师手法中得到释放。按部就班当然不是楚宁瑜伽的诉求，针对我时常气虚的症状，有时气压低的时候，我感觉呼吸都成问题，非常难受。楚宁老师特意增加了适合我的简单体

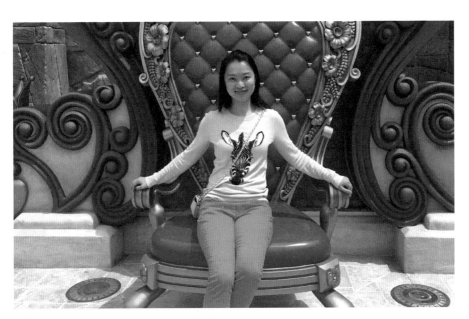

李伟青（医药公司商务区域经理）

式，并建议我每天坚持做。虽然这个改编自太极的体式每天只需要我花费 1 ~ 2 分钟，但效果明显，受益良多。想来，楚宁瑜伽正是动与静的贯通，固与灵的集结。（李伟青）

## 积极修习的缘分

两年前我曾在网上找楚宁老师咨询过，当时老师与我素未谋面，却对我的性格和情况了如指掌，缘分让我觉得很神奇。今年，当我知道老师"五行明心瑜伽认知班"开班的消息时，我特地从北京赶过来进行学习。本来只是好奇和对未来生活的迷茫，希望在老师的指导下提升身心。但在学习的过程中，老师让我明白了"五行明心瑜伽"是东方古老智慧的结晶，是一套了解自我，并可以对自己未来的人生导航具有实际指导意义的方法。这门课程让我了解了自身存在的问题，对我的人际关系和生活都有改善和提升。

五行明心瑜伽所倡导的健康生活、提升身心的理念，非常符合我的人生目标。在我学完个人认知班后，我对生活的理解上了一个新的台阶，并且能够初步解决生活中产生的矛盾。一年前我还是个叛逆的青年，而现在通过积极的修习，我已经身心平和，面对很多问题也会选择退让，对未来也有了更好的规划。（魏祺樾，在校大学生）

## 被"楚宁人格"吸引

2014 年，一个机缘巧合让我接触了五行明心瑜伽。认识楚宁老师，让我有幸能够入门了这博大精深的文化。其实在学习之前，我有过一番纠结。因为不知道这门课程学了有何用处，又担心自己没有恒心。在试听了老师的一节课之后，我就被五行明心瑜伽和楚宁老师的人格魅力吸引了。在学习之初，我的目的还只是浅显地局限于对瑜伽的深入学习。

在 2014 年的 2 月，我正式踏上了五行明心瑜伽的旅途。随着学习的进行，我了解到了自己的行为模式，心理成因，潜意识的择偶观，自己在过去、现在和将来的状态，还有和配偶之间的一些行为模式产生矛盾的原因。而最大的收获就是学到了一种新的思维模式和处理人际关系之间的方法。从老师那里得知，我是合向型思维的人，所以老师分析出我的性格特质之后的第一句话就是"你是一个好人"。一开始我不是很理解这句话，但是随着学习的深入与自我感悟，我觉得老师说的非常简单精准，我通常处于善意却总是引起误解。在没有学习认知课程之前，我觉得老公的一些行为模式是我无法理解的，所以有时候会产生一些激烈的冲突，但是通过学习认知课程，我学会了从在他的角度去看问题，渐渐变得理解他关心他，家庭慢慢变得和睦了。在和朋友的相处过程中也是如此，会更能理解对方。而且能和志同道合的朋友们一起讨论，也是变成了人生一大乐趣。

当然，随着学习的深入，我了解到合向型思维的自己，想做的事情太多，自我干扰很严重，还要慢慢体会取舍。在完成认知课程之后，我认为自身的修行之路才刚刚开始，"路漫漫其修远兮，吾将上下而求索"，如何能真正学以致用，我感觉自己还有很长一段路要走……

我非常感谢带给我缘分和契机的钱璐，和授业解惑、帮助我成长、让我又重新能够找自己的楚宁老师。在以后的每一天我都会带着感恩的心情生活下去。希望自己的心灵成长能有一个更大的飞跃！（丰艳，学生）

## 丢掉偏见，御风而行

坦率地说，在参加楚宁老师的课程之前，我对瑜伽是有偏见的——我一直认为瑜伽是一项有性别的运动，不适合"爷们儿"。但是第一次短短 60 分钟的课程，瑜伽结合中医推拿的手法，不仅打开了我的身体，让我肩颈舒爽，更打开了我的心灵，让我放下成见。在生活节奏日益加快

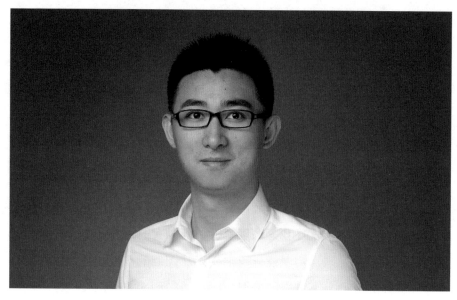

葛玉御（经济学博士，上海国家会计学院教研部讲师，硕士研究生导师）

的今天，我们要学会卸下负担，才能轻松前行。而这种负担，不仅是身体的疲惫，更有心中的成见。于我们而言，瑜伽不只是一项运动，更是一种生活方式，一条回归自我的路。身无所累，御风而行；心无偏见，道法自然。修身修心，不外如是。瑜伽，我们在路上。（葛玉御）

## 瑜伽要趁早

当初是抱着想减肥的心态来练瑜伽的，楚老师的瑜伽馆就在学校旁边，因此得以相识。但是练过几次之后给我带来的惊喜完全是在意料之外的。我从小就有弯腰驼背的毛病，也试图矫正过，比如戴背背佳等，但是都没有什么效果。我一米六八的身高，但是通常被人第一眼注意到的总是挺不直的背。跟楚老师练瑜伽之后，他总是强调坐姿，久而久之得到了很大改善；楚老师自创的舒爽肩颈瑜伽，居然也很快（才4次）去除了我多年低头玩手机颈部的"富贵包"。这些都是真正发生在我身上的，通过不懈的练习，我还瘦了10斤。练瑜伽要趁早，越早身体状况

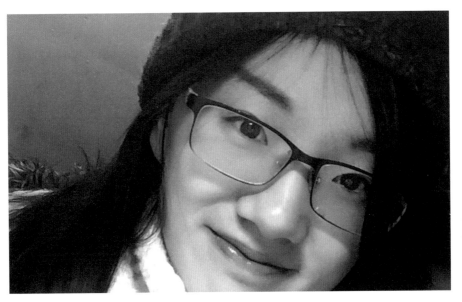

朱雅洁（医科大学在读硕士生）

改善得越快，受益也越多！总之，感谢三个月来楚宁瑜伽带给我的一切，更要感谢楚老师耐心细致的教导。（朱雅洁）

## 能量转换总是相互的

接触瑜伽已有八个年头了，在这八个年头里各种瑜伽的学习让我一直在找真正对身体健康又不会伤害身体的东西，直到四年前在一节楚宁老师的五行明心瑜伽认知课上找到了最好的答案，之后就一直关注着楚宁老师。

在2016年，老师推出"木之舒爽肩颈理疗瑜伽"的招生培训。我就第一时间报名了，很荣幸成为老师的第一批学员。老师在授课的过程中，每一位学员都会体验一次"木之舒爽肩颈理疗瑜伽"，轮到我体验的时候，感觉自己身体的肌肉被老师独特的手法在一点一点地激活的同时，伴随着酸痛，痛过感觉身体里的血液暖暖的在向着身体的每一个部分蔓延，接着身体开始出汗，特别是老师按到我双脚后跟的时候，有一股能量从

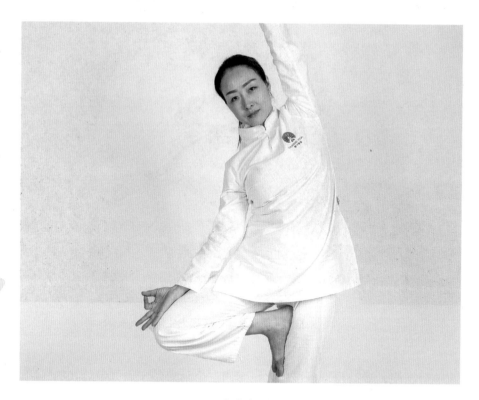

左立杰

小腿、大腿、骨盆、腰间、背部、肩颈、头部直达头顶的迅速扩散到全身，感觉自己浑身充满能量，整个理疗的过程中全身感到非常地放松与开阔，心情也非常地愉悦！老师的"木之舒爽肩颈理疗瑜伽"要用心去感受才能感受到其中的真谛。一个小时下来我问老师累不累，老师说不累，能量的转换是相互的。我特别喜欢老师常说的一句话：帮助别人的同时先把自己和身边的亲人养护好！我想这就是我一直想要的瑜伽的健康生活。在未来的瑜伽路上把更多好的东西分享给每一位有缘人。（左立杰）

## 感恩"五行明心"

在中国首届百伽讲坛名师盛典，受邓霞老师嘱托有幸结缘楚宁老师、

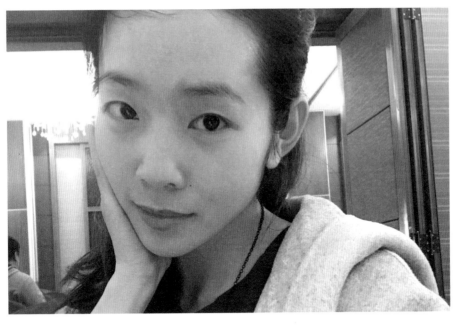

梁子（瑜伽教练）

认识到五行明心瑜伽，虽然没有体验到老师独创木之舒爽肩颈手法，但可以从老师真心的传播与分享中感受到五行明心瑜伽的博大精深，它结合了中国古老文化、五行、易经、及道家养生。之前与老师并没有很多的交集，但对这门课程有很大的好奇心和想深入学习的欲望。

2016 年 10 月，在中国第二届百伽讲坛，楚宁老师受邀再次为伽人老师们分享五行明心瑜伽课程，此次作为核心团队出现在大会上，在公开课前亲自体验了老师独创的木之舒爽肩颈 24 式奇妙疗法，全套私教后的轻爽与全身的通透持续了三天，而全身轻松的感觉持续了七天。当了十年的瑜伽老师，一直在给别人带来健康和放松，却从未让自己这么舒适的放松过。（仅仅七十分钟却凝聚了老师二十年的精力和学问！下决心一定要把这么好的课程传播给需要调整的人！）在老师带领的上海团队磨炼了半年的私教技巧，这次大会上全部分享给到场的老师，到场的老师体验完之后效果也是非常明显，其中困扰多年的肩颈疾病的老师当场见效！感恩楚宁老师，感恩中国式五行明心瑜伽！（梁子）

## 用心自然会收获

白天忙了一天，晚上静下来看看朋友圈动态。哇！咱们的队伍又壮大了许多！看到朋友们认真地跟老师学习，不禁想起自己从最初到现在的改变。七月中旬跟随老师系统地学习了舒爽肩颈体系的课程，整整八天，我都在想同样的问题：为什么作为资深瑜伽老师的我，无论是上课还是平时，会随时注意调整自己的松肩状态的我，到了老师这里学习时，却怎么也找不到松肩再松肩的感觉？怎样才能达到老师所说的先养好自己，再去养好别人的境界？我都是这样一种状态，那么普通的会员朋友，甚至根本没练习过瑜伽的朋友，肩颈的状态又会是怎样的不好？八天的培训，老师给了我一个又一个问题的答案。于是，用心去学习，努力去实践。不再去纠结某一个事，某一个点，某一个因，学会释然，学会放下，学会自养，学会由此惠及他人，在养好别人的同时，自身也受到很好的滋养和养护。一个多月后，我又一次很荣幸地跟随老师学习。公开课之前，老师帮我自己单独做次私教课，以加深我对舒爽肩颈整套体系

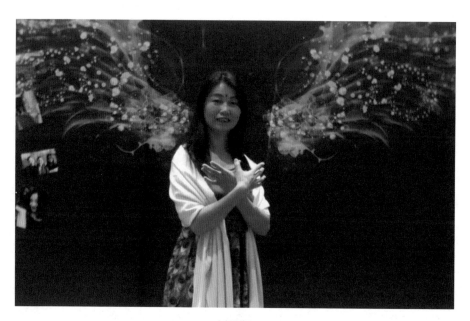

刘晋冬

的理解。一开始，老师就说，咦，你的身体状态跟第一次过来参加培训时有很大的不一样了，明显地松了下来，柔软了许多，不错。我心中窃喜，随后，随着体式慢慢地深入，我自己也感觉出来了明显的改变，肩胛区域居然出现了痒的感觉，真得很神奇。皮肤居然也出现了三次起鸡皮疙瘩。而且整套体系做完，手脚都是暖暖的，甚至休息术时，所有贴在地面的部位，尤其是整根脊椎和背部，全部都是暖暖的，这种感觉整整持续了半个小时之久。这是七月培训时的每一次私教体验所没有的感受！老师说，用心了自然会有收获。感恩遇见，感恩老师，感恩众亲。

（刘晋冬）

楚璧隋珍　宁静致远

| Mo | Tu | We | Th | Fr | Sa | Su |
|----|----|----|----|----|----|----|

Memo No. _____
Date　　/　　/

昨天有一位叫鱼儿的书友来看
楚宁，问我最大的心愿是什么？
我回答是两个：

1. 人生在世，希望留下足迹进。
2. 真心希望能以微薄之力使这个
   世界更美丽一些.

　　　　　　　　　　楚宁心瑀

　　　　　　　　　2016. 5.7

世界上最大的谎言就是
——你不行。

楚宁深深记得，几年前在计
划出第一本书时，有朋友质疑，你能
出书吗？你们家就没有出过
作家！当时我并没有争辩，只是在出
书后，星夜兼程赠了他一本书。

楚宁随笔
2015.6.6

人生其实就是镜子，心中阳光，
投射到现实生活，自然鲜花满园，
处之充满希望和勃勃生机。

*Nothing Impossible*

楚宁心语

2017. 3.6

楚璧隋珍 宁静致远

# 楚宁个人简介

楚宁（瑜伽界通晓易经、五行并与心理学完美融合，阐述心灵本质第一人）

现年 41 岁，秉受家承，经过二十余年的研究总结，终于创建了自己的课程体系"五行明心课程体系"。该体系包含中国传统的佛、道、儒等国学文化，并结合五行学、易经、黄帝内经、环境风水学、瑜伽经、心理学、哲学、营养学、社会学、婚姻关系学等多门学科，以瑜伽为切入点，构架了一套完整的健康养生认知体系——五行明心瑜伽，并有同名的系列著作。

近年来作为知名国际瑜伽导师受邀于全国各地为伽友们做巡回的工作坊和公开课等，从事健康和中国传统文化传播，为多家杂志和报刊作瑜伽的宣传拍摄，并受邀在"辣妈学院""我是大美人"等节目和"瑜伽网""瑜是乎""高见众答"网站等主流媒体进行瑜伽文化，健康理念的传播拍摄和宣传推广的撰文工作。

"天地人"健康系统创始人

"楚宁瑜伽"品牌创始人

《未来视觉日记》系列丛书受邀作者

《五行明心瑜伽》系列丛书作者

"巨人之路"系列签约作家

哈达瑜伽中国传承人嫡传弟子

哈达瑜伽健康传播大使

广州帽峰山"我在瑜伽村"明星瑜伽导师

中国瑜伽城受邀明星导师

湖南卫视"我是大美人"受邀明星瑜伽导师

深圳卫视"辣妈学院"受邀明星瑜伽导师

中华阴阳五行学研究院高级导师

印度瑞诗凯诗国际瑜伽节明星导师

未来商习院客座导师和健康顾问

楚璧隋珍　宁静致远